女性實用醫學百科

身為女性都該關心的健康常識

●審訂

池下Lady's Clinic銀座院長
池下育子

kosmos女性Clinic院長
野末悅子

台大醫院婦產部婦科主任
陳瑞堅

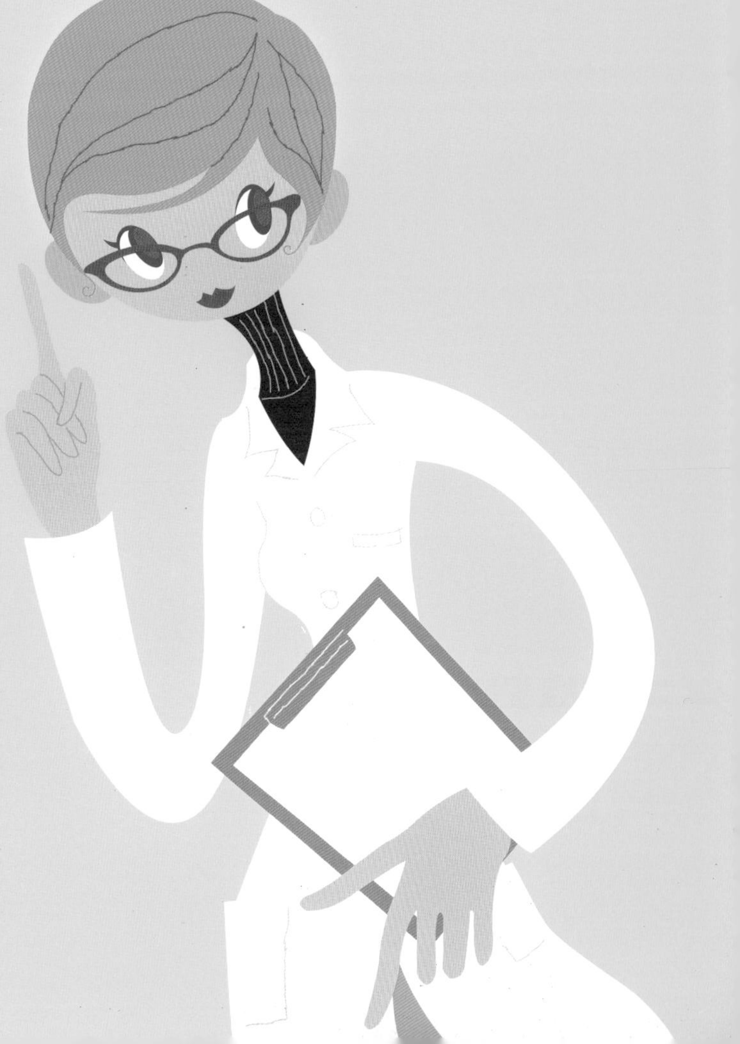

suncolor
三采文化

女性實用醫學百科

CONTENTS

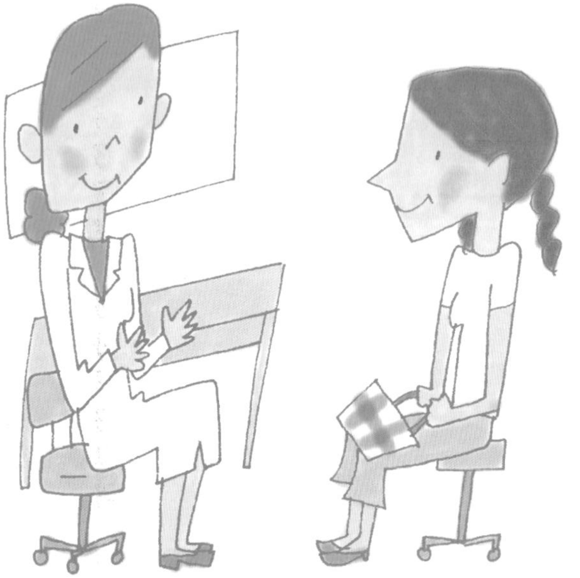

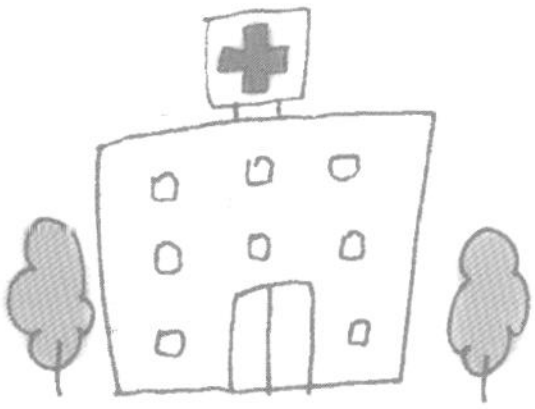

性病（STD）

Part・2 女性特有的疾病

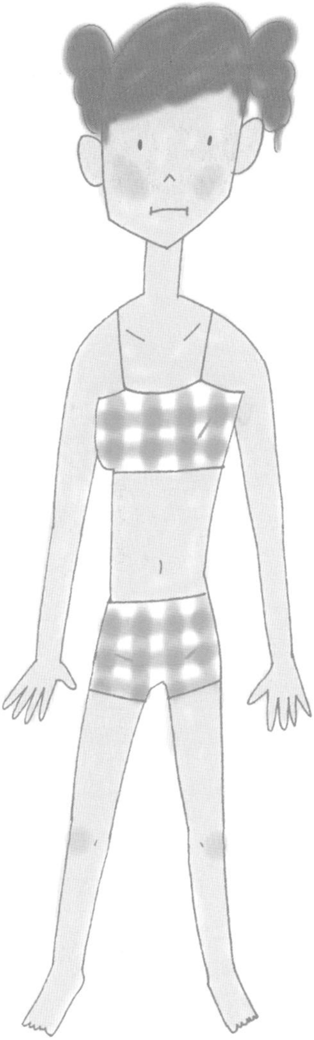

乳房的疾病

子宮・卵巢疾病自我檢查

Part・3 青春期

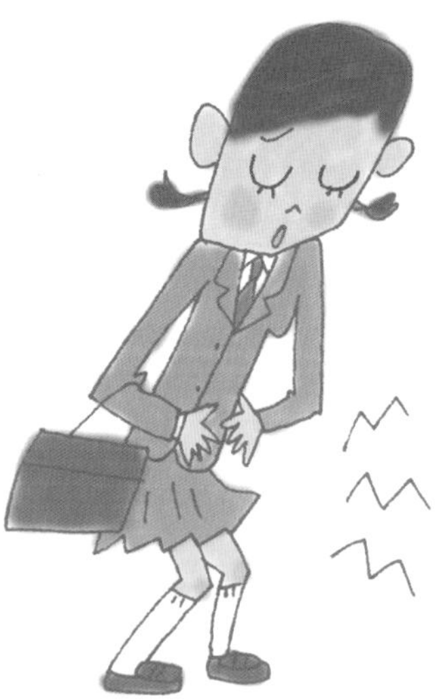

Part・4 成熟期

關於性愛

有關避孕的問題

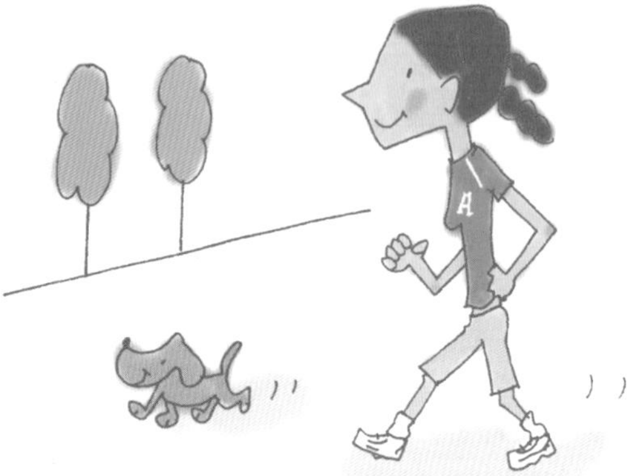

有關懷孕・生產

不孕症

Part・5 更年期

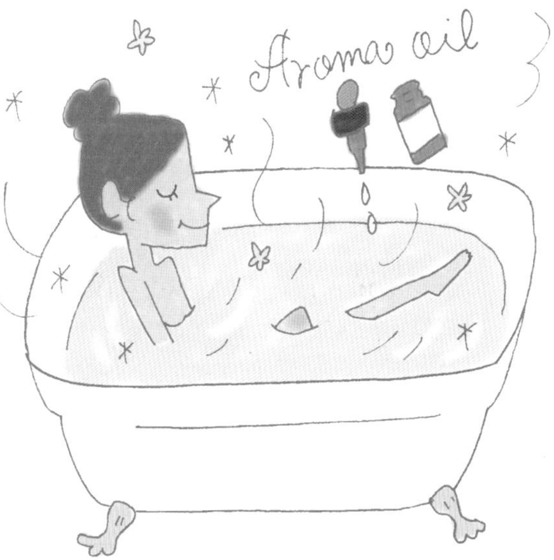

Part・6 高齡期

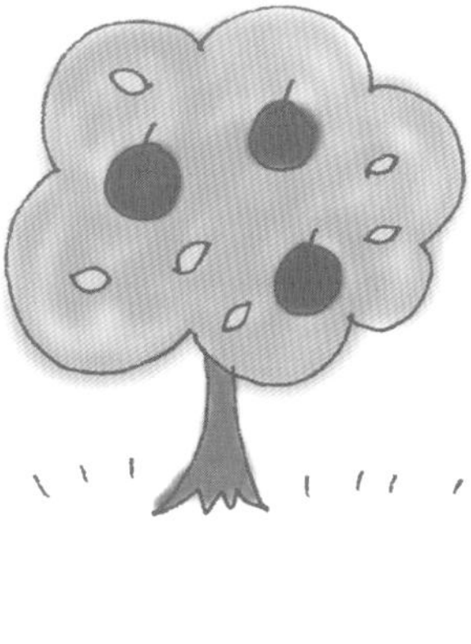

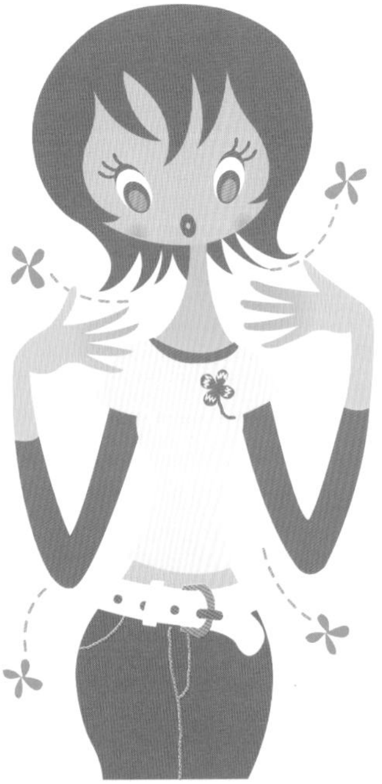

女性的生活週期

從受精的一瞬間，便決定了男與女的性別。身為一個女性出生於世，從青春期開始到高齡期為止的這段日子，巧妙的搭乘著女性荷爾蒙的波潮，愉快的渡過你的人生吧！

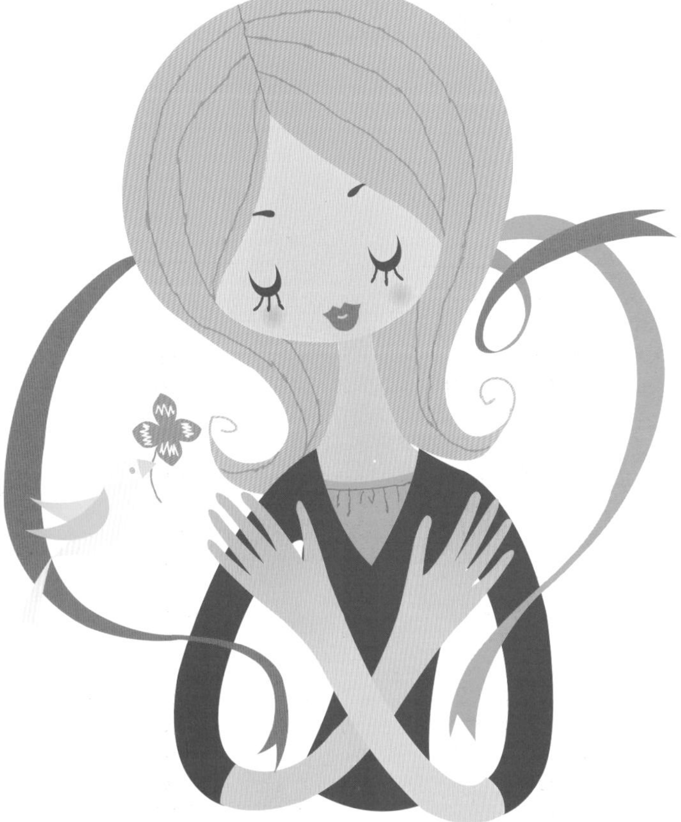

青春期

胸部變大隆起，開始轉變成大人了。

8~18歲左右為止的青春期，可說是含苞蓓蕾的時期。子宮開始發育、卵巢開始分泌荷爾蒙。皮下脂肪開始附著、身體的曲線也開始圓潤起來，慢慢的有點女孩子的味道出現了。然後，迎接而來第一次的月經便是你在性的方面漸趨成熟，即將轉變成為一個真正女性的象徵。

在社會的生活圈中，雖然身體已然等同成人了，但是對於社會的一些事還是懵懵懂懂的，這也是自我認知的一個重要時期。另外，青春期的女性都是天真又淳樸的。有時因為升學考試等壓力，或是過度的減肥也會造成無月經的現象發生。

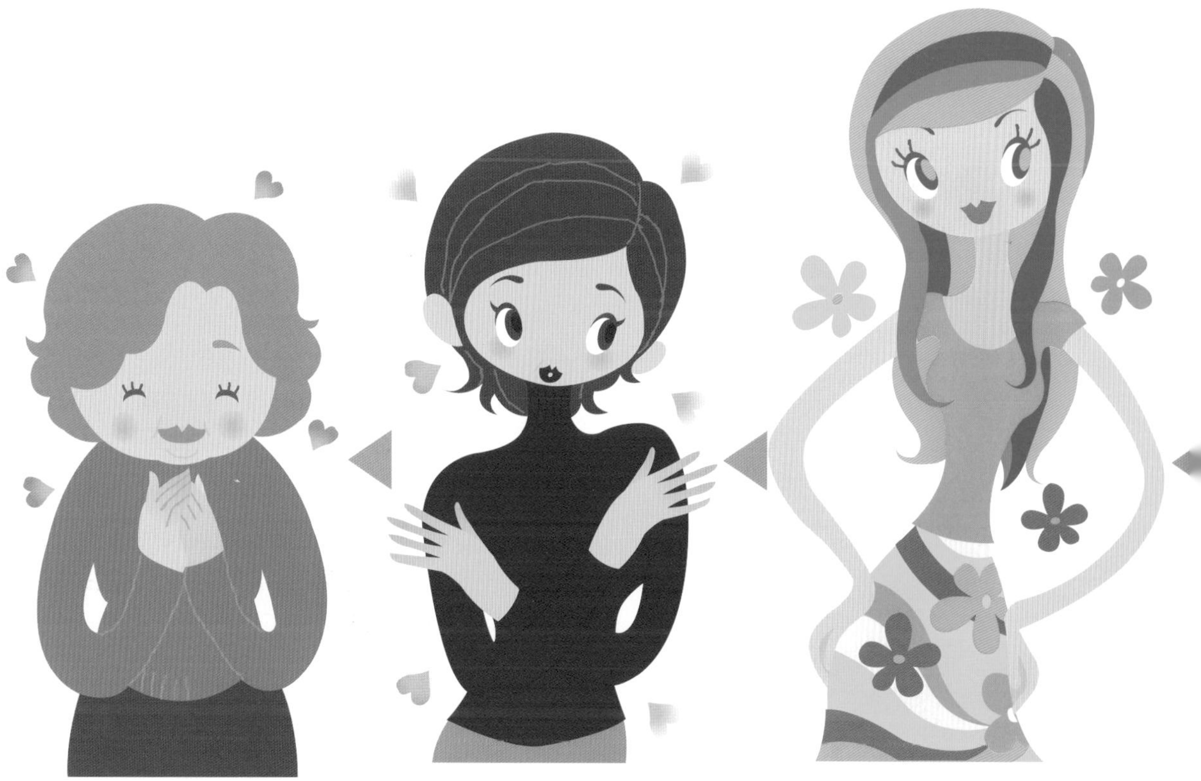

高齡期

雖然逐漸老化，但只要用點心，也能快樂過日子。

一旦過了更年期，邁入高齡期之後，卵巢便停止工作、女性荷爾蒙也不再繼續分泌了。心臟以及肺、呼吸器官等的機能也開始低下衰退。隨著年齡的增長，身體機能的確會逐漸老化，不過，老化的速度也因人而異，愈是高齡，差別愈大。高齡期要特別注意的是骨質疏鬆症。骨量減低，骨頭變得鬆洞洞的，一不小心就容易骨折，對高齡期的女性來說是很危險的。而適當的運動、均衡良好的飲食是防止骨質疏鬆症最好的方法。

在心理情緒方面，也會因為更年期及身體狀況不佳的原因，而與同年齡的朋友日漸疏遠，這個時期正是容易感到孤獨寂寞的時期，最好能夠持續與其他不同年齡層的朋友交往，此外也要多去活動活動腦筋，預防知識智能的退化。

更年期

荷爾蒙的分泌出了問題，許多的症狀也開始出現了！

停經前後的這幾年之間，大約45~56歲左右，算是更年期的時期。接近停經時，卵巢的機能開始衰退低下，荷爾蒙的分泌也開始紊亂失調。每一個人的更年期或停經的月經週期都不同、也有所差別，有些人停經的時間很早，也有一些人接近60歲，月經還是持續來訪。

荷爾蒙失調的症狀也因每個人而所不同的。可能會從熱潮紅、心悸、盜汗等的一些身體上的症狀開始，而出現焦躁不安、情緒鬱悶等症狀的也不在少數。荷爾蒙的分泌減少，會招致身體日漸肥胖、骨量減低導致骨質疏鬆症的出現。此外，這個時期也正是兒女長大獨立、家庭結構開始出現變化的時期。在這之前都以小孩為中心的生活，一旦兒女長大脫離家庭，自己卻無法抽離那種失去的情境，便很容易陷入卵巢空巢症候群的症狀中。

成熟期

在身體及社交方面都是最充實的時期。

在18歲左右到40歲初期為止稱之為成熟期。對女性而言可說是在性的方面最成熟的一個時期，而女性荷爾蒙雌激素的分泌達到最高點大約是在20歲前後。另外，在成熟期的這一個整個時期中，荷爾蒙的平衡是最為安定的一個時期，也是最適合懷孕生產的時期。

在社會社交上也是最能夠擔負履行許多的責任的一個時期。經歷結婚、生產，擔任養育子女的角色，在工作方面能扛起重責，活躍於社會上，可說是工作及育兒兩者一把抓。但是，這個時期的女性有過於拼命的傾向，任何事情都想要求完美追求滿分100分。最好是不要太鑽牛角尖把自己逼得太緊比較好喔！

讓人擔心的這個症狀是什麼？Q&A

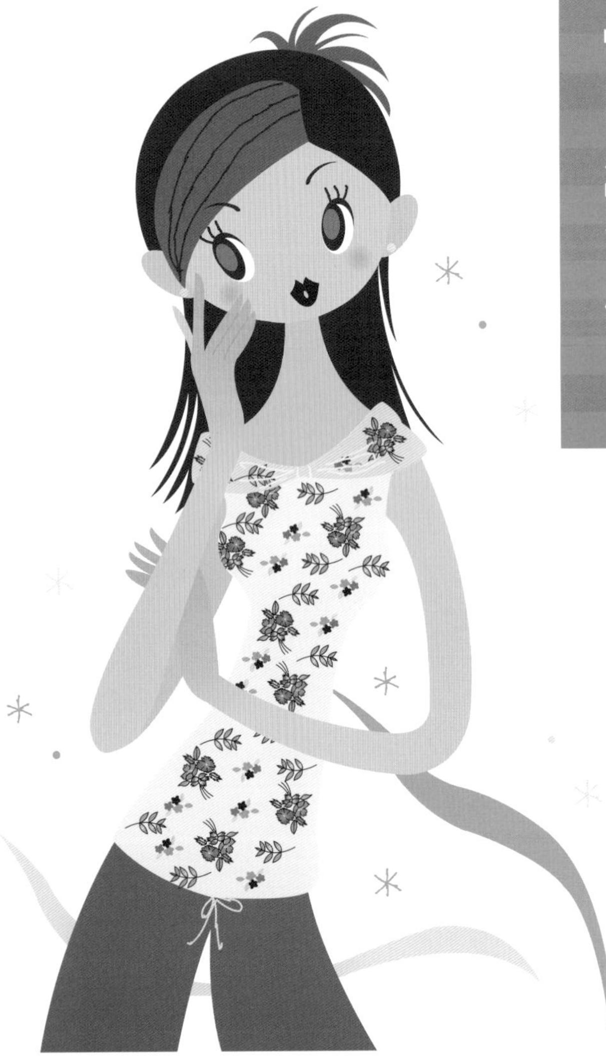

「那個地方」好癢，到底是怎麼一回事呢？

A 最近是不是有做愛做的事情呢？還是，月經來時衛生棉沒有經常的更換以保持乾淨？陰道炎、外陰炎、性病等會導致性器搔癢的疾病是非常多的。如果症狀變得嚴重的話，不能放著不管，最好去一趟婦產科接受診療比較好喔！（**→70頁**）

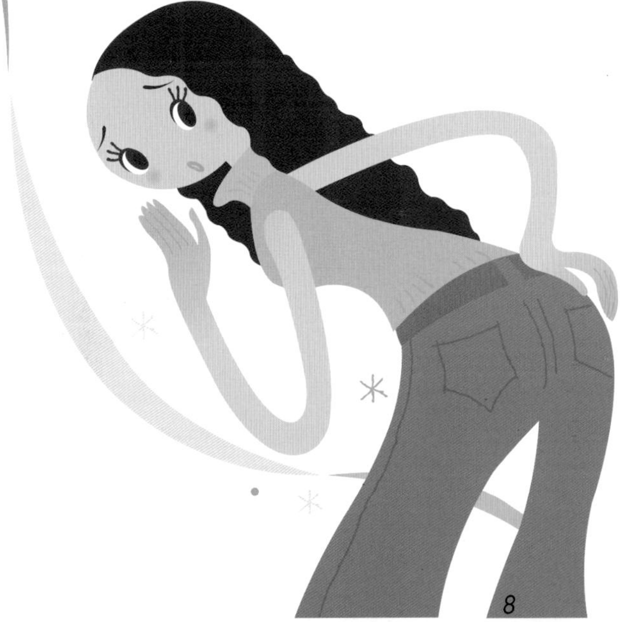

生理期與生理期之間，稍微會有出血的現象，會不會有問題啊？

A 排卵時的出血，稱之為中間期出血；這是在排卵時，會發現微量的出血情況。不妨做個基礎體溫表看看，若是在這個期間出血的話就不必太擔心了。不過，也有可能是因為子宮癌而出現的不正常出血，為了安全起見最好去給婦產科醫師檢查一下，比較安心喔！（**→22頁**）

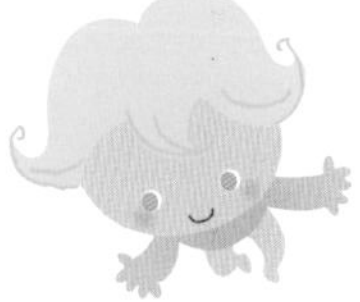

月經來之前，乳房會有腫脹感且很疼痛，這是乳癌的症狀嗎？

A 雖然有些乳癌會出現乳房疼痛的症狀，不過大部分是乳房發現有硬塊。月經前乳房的腫脹、疼痛是因為荷爾蒙的變化所引起的經前症候群（PMS），不必太過於擔心。不過，一定要定期的做乳癌自我檢查，才可以確保身體的健康喔！**（→28頁）**

有時候分泌物的量會增加且帶有異味，我是不是有問題呢？

A 分泌物跟隨著荷爾蒙的週期起伏，出現變化是正常的。做個基礎體溫表看看就可以知道是怎麼一回事了。不過，如果發現分泌物跟平常不同，帶有惡臭且有強烈的搔癢症狀出現時，很可能是感染了念珠菌陰道炎或毛滴蟲陰道炎，這時就得去醫院檢查囉！**（→24頁）**

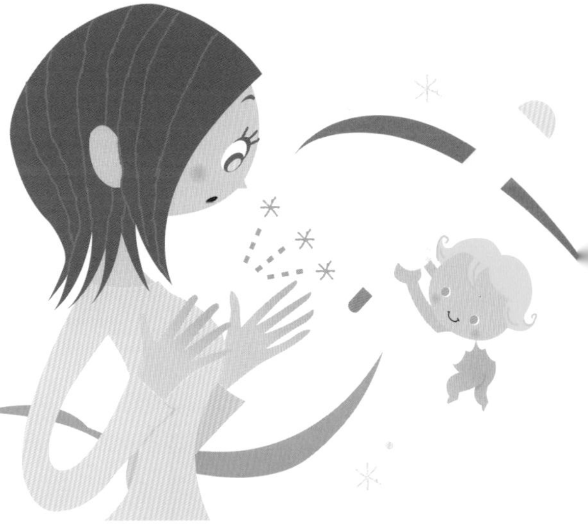

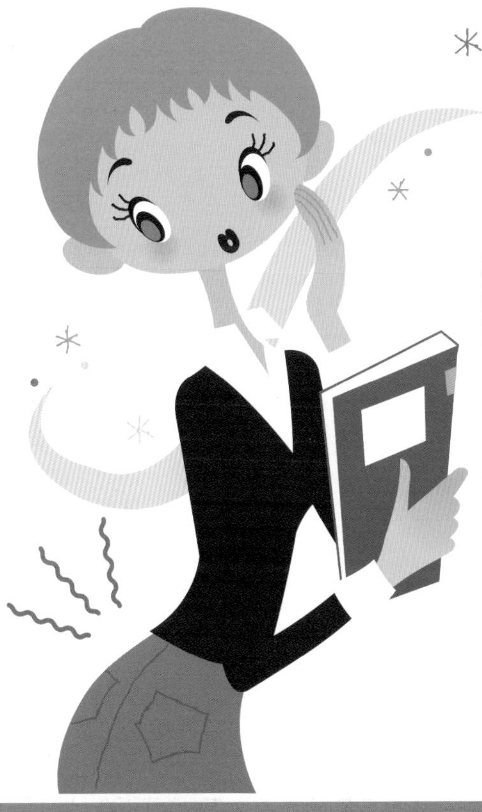

已經一年以上月經都沒有來，是不是因為減肥的緣故呢？

A 最近有不少年輕女性，因為減肥減去了太多脂肪的緣故，導致了無月經現象的發生。如果一直不去理會或放任不管的話，子宮會萎縮、卵巢的機能也會衰退，以後可能會導致無法懷孕生小孩。所以，有此種問題的女性朋友，趕快去婦產科接受診查治療吧！**（→18頁）**

讓人擔心的這個症狀是什麼？Q&A

我有頭痛的毛病，經常去藥局買頭痛藥吃，但似乎沒什麼效果…

A 有很多女性的頭痛毛病是屬於緊張型頭痛或偏頭痛，引起這兩種頭痛的基礎結構是不太相同的。一般藥局所販賣的鎮痛劑對緊張型頭痛比較有止痛效果。想要治療偏頭痛最好的方式是找神經內科診療，服用醫生開出的處方比較好。（**→54頁**）

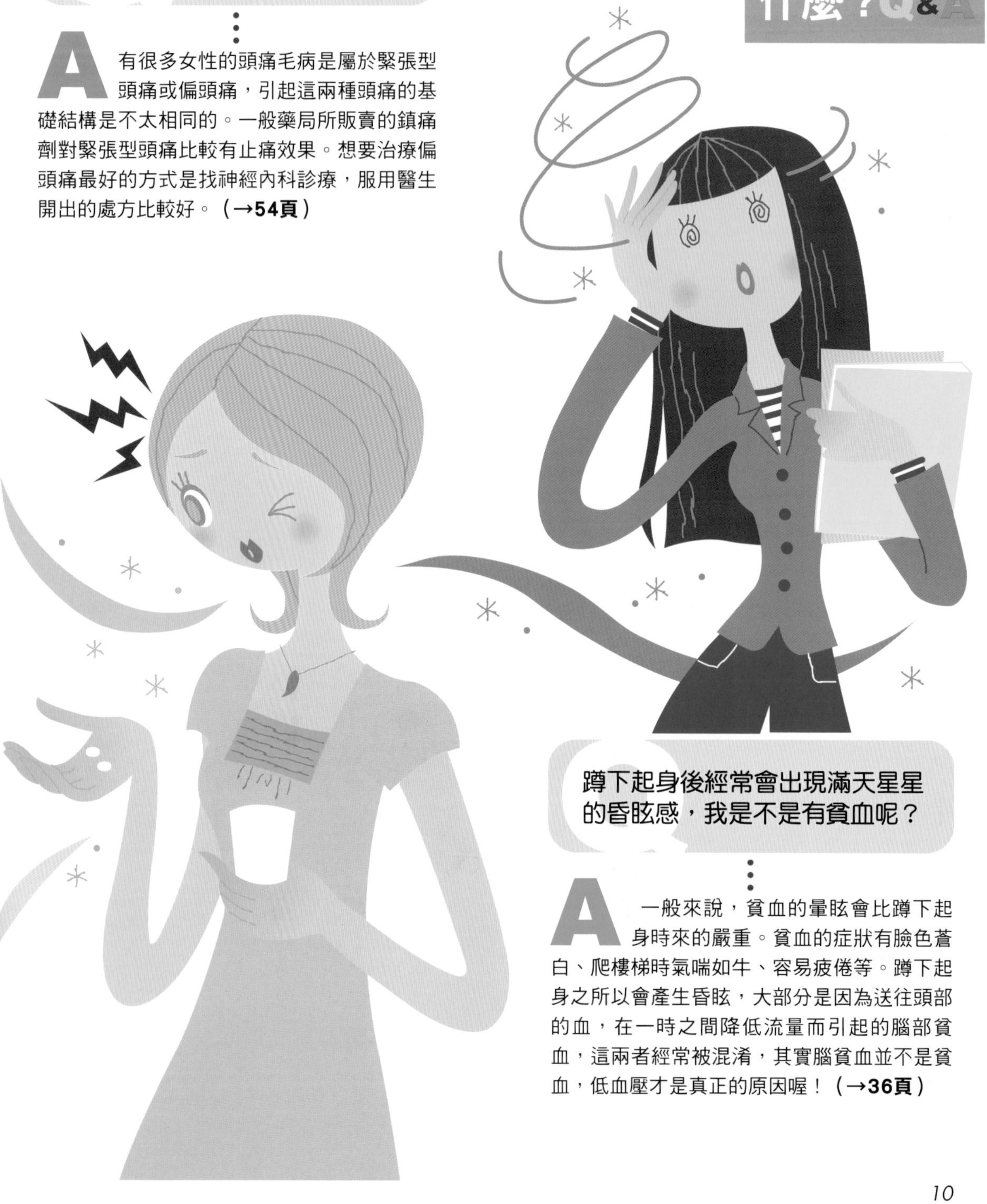

蹲下起身後經常會出現滿天星星的昏眩感，我是不是有貧血呢？

A 一般來說，貧血的暈眩會比蹲下起身時來的嚴重。貧血的症狀有臉色蒼白、爬樓梯時氣喘如牛、容易疲倦等。蹲下起身之所以會產生昏眩，大部分是因為送往頭部的血，在一時之間降低流量而引起的腦部貧血，這兩者經常被混淆，其實腦貧血並不是貧血，低血壓才是真正的原因喔！（**→36頁**）

最近感覺月經的量變得很多，這是怎麼一回事呢？

A 你最近有經痛症狀變得很嚴重、出血量變多、排出血塊等症狀嗎？這有可能是子宮肌瘤或子宮內膜異位、卵巢囊腫等疾病所造成的。近年來有愈來愈多的年輕女性罹患這些疾病，如果發現自己經血量變得比以前多很多時，最好能去給婦產科醫師診療一下比較好喔！（→96頁）

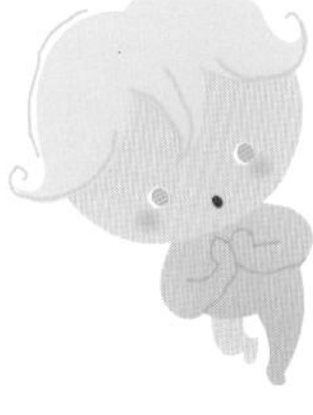

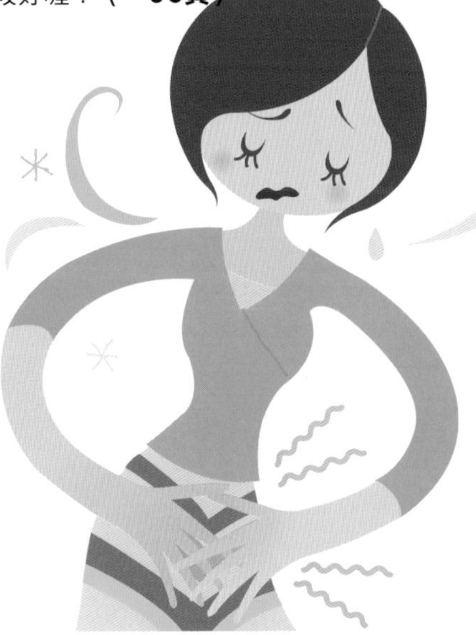

是不是同性戀者，或喜歡流連風月場所的人較容易得到愛滋病？

A 這個觀念是不正確的，最近20~30歲的年輕世代感染HIV的人增加了不少，大部分都是異性之間的性交所感染的。即使雙方現在交往的對象只有一個，但或許先前各自交往的對象不少，這都會增加感染愛滋病或性病的機率。如果你覺得只有自己是正常、沒問題的想法，可是非常危險的。（→76頁）

分手後，變得情緒低落、睡不好，我是不是得到憂鬱症了？

A 晚上不容易睡著，好不容易睡著了天亮前卻又醒過來，心情還悶悶的，像這樣的狀況是憂鬱症的症狀之一。但是你有可能只是憂鬱症之前的「憂鬱狀態」而已，隨著時間的流逝，情況應該會好轉才對，不過若變得更加嚴重的話，可能就是真正的憂鬱症，一定要去給精神科或心身內科醫師診療，病情才會快快復原。（→60頁）

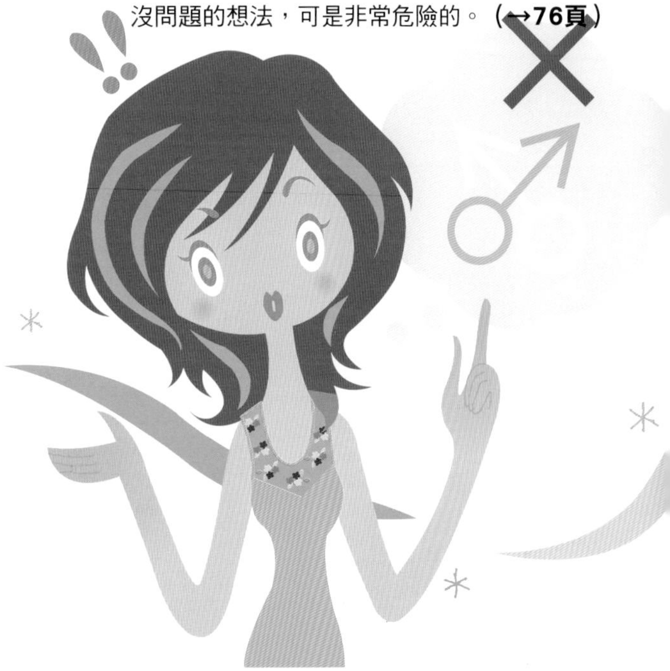

讓人擔心的這個症狀是什麼？Q&A

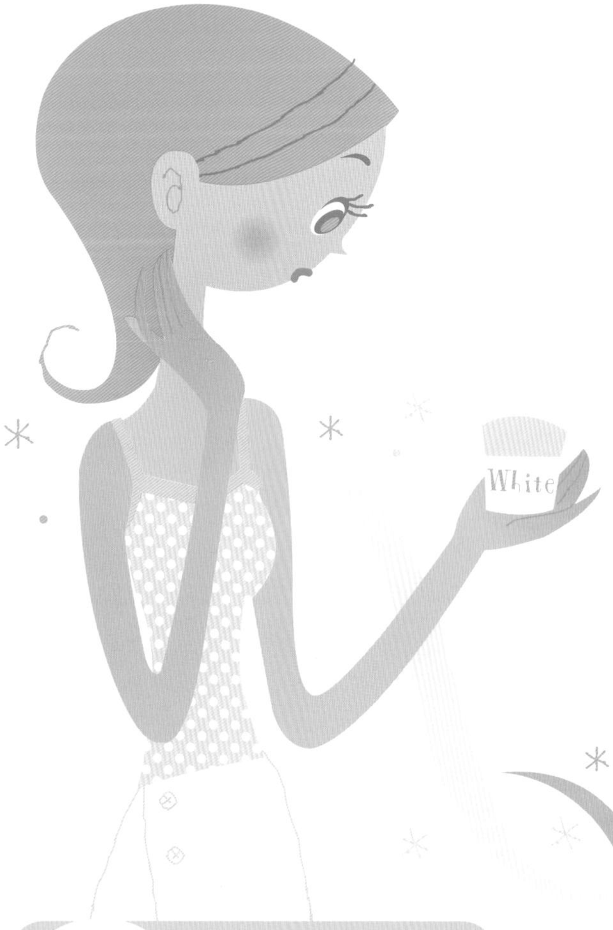

我今年37歲，常有身體發熱、臉熱烘烘等不舒服的症狀出現，在冬天也一樣，我是不是已經到了更年期了？

A 經期不順的情況是不是持續很久了呢？有一些30多歲的女性會有「早期閉經」，也就是提早停經的現象出現，因而會產生更年期的一些症狀，如頭昏、熱潮紅、肩膀痠痛、腰痛等。因為疲勞及精神壓力會促使這些症狀逐漸惡化，所以，要盡量放鬆自己緊張的情緒，並讓自己擁有充足地睡眠，這樣可以改善一些不適的症狀。（→202頁）

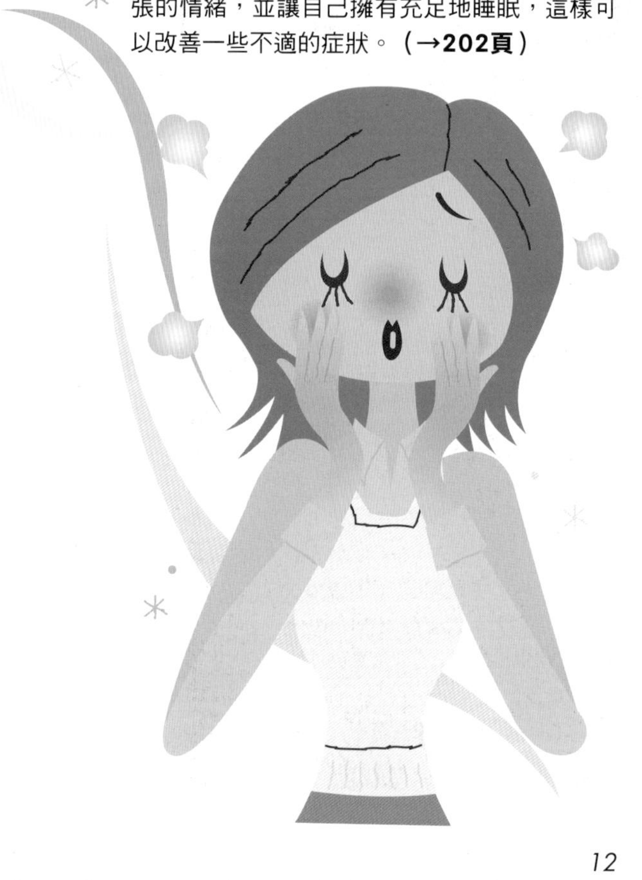

乳暈及「那個地方」的顏色讓我有點在意，真擔心會比其他人來的黑一些，有試過在胸部塗抹有美白效果的乳霜…。

A 顏色會有差別是因為個體不同的緣故。有些人的顏色會白一些，有些人會黑一些，乳暈或外陰部的顏色多多少少也會因個人體質的不同而有所差別。有些人認為，性器比較暗沉是因為性經驗比較豐富，此種說法是沒有根據的。不過，如果是感染外陰炎的話，外陰部會變紅、破皮，倘若顏色變黑，還伴隨分泌物及搔癢症狀出現時，最好去婦產科看診，了解一下比較好喔！

Part • 1

令人擔心的身體苦惱事

與身心的變化

22	23	24	25	26	27	28	1	2	3	4	5	....

分泌期（黃體期）

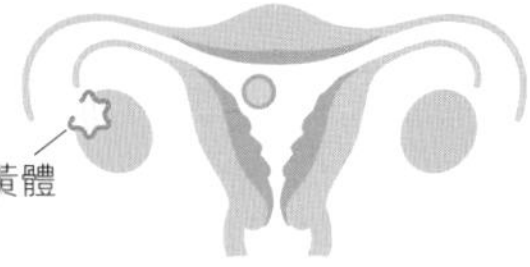

月經期

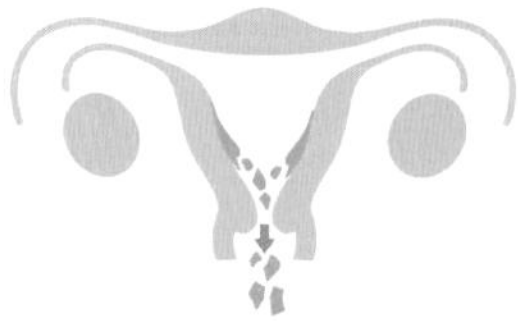

從月經開始的日子起到下一次月經開始的前一日為止，稱之為月經週期。平均的月經周期是28天，但因人而異，25~38天左右是屬於正常的範圍。因為女性的身體要為懷孕及生產來做準備，所以會以這樣的週期一直反覆地變化著。如果稍加注意觀察一下的話，就會發覺因為荷爾蒙的變動，身體及心理也會跟著起變化呢！

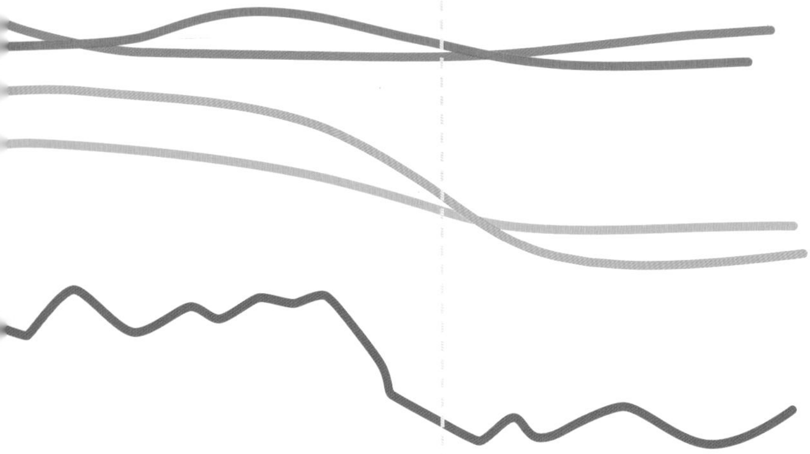

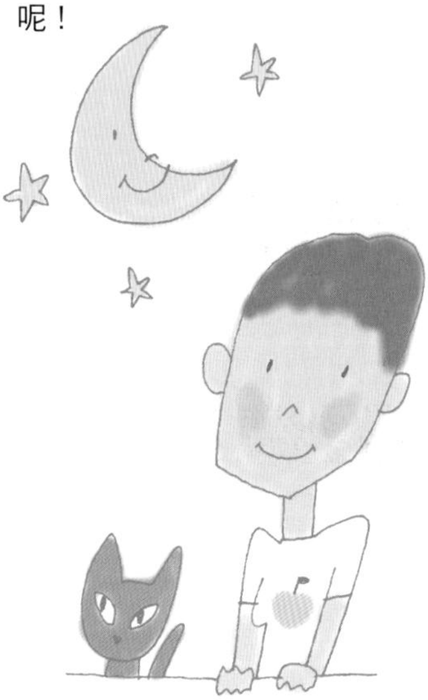

分泌期（黃體期）

排卵之後卵泡與黃體組織產生變化，並開始分泌黃體荷爾蒙（黃體素）。這個作用會使得子宮內膜更加的厚實柔軟，以作為受精卵著床的準備。

分泌期

分泌開始變少，呈現一種白濁糊狀的狀態。有時候會在內褲上發現稍帶黃色的分泌物。

月經期

排卵後的卵子與精子結合成為受精卵，如果著床在子宮內膜的話就是妊娠成立。如果沒有懷孕的話，黃體會萎縮而後消失，濾泡激素、黃體激素兩者的分泌會開始減少。用不到的子宮內膜會剝落，跟著血液一起排出體外，這就是月經。

月經前

分泌物再度開始增加，白濁的分泌物沾在內褲上，稍帶黃色的分泌物又出現了。分泌物的氣味也開始變得強烈而明顯。

月經開始之前

這個時期不只是身體方面，連心情都是十分不安定的一個時期。這是個容易引起乳房緊繃、漲痛、乳頭變得敏感、頭痛、肩膀酸痛、腰痛、便祕、下痢、長痘子、皮膚粗糙、情緒焦躁、憂鬱、失眠、暴飲暴食等症狀的時期，這樣的症狀稱之為「經前症候群」(PMS)。大部分的經前症候群會在月經開始之後自然消失，但有時也會轉變成為月經期間的憂鬱症狀。

月經中

這是容易引起下腹部疼痛、腰痛、嘔吐感、下痢、焦躁、頭痛、倦怠、浮腫、嗜睡、皮膚粗糙、情緒鬱悶等症狀的一個時期。如果這些症狀變得嚴重的話，有可能是隱藏了某些病因在內。

月經的形成

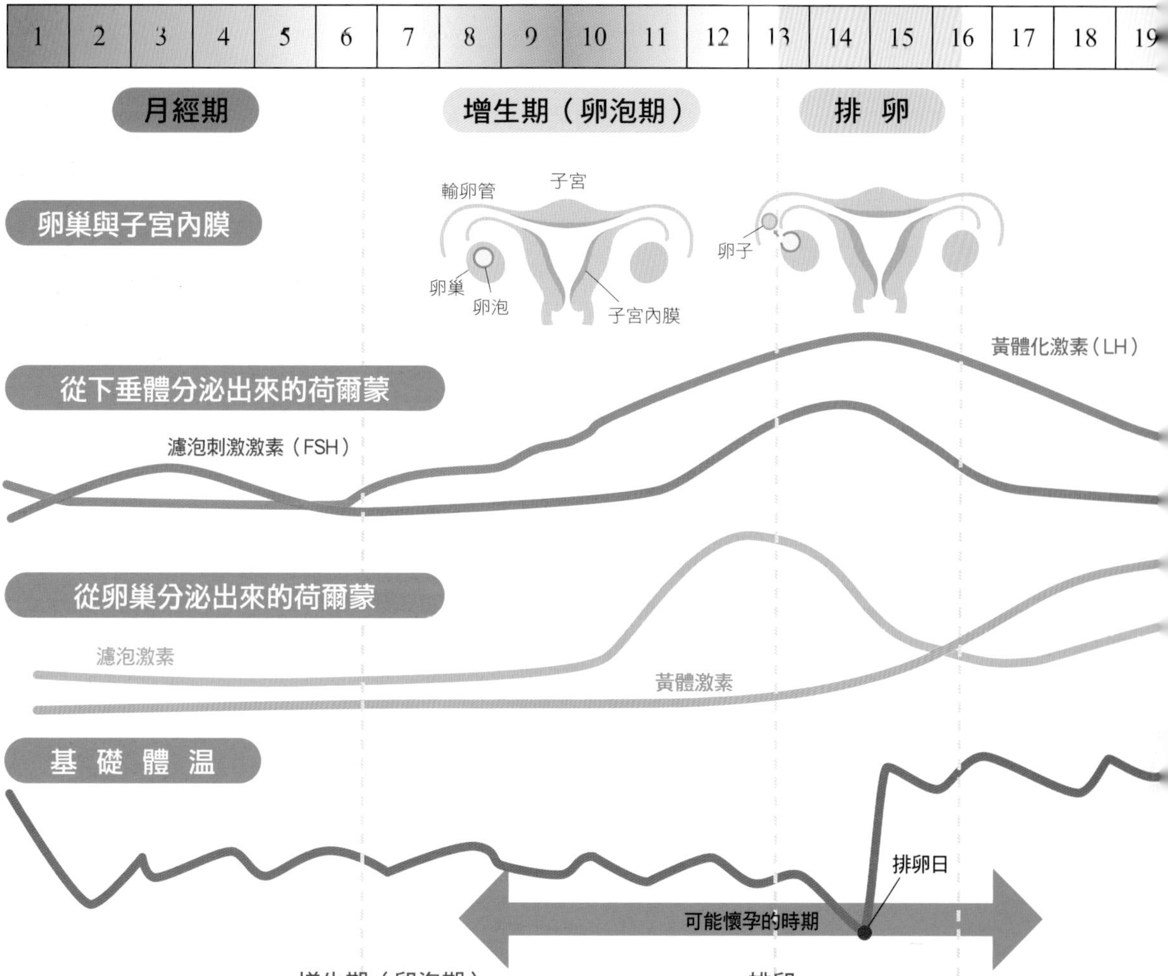

增生期（卵泡期）
受到下垂體分泌出的濾泡刺激激素的刺激，卵巢中的一個原始卵泡開始發育。卵泡開始發育的話，則濾泡激素便會開始分泌，子宮內膜就會開始慢慢的增加厚度。

排卵
濾泡刺激激素（FSH）與黃體化激素（LH）的分泌達到最高點，刺激了成熟的卵泡，卵泡就會將卵子排出，這個就是排卵。每個人的身體狀態不同，有些人在此時下腹部會有輕微的疼痛感。

分 泌 物

增生期前半段時期
月經後的這個時期，分泌物的量較少，感覺比較清爽。

排卵前
是分泌量增加最多的時期，像是雞蛋的蛋白般透明的黏絲狀的分泌物大概會持續個2、3天左右，氣味比較不明顯。

身體與心理的狀態

排卵
包括排卵日的2、3天之內，分泌物的量是最多的一個時期。有些人在排卵時會感覺到下腹部有輕微的疼痛感（排卵痛）。

月經的自我檢查表

CHART

經痛等不適的症狀

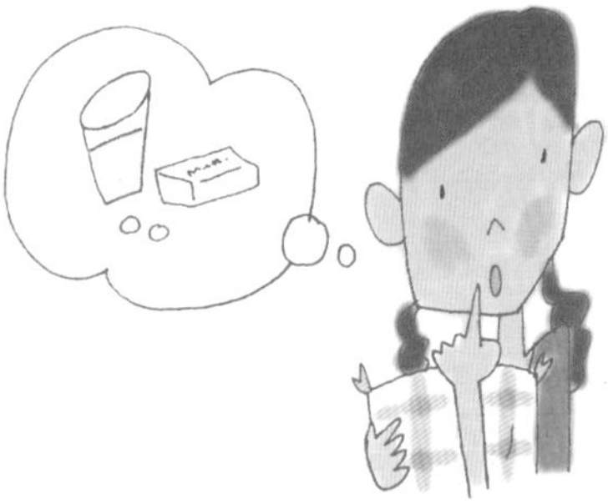

START

出現不舒服的症狀是在月經開始之前嗎？

NO → 不舒服的感覺，不是精神上的症狀而是身體上的？

YES → 說不定是經前症候群（PMS）

不舒服的感覺，不是精神上的症狀而是身體上的？ → 已經超過20歲了嗎？ / 精神上的壓力也是原因之一

已經超過20歲了嗎？ → 前列腺素的分泌過多 / 子宮的發育還未成熟

前列腺素的分泌過多

荷爾蒙的分泌週期比較確立並開始正常的排卵大概是在20歲左右。因此20多歲的荷爾蒙分泌已經調節的很好了，卻因為前列腺素（見31頁）分泌過多的緣故，使得子宮強烈收縮而促使經痛更加劇烈。

精神上的壓力也是原因之一

有些人會在經期時出現焦躁不安，容易對他人發脾氣、情緒陷入低潮、失眠等症狀。經期時許多精神上、情緒上的改變都是原因不明的，而來自職場上的工作壓力、生活環境、個人的個性問題等也不在少數。結婚後過著充實愉快的家庭生活後，症狀自然就會消失。

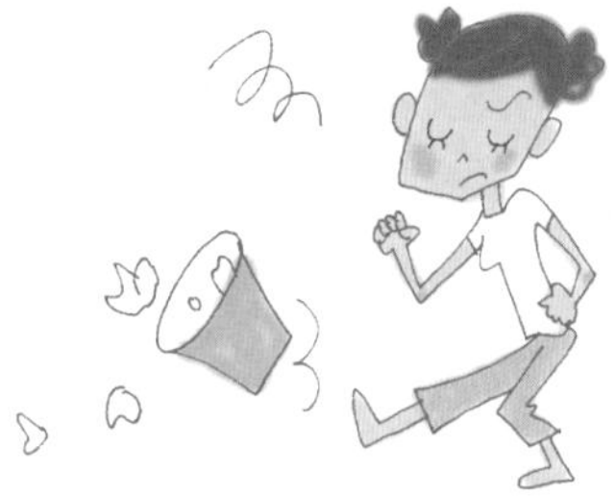

子宮的發育還未成熟

經痛會在15~19歲左右一度達到最高點，這個年紀有經痛的人非常多，這是子宮的發育或是心理還未成熟的緣故。因為子宮頸部分非常的僵硬、長度也相當的長，經血不容易流出，所以子宮必須強烈收縮試著將經血排出，才導致疼痛更加劇烈。

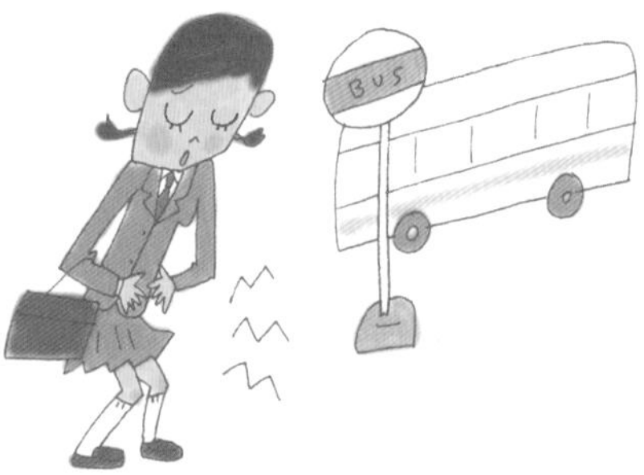

說不定是經前症候群（PMS）

月經開始前的4~7天左右，乳房會開始漲痛、下腹部疼痛、頭痛、浮腫、躁慮不安、情緒低落等不舒服的症狀都會逐漸出現，這就是所謂的經前症候群（PMS）。近來，精神壓力性的經前症候群也增加了不少。而大部分的人在月經開始之後，這些症狀就「咻」的消失無影，但如果症狀變得嚴重的話，最好去婦產科看個診比較好喔！（→28頁）

經期結束後下腹部還會疼痛嗎？

偶爾經血的量會變多、或夾雜著豬肝色般的血塊一同排出嗎？

蹲下起身會暈眩、爬樓梯時氣喘噓噓、常有頭暈等情形出現，這些是不是貧血的症狀？

說不定是子宮肌瘤

依照肌瘤的種類來看，倘若下腹部出現疼痛、腰痛，或者沒有疼痛感但出血量增加等情形，很有可能是子宮肌瘤。最近20來歲的年輕女性之中有許多這樣的病例，最好去婦產科看個診比較好喔！（106頁）

說不定子宮肌瘤、子宮內膜異位症

出現上述這些症狀時，有可能是罹患了子宮肌瘤（106頁）、子宮內膜異位症（98頁）、卵巢囊種（120頁）等疾病。若就這麼放任不理會的話，很可能會導致貧血的發生，早點去婦產科接受診療吧！

性交或排尿、排便時，會有撕裂般的疼痛感嗎？

可能是子宮內膜異位症、陰道炎、輸卵管炎等

子宮內膜異位症（98頁）的特徵是會有如此般的疼痛感。另外，性行為或是身體的抵抗力低時而被感染的陰道炎及輸卵管炎也會引起這樣的疼痛，在經期時疼痛會加倍劇烈。

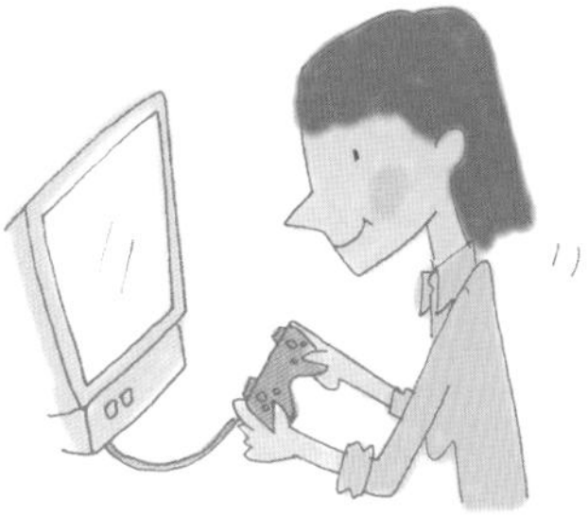

有內性器及內臟疾病的疑慮

並不是所有的下腹部疼痛都是經痛。倘若莫名其妙腹部出現疼痛，且與月經週期無關時，就要考慮是否有內性器或內臟方面的疾病。先到婦產科去接受診察，有必要時最好也去內科檢查一下吧！

如果集中精神在工作上，會忘卻了疼痛？

是不是還隱藏了其他的疾病，去檢查一下吧！

疼痛已經到達不能忍受的地步、終日躺在床上休息的人，最好去婦產科接受診療，看看是否有隱藏其他的疾病。如果沒有異常症狀的話，請醫師開止痛的藥劑處方，或者是吃避孕藥（32頁）等也是對策之一。

找出消解疼痛的秘方

如果身體運動一下、腰腹熱敷，疼痛就會減輕的話，就不須過度擔心了。泡個熱澡、熱敷、腰腹保持溫暖、溫水泡腳等，用自己的方式找出消解疼痛的秘方吧！

CHART

月經的自我檢查表

月經不順・無月經・經量過少

START

是否為無月經（三個月以上無月經）呢？

YES → 已經15歲了，可是初經卻尚未來潮？

NO → 月事不順嗎？

一個月一次、定期性的下腹部或腰部會有疼痛感？

有處女膜閉鎖的可能性

因為處女膜閉鎖的緣故，導致經血無法正常排出。只要到婦產科去做個簡單的小手術，月經就會開始來訪了。

有沒有可能是懷孕了？

可能是已經懷孕了

量量基礎體溫，如果是持續三週以上的高溫期的話，懷孕的可能性就很大了。

是否為月經稀發？（經期40天以上）

還未滿17歲嗎？

青春期的月經不順

初經開始的幾年之間，有不少人的經期不太順。到了18歲左右，荷爾蒙的分泌狀態比較安定些，那時經期就會定期的來訪了。

還未滿43歲嗎？

工作上或是人際關係方面是否受到很大的精神壓力？

壓力性的無月經嗎？

可能是壓力性的無月經吧！去婦產科診療一下吧！

是否為早發性停經？

有可能是提早停經的早發性停經。最後一次的月經來過後，過了一年都沒再來話，就是停經。

是不是正在減肥？

減食性的無月經嗎？

為了減肥而過度的減去體脂肪的話，月經就會停止不來（136頁）。如果放任不理會的話，子宮及卵巢會萎縮，變成無法懷孕的身體，最好早點到婦產科去接受檢查及治療。

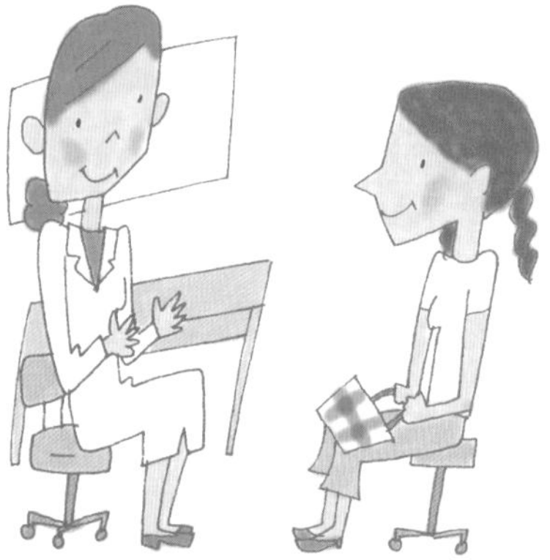

子宮肌瘤及子宮內膜異位症
出現了子宮肌瘤（106頁）或子宮內膜異位症（98頁）等病症的話，月經的流量會減少。

避孕藥是因素之一
如果有服用避孕藥的話，月經的流量會變得比較少。

荷爾蒙的結構可能引起身體障礙
腦部的視下丘、腦下垂體、卵巢等可能會因為月經而引發某些結構上的障礙，最好去婦產科接受檢查比較妥當。

更年期
到了更年期（202頁），開始接近停經狀態，流量便會開始減少。

有子宮肌瘤及子宮內膜異位的病症嗎？

是否已經到更年期了？

有服用避孕藥嗎？

無排卵、卵巢功能不完全等
假如懷疑是無排卵、卵巢功能不全、甲狀腺的障礙（甲狀腺機能亢奮症．機能低下症）等病症，最好去婦產科接受診療一下吧！

是否為頻發性月經（週期是24天以內）？

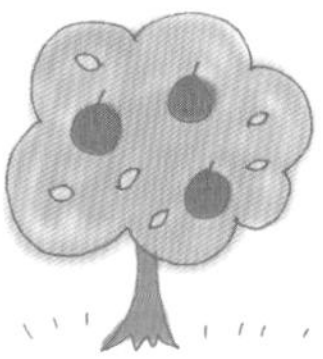

已經超過40歲了嗎？

有子宮頸瘜肉、子宮內膜異位、子宮肌瘤、陰道炎的病症嗎？

假如接近停經的年齡，來經的次數也會減少
可能是接近停經的年齡了，因為愈接近停經的年齡時，週期會變得比較長。

子宮頸瘜肉、子宮內膜異位、子宮肌瘤、陰道炎等病症
這些疾病會引起頻發性月經的症狀。所以去婦產科接受檢診會比較安全喔！

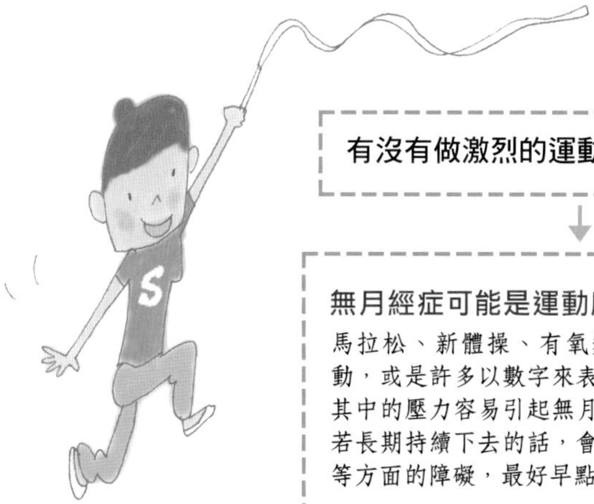

有沒有做激烈的運動呢？

有高血脂症等疑慮
高血脂症、甲狀腺機能亢進症、甲狀腺機能低下症以及血液方面的疾病等，都會引起頻發性月經的發生。找個時間去婦產科，檢查看看吧！

無月經症可能是運動所引起的
馬拉松、新體操、有氧舞蹈等消脂的運動，或是許多以數字來表現成績的運動，其中的壓力容易引起無月經的現象發生。若長期持續下去的話，會引起懷孕、生產等方面的障礙，最好早點去接受治療。

月經的自我檢查表

經量多、次數多、經期拉長

START

是否持續8天以上的出血？

YES →

除了經血出血不止，牙齦也會出血，是否經常會有內出血、皮膚淤血的症狀？

經期拉長的毛病是最近才有的嗎？

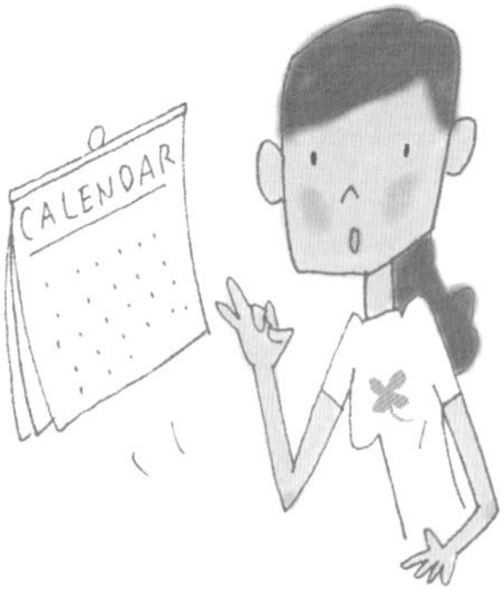

NO ↓

是否血流如注般的大量出血？

月經比以往來的遲，而且只有這次的經量很多，還伴隨著經痛？

是否可能已經懷孕了？

有可能是完全性流產

完全性流產就是在不知情的情況下懷孕卻又流產的意思。有此一說，健康的女性或是有性愛伴侶的女性，一年會有一次左右此種經驗的說法。去做個基礎體溫表就會明瞭了。

有沒有可能是荷爾蒙的分泌異常？

未滿20歲的年輕女性或是更年期左右的女性，會因為荷爾蒙的分泌異常而引起機能性出血情況的例子是很罕見的。月經時出現的大量出血情況，必要時可能需要輸血。如果荷爾蒙的狀態有調理好就可以安心一下，不過有時候可能需要去做荷爾蒙的治療。

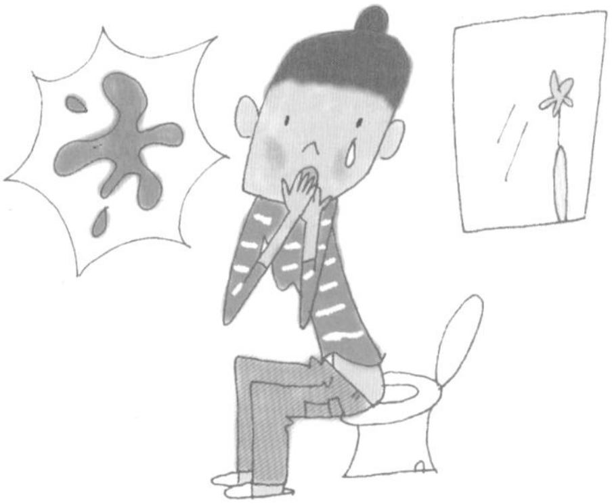

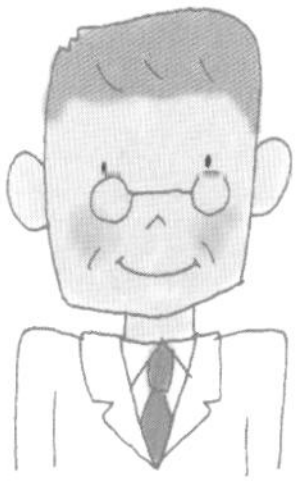

有血液方面疾病的疑慮

血液方面的疾病也會使得經血的量增多、或經期不停的問題產生。去內科診察看看是否有血液方面的疾病吧！

有卵巢機能不全的疑慮

因為卵巢機能不全，也會使得經血持續不斷，最好去一趟婦產科接受診療。

跟以往相比經血量是否變多了？或是經血中夾雜著血塊？

有子宮內膜異位等疾病的可能性

懷疑是否有子宮內膜異位、子宮頸瘜肉、子宮肌瘤等疾病。尤其是黏膜下子宮肌瘤（submucosal fibroid 粘膜下子宮肌瘤）形成瘜肉狀而導致肌瘤脫垂，性交時偶爾會有大出血的情況發生，無論如何還是去婦產科接受檢診比較好。

白天時也需要用到夜安型的衛生棉而且每隔一小時就必須更換，出血量很多的日子還持續3、4天？

有伴隨著疼痛嗎？

可能是子宮肌瘤或子宮內膜異位

經量很多又疼痛異常時，很可能是有子宮肌瘤或子宮內膜異位的病症，還是去婦產科接受檢診比較好。

量雖然不是那麼多，不過次數多，有時候一個月還會有兩次以上的來經？

有頻發性月經的疑慮

每隔24天內就會規律的來經，此種情形有可能是屬於頻發性月經。此外也有可能是無排卵或黃體機能不全，花點時間做個基礎體溫表並去婦產科接受檢診比較好。

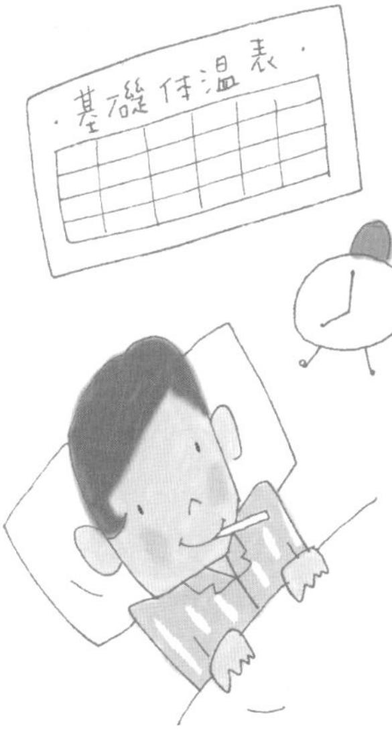

月經與月經的期間，會有1、2天出現出血的情形？

是否是排卵時的出血？

也有排卵時出血的可能性。雖然不是異常現象，不過量多時可以用止血劑或荷爾蒙劑來抑制出血的狀況。最好還是去婦產科檢查一下吧！

月經的自我檢查表

不正常的出血

START

是不是懷孕了？或是有懷孕的可能性？

NO

平時只要一受傷，血就不容易止住，牙齦也很容易有出血現象嗎？

有可能是血液方面的疾病

有可能是血液方面疾病所引起的不正常出血。去血液方面的專門醫院接受檢診吧！

是否流產或剛生產完呢？

性交之後會有出血的現象嗎？

外陰部上是否有硬塊疙瘩或潰爛現象？

是否是外陰炎或外陰潰瘍？

可能是外陰炎（125頁）或外陰潰瘍的疾病，趕快去接受治療比較好喔！

初次性交之後所引起的出血嗎？

這是處女膜的出血

初次的性交會有出血的現象發生。出血現象會自動的停止，如果持續了2、3天的話，趕快去婦產科接受檢查吧！

這是接觸性的出血

性交之後出現少量的出血現象稱為接觸性出血。出血的原因有很多種，如子宮頸糜爛（假性糜爛、真性糜爛）（125頁）、子宮頸瘜肉等之外，子宮頸癌、子宮體癌也都會有這種現象發生，安全起見最好去婦產科接受檢查比較好。

YES

馬上就止血了嗎？

有可能是流產或子宮外孕

因為流產及子宮外孕的可能性很高，所以最好馬上去婦產科接受檢查診療。

是否為懷孕時的少量出血現象？

通常剛懷孕時會在預定的月經期裡稍微有出血的現象。雖然是經常會有的現象，為了安全起見，還是去給醫生檢查一下吧！

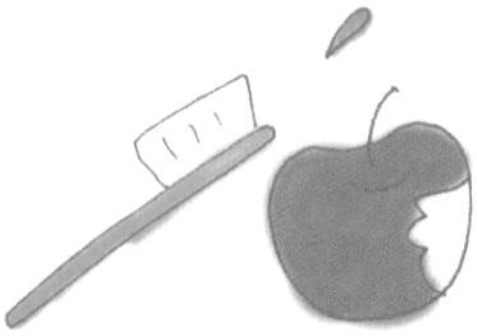

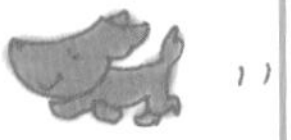

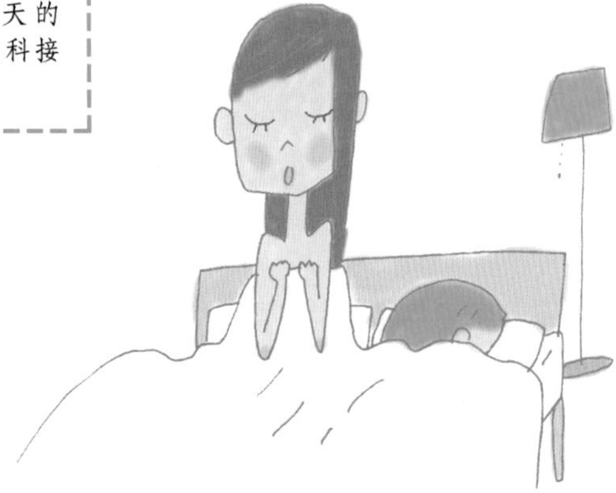

可能是子宮肌瘤或子宮內膜異位
子宮肌瘤或子宮內膜異位等會因為過多月經而引起不正常的出血現象，去婦產科檢診一下吧！

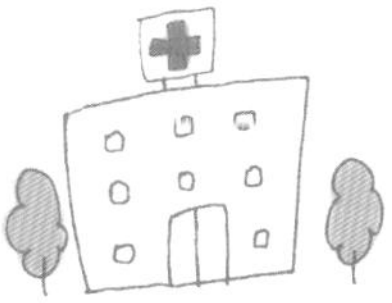

子宮的恢復不良
赤紅色的出血持續10天以上都不停止，是子宮的恢復不良，去婦產科檢診一下吧！

經痛、經量增多的現象出現嗎？

是否為荷爾蒙異常？
荷爾蒙異常、卵巢機能不全、無排卵等都會引起不正常的出血現象。安全起見，去婦產科檢查一下吧！

月經已經結束，卻馬上又出現出血的現象？

大概是排卵時的出血吧！
排卵時會有少量的出血現象，也稱為中間期出血。只有2、3天左右的話便沒有什麼大礙，若持續一週以上時最好去接受荷爾蒙的治療比較好。

月經與月經的期間會有少量的出血現象？

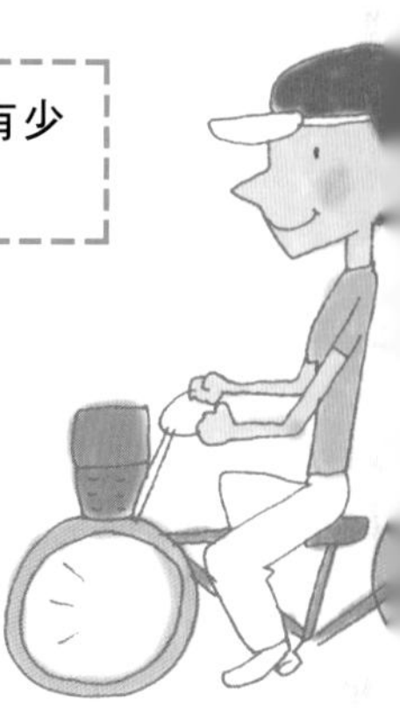

也許是子宮頸糜爛等的病症
有子宮頸糜爛或子宮頸瘜肉的病症時，只要一丁點的刺激就容易出血。應該不需要過於擔心，去婦產科檢查順便做個癌症檢診吧！

做劇烈運動、騎乘自行車時有出血的現象發生？

是否為子宮或卵巢的疾病？
大量出血的現象很可能是子宮或卵巢的疾病，早點去婦產科檢診比較好。

突然會有大量出血的現象發生？

伴隨著疼痛以及搔癢嗎？

已經停經了嗎？

有陰道炎的疑慮
可能是陰道炎（124頁），去婦產科做個檢查吧！

出血情況是分泌物中夾雜有血的現象嗎？

有子宮癌的疑慮
有子宮頸癌、子宮體癌（114頁）的可能性，快去婦產科檢查吧！

可能是萎縮性陰道炎
停經之後的不正常出血現象有罹患萎縮性陰道炎（124頁）或子宮頸癌、子宮體癌的可能性，去婦產科接受檢查比較好。

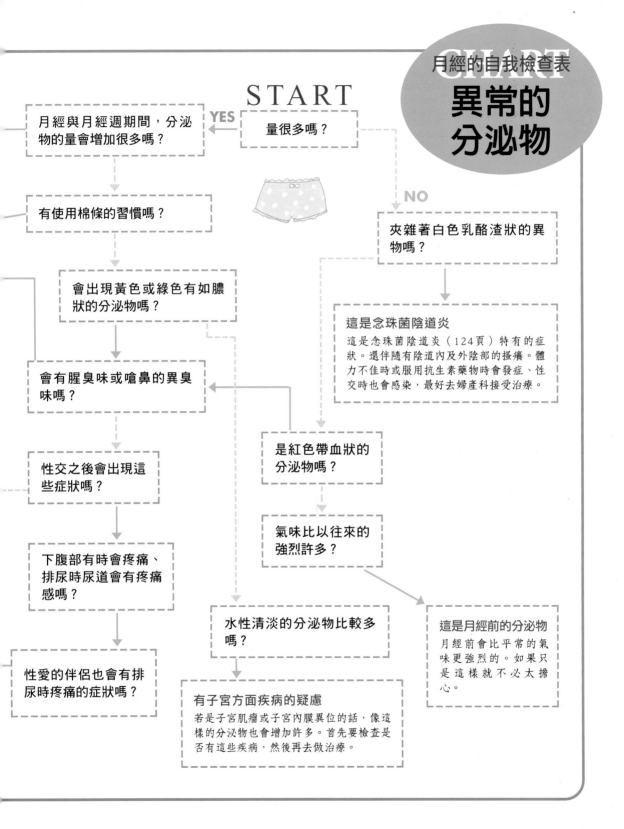

月經的自我檢查表

CHART

異常的分泌物

START

量很多嗎？

YES

月經與月經週期間，分泌物的量會增加很多嗎？

有使用棉條的習慣嗎？

會出現黃色或綠色有如膿狀的分泌物嗎？

會有腥臭味或嗆鼻的異臭味嗎？

性交之後會出現這些症狀嗎？

下腹部有時會疼痛、排尿時尿道會有疼痛感嗎？

性愛的伴侶也會有排尿時疼痛的症狀嗎？

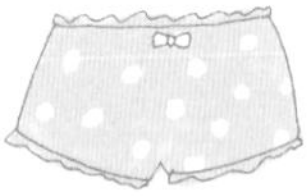

NO

夾雜著白色乳酪渣狀的異物嗎？

這是念珠菌陰道炎

這是念珠菌陰道炎（124頁）特有的症狀。還伴隨有陰道內及外陰部的搔癢。體力不佳時或服用抗生素藥物時會發症、性交時也會感染，最好去婦產科接受治療。

是紅色帶血狀的分泌物嗎？

氣味比以往來的強烈許多？

這是月經前的分泌物

月經前會比平常的氣味更強烈的。如果只是這樣就不必太擔心。

水性清淡的分泌物比較多嗎？

有子宮方面疾病的疑慮

若是子宮肌瘤或子宮內膜異位的話，像這樣的分泌物也會增加許多。首先要檢查是否有這些疾病，然後再去做治療。

有毛滴蟲陰道炎的可能性

外陰部會有強烈的搔癢感，帶有惡臭的黃色或有點綠色的分泌物，其中還夾雜著細小的泡泡，或有帶血的分泌物出現時，很有可能是毛滴蟲陰道炎。檢查、治療時，最好伴侶也隨同一起去接受診療。

可能是非特異性陰道炎

非特異性陰道炎（124頁）的可能性很大。平常不會有任何問題，但若身體狀況不佳時，陰道的自淨作用不完全會因為陰道附近常在菌的因素而引起發炎現象。服用抗生素就可以治癒，但最好與婦產科醫生討論一下。

可能是異物而引發的陰道炎

懷疑是因為異物而引起的陰道炎。棉條的塞入時間過長過久、忘記取出子宮托時，就會出現帶有惡臭氣味的分泌物。拖太久的話，可能還會併發非特異性陰道炎。

可能是子宮頸瘜肉

可能是子宮頸瘜肉或子宮頸糜爛。有此病症時分泌物會變多，有時還會有帶血的分泌物出現，其他部分就沒有太明顯的症狀，雖然不是太令人擔憂的病症，不過還是去婦產科檢診一下比較好。

懷疑可能是淋病

很可能是代表性病之一的淋病（75頁）。如果放任不理的話，會導致不孕症。所以，請帶著伴侶一同去接受治療吧！

懷疑是披衣菌感染

披衣菌感染（72頁）的可能性很高。最近的年輕族群間，增加很多的性病。雖沒有自覺症狀，但若放任不理可能會導致不孕症，趕快與伴侶一同去接受治療吧！

這是排卵期的分泌物

排卵期時分泌物會變得很多，像蛋白般的透明粘稠狀、帶點酸甜的氣味，無須太過擔心。

這個症狀是在性交後的數天內出現的嗎？

身體狀況不太好嗎？

外陰部有潰瘍或是搔癢的現象發生嗎？

在陰道裡面是否放入避孕器等異物，或者使用棉條呢？

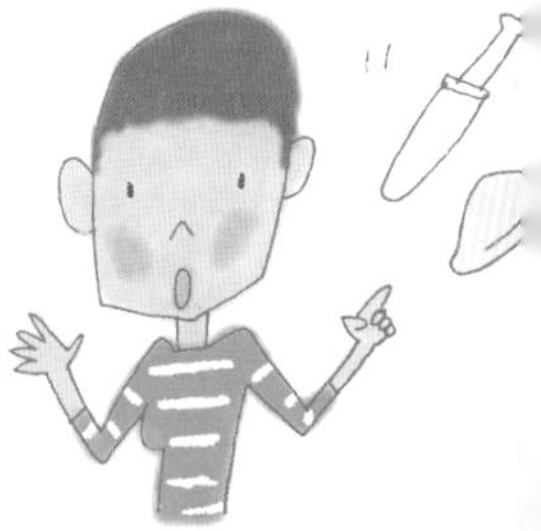

外陰部會有搔癢及疼痛感嗎？

外陰部是不是紅腫且疼痛呢？

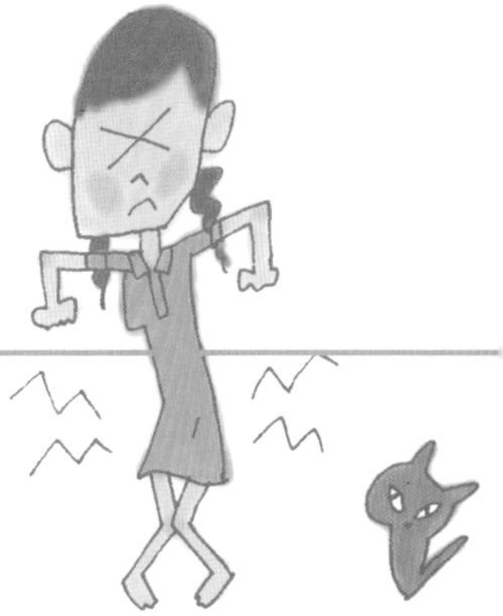

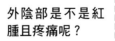

來量量看基礎體溫

什麼是基礎體溫？

我們常聽到的基礎體溫，是指人體沒有使用，但是是人體必要的、最低限度能量時的體溫。

平常，我們的身體在活動時，由於能量代謝正在活潑的進行之中，所以體溫就會升高。反之，睡眠期間並沒有使用維持生命的最低限度能量，所以睡眠時的體溫才是真正的基礎體溫。

但是，我們沒有辦法在睡眠中測量自己的體溫，因此以最接近的狀態，也就是醒來眼睛睜開之後、身體開始活動之前，安靜狀態下的體溫作為基礎體溫。

低溫期、高溫期的二相性

月經來潮後的兩週之內是持續的低溫期，此低溫期的最後一天即是體溫最低的時候。從這天起或隔日體溫上升後，體內

基礎體溫的正確測量方法

●使用婦女用體溫計

雖然有低溫期、高溫期的分別，但其中的溫差也僅僅只有0.3~0.5度左右。婦女用體溫計的刻度比較細微，即使是很小的溫度變化也會很清楚的。

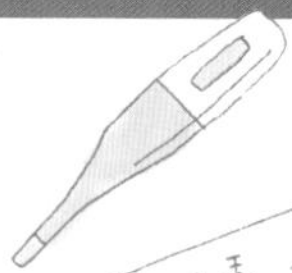

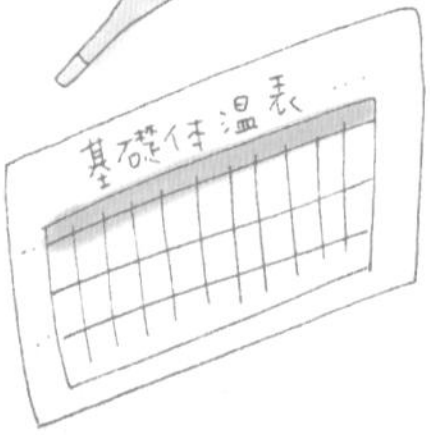

●基礎體溫表可以在藥局買得到

在醫院看診時可以向醫生索取基礎體溫表，另外在藥局也可以買得到。

●睡醒後，在躺著不動的狀態下馬上測量

體溫計或基礎體溫表可以一直放在枕頭旁邊，在眼睛一睜開，躺著不動的狀態下就馬上測量。如果起身或走動的話，體溫馬上就會上升，也無法測得正確的體溫了。

如果能夠每天在一定的時間量體溫的話，是最為理想的。

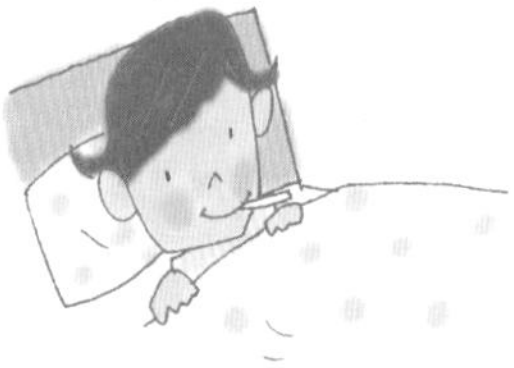

●將體溫計放在舌下大約5分鐘左右

將體溫計放在舌下，安靜的維持5分鐘左右。因為將體溫計放在口中測量身體內部的溫度，遠比在腋下來的更正確。

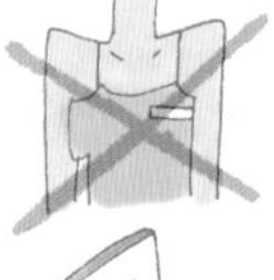

●有點在意的症狀馬上寫下備忘

睡過頭導致測量時間過遲、月經、下腹部疼痛、分泌物異常、性交之後、頭痛或焦躁不安等身心出現變化時，可以試著將這些情況紀錄起來，對於了解自己的身體狀況會有很大的幫助。

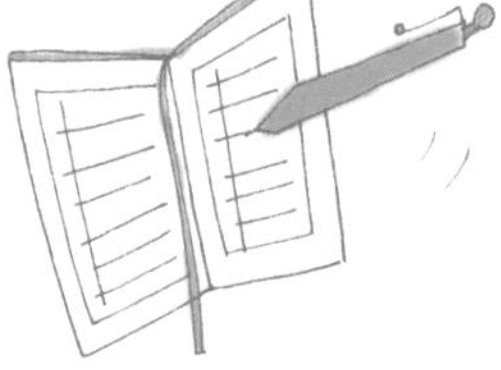

開始進行排卵。

之後，體溫便開始往上升，到下一次的月經來前大約二個星期左右，都是持續的高溫期。像這樣描繪出的「二相性」就是健康的人的基礎體溫。

人的體溫會因為卵巢分泌出荷爾蒙而產生變化。前半段的低溫期是因為引起體溫下降作用的濾泡激素開始進行分泌，後半段的高溫期則是引起體溫上升作用的黃體激素開始活躍的進行分泌。

基礎體溫之所以能夠確實的描繪出二相性，正是荷爾蒙有按照規矩進行分泌的最佳證據。

排卵日及月經預定日也能清楚地了解

測量基礎體溫可以幫助你了解許多事情，想要懷孕生小孩的人，或是想避孕的人可以由此看出排卵日，也可以大約知道下一次的月經何時會來。當然，如果懷孕的話，也能馬上抓住這個訊息。

不光只有這些而已，當身體出現異狀時也能夠從基礎體溫中解讀出來。例如，月經都很規律正常，卻沒有排卵的無排卵性月經，及不孕的原因之一的黃體機能不全等，基礎體溫可讓你一目瞭然。

基礎體溫的各式各樣圖形

●正常的基礎體溫

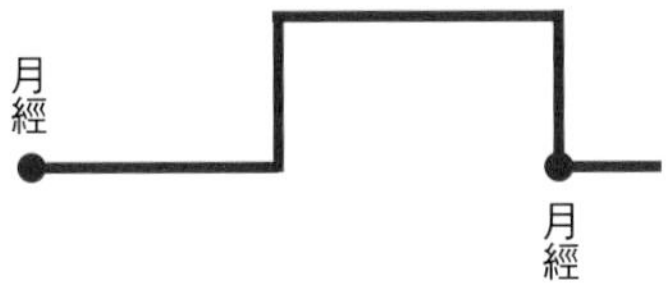

低溫期大約持續兩週之後會開始排卵，然後進入大約持續兩週的高溫期。高溫期結束之後便是月經的開始。

●已懷孕時的基礎體溫

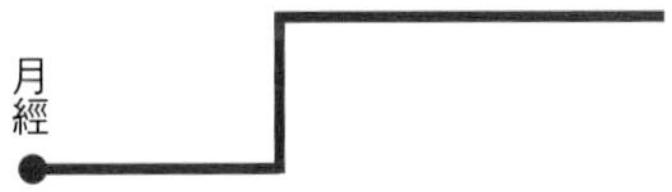

從低溫期轉到高溫期之後，如果持續了三週以上的高溫期，就是黃體激素一直持續地分泌，此時很有可能已經懷孕了。

●無排卵月經的基礎體溫

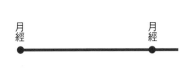

開始排卵後，卵巢分泌出黃體激素，使得體溫會往上升高。若是一直持續在低溫期的基礎體溫，有可能就是無排卵現象。

●黃體機能不全的基礎體溫

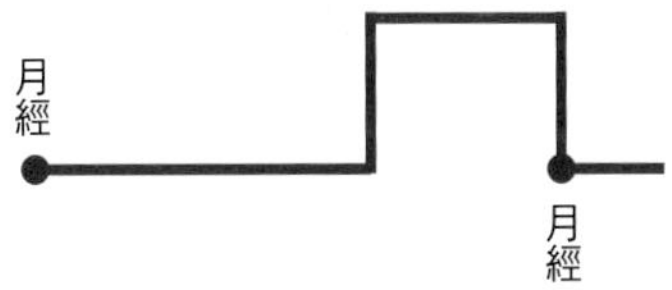

若黃體激素分泌不良的話，原本應持續兩週的高溫期可能會縮短到不滿9天。此因素即是造成不孕的原因之一。

經前症候群（PMS）

PMS直到最近才廣爲人知

經前症候群（PMS）這個症狀，近來才廣為人知，簡單而言，這個就是月經來潮之前身心出現的一些惱人症狀。

雖然情況會因人而異，不過有相當比率的人在月經來潮前的二~七天，身體就會出現許多不同的失調狀態或精神症狀。儘管如此，尚未意識到經前症候群的卻大有人在。有些人是去了婦產科接受檢診、開始紀錄基礎體溫後才終於了解，一直以來困擾自己的症狀原來就是經前症候群。

這群人以三十多歲為主，之前都稱為「三十歲世代症候群」，不過最近不同年齡層的人，如二十歲或四十歲左右也開始出現類似的症狀，我想只要是成熟期的女性，都有可能會出現這些症狀吧！

身體與心理兩方面都會出現症狀

經前症候群的症狀會出現在身體與心理兩方面。在身體方面，會出現乳房繃漲、疼痛、下腹部疼痛等典型的症狀，其他還有如便祕、下痢、浮腫、肩膀痠痛、頭痛、倦怠、發熱、嗜睡、失眠、熱潮紅、暈眩、噁心、發麻、耳鳴等一些所謂的自我神經失調的症狀。

在精神方面，則會出現如情緒低落、躁慮不安、暴飲暴食、有氣無力、鬱悶不樂等。

症狀發作的程度會因人而異，嚴重者可能會好幾天只能病懨懨的躺臥在床上、身體浮腫到衣服及鞋子尺碼都改變了。

也有不少人在這個時期會比平常更容易情緒低落、精神無法集中、工作老出錯、焦躁不安，對周遭的人大發脾氣等。

一般而言，月經來潮前的一個星期左右，會開始出現這些症狀，月經來之後這些症狀便煙消雲散，但也有少部分人的症狀不會消失，並轉變成為月經困難症。

受荷爾蒙激烈變化的影響

月經來潮前為何會出現上述所提及的那些症狀，至今還是原因不明。不過有此一說，可能是因為荷爾蒙產生變化的關係而引起的。

開始排卵之後的黃體期，為了要為懷孕做準備，卵巢便開始增加黃體激素的分泌。但如果沒有懷孕時，此激素的分泌便會馬上下降。這個極端的變化會促使腦部荷爾蒙中樞的視下丘，因為無法應付這樣的變化，導致經前症候群現象的發生。

由於腦部荷爾蒙中樞的視下丘兼具自律神經的中樞神經，如果視下丘紊亂的話會影響到自律神經，就會出現自律神經失調的症狀。

抗壓性低的人容易出現這些症狀

在其他方面，壓力也是個極大的原因。受到很大的壓力，或是個性比較軟弱的人，其症狀可能會更加嚴重。

譬如說，某些工作繁忙的單身女性，會因為嚴重的經前症候群而苦惱不已，但她們在結婚生小孩之後，會在不知不覺中減輕了這些症狀。

此外，接受不孕症治療的人也很少聽說有經前症候群，因為「想要生個小孩」這種強烈的念頭會讓自己很正面的去接受每個月的荷爾蒙的變動。

由此可知，經前症候群會因為每個人的個性、情緒及所身處環境的不同，而有輕、重程度的差別。有些人只要一到每個月的某一個時期，身體狀況就會變差、情緒也會變得焦躁不安。所以，清楚瞭解自己身體的狀況，是紓解經前症候群的一個好方法。

最好也替自己做個基礎體溫表吧！方便你自己可以在某些程度上稍作控制、調整，此外，接受治療也不失為一個好方法喔！

經前症候群容易變得嚴重的人

習慣抽煙、經常喝酒、喝咖啡、愛吃零嘴的人等，其經前症候群容易變得嚴重。最好稍微控制一下喔！

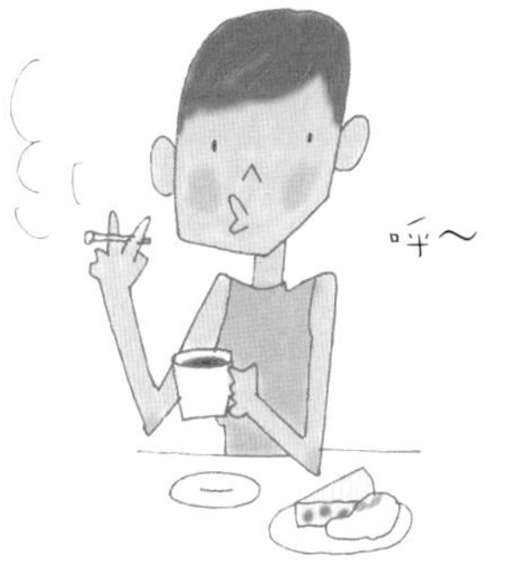

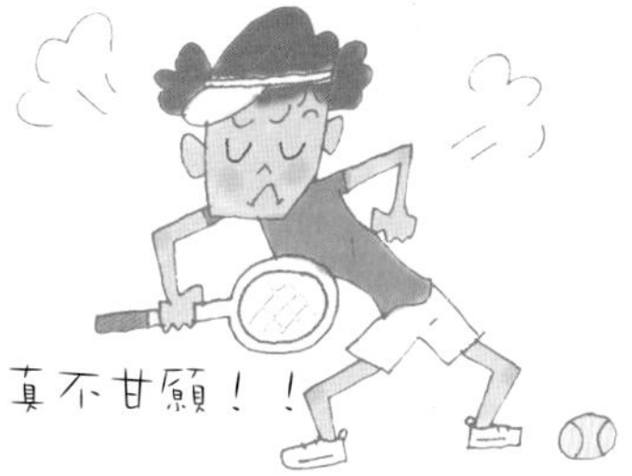

個性嚴謹的完美主義者或個性不服輸的人，症狀也比較容易惡化。

神經質、不容易流露感情、凡事容忍為先、煩惱的事都埋藏心底的人，其症狀會有更加嚴重的傾向。

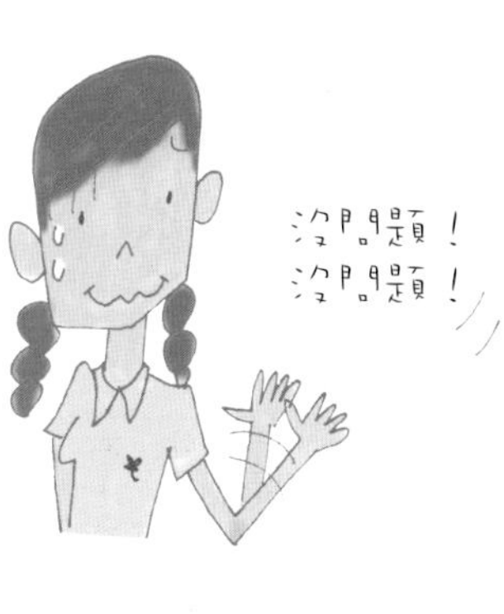

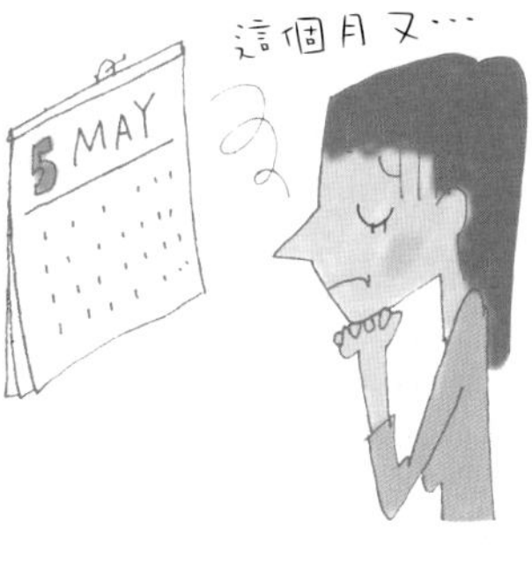

討厭自己是女人的人、覺得月經是麻煩的、對月經抱持否定態度的人，其經前症候群會有更加嚴重的趨勢。

擺脫經痛・經前症候群（PMS）的方法

經痛或經前症候群很容易成為長期伴隨的老毛病，要減輕不舒服症狀的話，保持下半身暖和、放鬆身心是重點之一。只要找到自我跨越的方法，月經的憂慮也可以減輕一半。

做做體操，幫助下半身的血液循環更加良好

轉轉腰身

將絲襪或彈力帶緊緊的纏繞在臀骨最突出的地方。雙腳張開至肩膀寬，以兩手叉腰的姿勢，像畫圓一般慢慢的轉動腰身。左轉、右轉各20次左右。

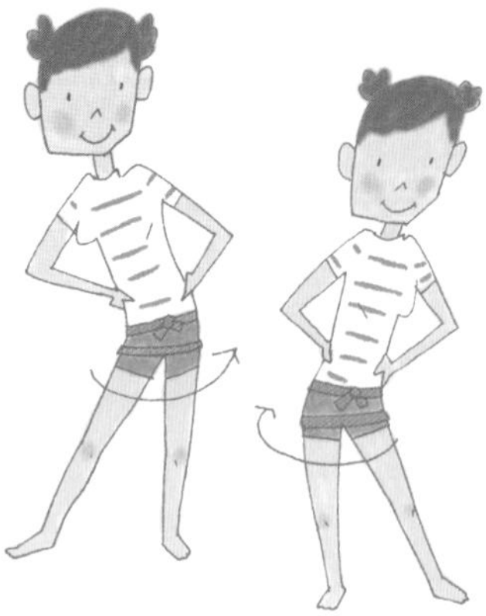

坐在椅子上將腳踝上下伸展

以舒服的姿勢坐在椅子上。將雙腳平放在地板上，慢慢的將雙腳的腳尖挺起與腳踝成90度，然後由1數到5，再將腳尖挺直，從腳踝到腳指甲盡力的伸展，同樣由1數到5。這樣的動作各做5次。

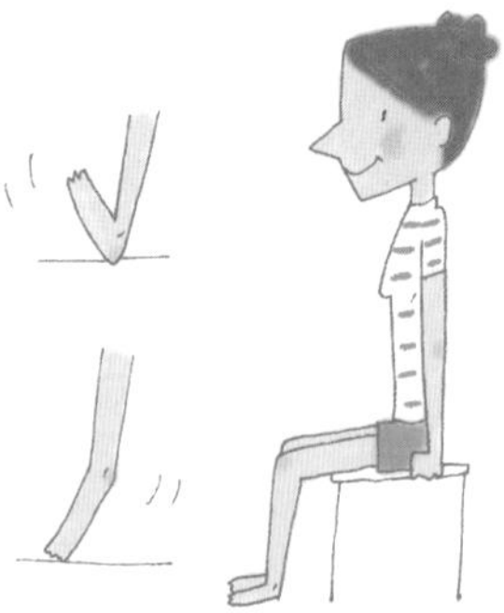

泡個溫水澡，消除腰間的瘀血

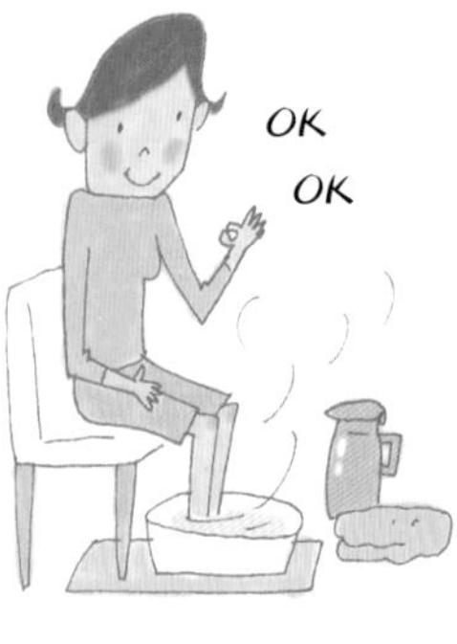

泡澡不但會改善手腳冰冷的毛病，還會使血液循環變好並消除腰間的瘀血。有此說法，即月經來時泡澡的話會使得出血量增加，但實際上並不會有所改變。如果在泡澡時加入會讓身體發熱的入浴劑，效果會更好。

對泡澡有抗拒的人也可以只泡腳。用桶子或大一點的臉盆放入41~42度左右的溫水將雙腳放入，大約浸泡15~20分鐘左右。浸泡當中水會變涼，最好準備個熱水瓶，隨時添加熱水保持溫度。

什麼是月經困難症？

月經困難症與經前症候群不同，以往大家所知的只是月經痛。月經來潮的第2~3天，也就是量較多的日子，有不少比率的人會有下腹部隱隱作痛、或撕裂般的強烈疼痛、腰痛、浮腫、噁心、焦躁、嗜睡等的症狀。而這些症狀若特別嚴重的話，我們稱之為月經困難症。

月經困難症有許多不同的原因存在。10幾歲~結婚前，因為子宮頸（子宮的入口處）還很狹窄，剝落的內膜滯留在子宮中就容易引起瘀血的現象。

反之，到了更年期，荷爾蒙的分泌量減少，子宮內膜剝落時就會引起剝離的疼痛。

另外，在子宮內膜中所製造的前列腺素是促使陣痛的荷爾蒙，會讓子宮做收縮的動作，有些20歲左右的年輕女性會有這種荷爾蒙分泌過量的現象。像這樣的人經痛就會比較嚴重。

除此之外，有一些人是因為子宮肌瘤及子宮內膜異位等疾病而成為月經困難症的。到了30幾歲後除了經痛加劇、經量增多之外、連做愛及排便時也會出現疼痛的症狀，很可能是月經困難症。

患有月經困難症與經前症候群的人相同，也會因懷孕或是生產後，惱人的症狀隨即消失，所以這個疾病並不是一輩子都會跟隨著你。不過，月經的問題嚴重到會影響日常生活的話，最好去婦產科接受檢查比較好喔！

利用精油的芳香療法，來幫助身心鬆懈

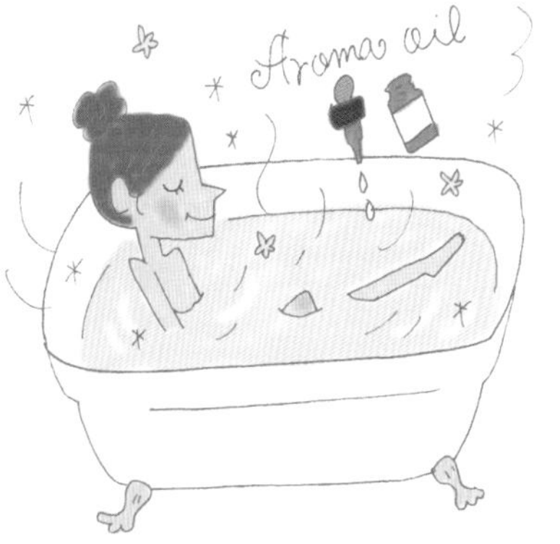

這是用植物萃取出來的精油，可幫助舒緩情緒、消除壓力。最近婦產科經常會將精油使用在產婦的腰痛按摩上。經前症候群或經痛時使用的話，也會讓身心放輕鬆、減輕疼痛的效果。

此外，享受精油燈的芳香或是在泡澡時滴入數滴的精油泡個精油澡、或是在面紙上滴上一滴精油，然後放入胸罩中都是不錯的方式，可以嘗試看看。

情緒低落時，有緩和心情效用的精油

茉莉花、橙花

幫助入眠的精油

茉莉花、薰衣草

對減輕經痛有效果的精油

佛手柑、洋甘菊、天竺葵

對噁心或反胃等不舒服症狀，有舒緩功效的精油

薄荷、迷迭香、鼠尾草

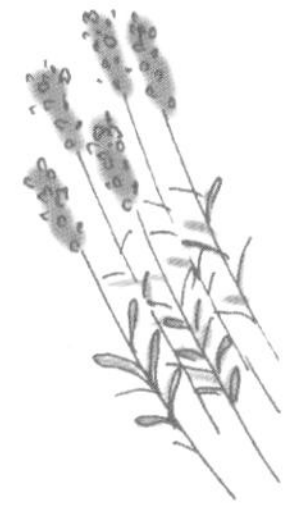

利用精油的芳香療法，來幫助身心鬆懈

因為經前症候群或月經困難症在東洋醫學上稱作「血道症」，因此以中藥來治療會比較有效果。中藥不但有改善手腳冰冷，幫助血液循環良好，對焦慮不安等的精神症狀也很有療效。以中醫裡所謂的「辨證論治」方法，來調配與體質合用的藥方，如加味消遙散、桂枝茯苓丸、當歸芍藥散等都是經常使用的藥方。

因前列腺素製造過剩而引起劇烈經痛的人可以試試「前列腺素合成阻礙劑」。這是抑制引發經痛原因的前列腺素合成的一種藥劑，只要服用這種藥劑，疼痛幾乎都會消失的。

另外，也有服用避孕藥的方法。避孕藥是抑制排卵的藥，只要不排卵便不會分泌前列腺素。不過，有些人的身體條件是不能服用避孕藥的，所以一定要事先與醫師商討過後才可以服用。

其他若不是子宮肌瘤或子宮內膜異位等的組織器官上的異常，也可以至藥局購買市售的止痛劑來服用。

想了解更多有關避孕藥的事情

複合作用可以抑制排卵或著床

在台灣有不少人對服用避孕藥有抗拒的心態，儘管避孕及治療方法都能選擇服用避孕藥，但還是有許多人表示沒有興趣採用口服避孕藥。不過，歐美方面，避孕的方法都是以服用避孕藥為主流。

避孕藥中含有濾泡激素以及黃體激素兩種女性荷爾蒙。服用之後體內的荷爾蒙的量會增加，此訊息會回報給下垂體，便可抑制由下垂體分泌出來的FSH（濾泡刺激激素）及LH（黃體化激素）。

如此一來，卵泡無法成熟，也不會開始做排卵的動作了。

此外，因為黃體激素的作用，會使得子宮頸黏液的性質產生變化，不易懷孕的同時，也會讓子宮內膜產生變化，使受精卵不易著床。避孕藥的避孕效果是有如此的複合性作用的。

在許多種類的避孕法中，以避孕藥的效果最佳，正確服用的話，一年之內的失敗率是百分之零點一，也就是說一千個人之中一人的比率。

雖然避孕藥可以避孕，但是卻無法預防愛滋病以及披衣菌等的性病。建議使用保險套比較安全。

荷爾蒙量較少的低用量避孕藥，爲現今的主流

早期避孕藥的雌激素（濾泡激素）含量較多，是屬於高劑量避孕藥或中劑量避孕藥，而現今全球經常被廣泛使用的是荷爾蒙量較少的低劑量避孕藥。在台灣如果沒有醫師的處方箋是無法在藥局購買的。費用方面不適用於健保，必須要自費。

避孕藥的服用方法有兩種。月經來潮的第一天起的三個星期之中，每天服用一錠、一週暫停服用的「二十一天服用式避孕藥」，以及持續不斷服用的「二十八天服用式避孕藥」兩種。二十八天服用式避孕藥裡有二十一錠是放有荷爾蒙的藥錠，其餘的七錠則是無荷爾蒙的安慰劑（placebo）。這是為了能夠嚴守七天休藥而做出的服藥方式。

不可服用避孕藥的人

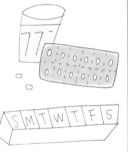

- ×血栓症的高危險群
- ×罹患乳癌、子宮癌的人
- ×35歲以上有抽煙習慣的人
- ×有肝臟、腎臟或心臟疾病的人
- ×膽固醇或中性脂肪值過高的人
- ×血糖值過高的人

在服用放有荷爾蒙的藥錠後經過三、四天，月經才會來報到，經期大約是五天前後，出血量也會比較少一些。

若想要懷孕時，最好從三個月前就要停止服用避孕藥，這樣就會排卵，月經自然便會來訪。

避孕以外的效用與副作用

避孕藥的效用不只是在避孕方面而已，除了可以使月經的週期規律並調節控制外，還有減輕經痛，使經量減少的效果，對月經不順、經痛或現在不希望懷孕的人而言，避孕藥是十分有用的。

另外還能夠預防卵巢癌及子宮體癌、乳房的良性腫瘤、改善貧血現象及青春痘、多毛症，對於骨盤腔感染症的預防也有很好的效果。

令人比較在意的是會有副作用，開始服用的第一、二個月，會出現噁心、嘔吐、頭痛、乳房漲痛、不正常出血等現象。不過有許多人在持續服用之後，這些現象自然而然便消失了。

然而，必須特別注意的副作用是血管中出現血塊引起血栓症的發生。另外，乳癌及子宮頸癌的發病率雖然是極小，不過還是比一般稍微高出一些。服用低劑量避孕藥而引起的血栓症幾乎是微乎其微，不過為了慎重起見，有下述症狀或情形的人是不可服用避孕藥的。

如果家族裡有年輕時就患有心肌梗塞、腦梗塞、血栓症的人，危險性會較高，罹患乳癌、子宮癌、三十五歲以上有抽煙習慣的人、有肝臟或腎臟、心臟疾病的人、膽固醇、中性脂肪指數過高、血糖指數過高、高血壓、子宮肌瘤及子宮內膜異位症者等，最好事先與醫生商討過後再決定是否服用。

但是有子宮肌瘤及子宮內膜異位症的人，會因為服用避孕藥而減輕疼痛，出血量也會減少，所以並不是一定得禁止服用避孕藥。

總之，最好能針對不同的情況，仔細衡量後再做判斷，因為也有些人是需要服用避孕藥來治療其他疾病的，所以在決定禁止或使用避孕藥前，先與醫師商量看看吧！

什麼是「事後避孕丸」？

你有沒有聽說過「事後避孕丸」呢？這是避孕失敗時，在性交後起七十二小時（三天）內服用荷爾蒙劑以阻止受精卵的著床，也就是緊急用的避孕手段。

這原本是美國對女性被強暴等的傷害發生時所應對處置的一個方法，不過最近在台灣也有「正好危險期，可是卻將避孕一事忘的一乾二淨」、「保險套破了」等等的問題而前去婦產科要求給予事後避孕丸的人。

藥錠是分兩次服用的，但事後避孕丸所使用的荷爾蒙劑量與避孕用的低劑量避孕藥不同，是很強的藥量，因此會有頭痛、噁心等副作用出現。

此外，並不是只要服用了就可以完全避免受精卵的著床，這只有百分之七十五以上的成功率，且對子宮外孕是沒有效果的。

千萬不要私下去購買避孕藥服用，一知半解的知識，且隨便的服用是件很危險的事情，一定要經過婦產科醫師開立處方才可以服用。

手腳冰冷症

無論是內側、外側，會使得身體發冷的原因有許多種。了解自身的手腳冰冷症，是一件重要的事情。

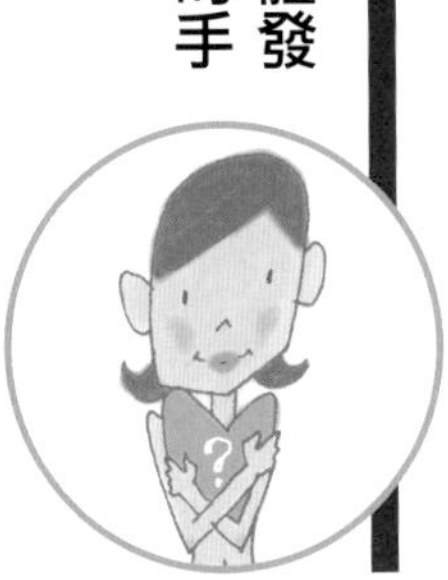

手腳冰冷症是末梢神經的血液循環不良所導致

手腳冰冷症是指末梢血管的血液循環不良，引起手腳或身體的溫度下降而感到發冷的一種病症。最近苦惱於手腳冰冷症的年輕女性族群增加了不少，手腳冰冷症可說是與現代女性間有十分密切的關係。

手腳冰冷症好發於女性，其實是有原因的，女性的平常體溫原本就比男性低零點三~零點五度左右，而女性身體肌肉的脂肪較少，肌肉有一項重要的功能就是利用活動的過程將停滯的末梢血液帶回心臟。此外，肌肉也會促使熱能的產生。基於上述原因，肌肉較少的女性與男性相比較之下，身體就比較容易冰冷。

此外，荷爾蒙也會影響手腳冰冷症的產生。如果荷爾蒙失調的話，自律神經的作用便會紊亂、交感神經與副交感神經就無法正常的工作，其結果是引起末梢血管的血液循環障礙。到了更年期時，許多人是血液衝往頭部、臉部潮紅，可是手腳卻是冷冰冰的。像這種的手腳冰冷症也是屬於荷爾蒙失調所引起的更年期障礙。

身體發冷是由許多原因引起的

我們身處的環境，還有許多會引起身體冰冷的各種原因。

夏天來臨時，許多女性因為辦公室、公車或捷運的冷氣開得太強，導致身體產生各種奇怪的症狀。一般來說，男性與女性對於溫度的舒適感是不一樣的，辦公室冷氣的強度或許對穿著西裝、打領帶的男性是很適宜的，但對身穿露肩或露臂膀等流行服飾的女性而言卻是太過強冷，很容易發散熱度使身體變冷。

而錯誤的減肥方法如不運動、減少食物攝取，也是使得身體發冷的原因之一。此種作法不但是減去製造熱能的肌肉，也會因為缺乏蛋白質、脂肪、維生素、礦物質等導致手腳冰冷症的發生。

此外，運動量不足也會引起手腳冰冷症。但較令人意外的是，身體穿著的內衣褲也會因妨礙血液循環，而導致手腳冰冷等症狀。

夏天的當季食物會讓身體發冷

喜歡在炎熱夏天來一杯冰涼沁心啤酒或果汁嗎？小心冷飲喝的太多的話，會使身體由內部引起發冷現象。此外，夏天的蔬菜或水果都會讓身體發冷發涼，如經常食用的番茄、小黃瓜等食物。這都是必須特別留意的。

女性特有的手腳冰冷症，再加上這些使身體發冷的外在因素，現代女性的身體由內而外都是冷冰冰的。

手腳冰冷症的背後，可能隱藏著其他的疾病

手腳冰冷症在西洋醫學上並非被診斷為疾病。覺得自己是手腳冰冷症一員的女性同胞們也一樣，並不覺得這是一種疾病。但東洋醫學認為手腳冰冷症是血液的滯流所引起「瘀血」的一種疾病。

手腳冰冷症不單只是身體上的發冷，嚴重時還會引起許多併發症，如膀胱炎、頻尿、自律神經失調症、頭痛、腰痛、肩膀痠痛、月經不順、經痛、失眠等，都與手腳冰冷症有著密不可分的關係。

另外，膠原病、腎炎、糖尿病、卵巢機能障礙等疾病會引起血液循環不良，而導致手腳冰冷症的發生，其嚴重者最好還是到醫院檢查一下是否有隱藏著其他的疾病。

要治好手腳冰冷症的話，最重要是促進體內的血液循環。多留意一些日常生活的小細節，如經常動一動身體、多吃些熱食、多添一件衣服、不要大口猛喝冰涼的冷飲等，下點功夫好好的對待自己的身體吧！此外，不正常的生活習慣、睡眠不足或遭受巨大壓力等也是引起手腳冰冷症的原因之一，儘量不要堆積壓力，努力讓自己的生活作息規律，對於你的身體是有很大的幫助的。

如果都這樣做了，還不能改善的話，有些中藥如當歸芍藥散、女神散、溫經湯等也蠻有效的。不過服用中藥前，最好能依據中醫的「辨證論治」配合自己的體質去服用。去醫院走一趟接受個檢診吧！確定一下是否有更大的疾病隱藏在手腳冰冷症的背後。

手腳冰冷症對策

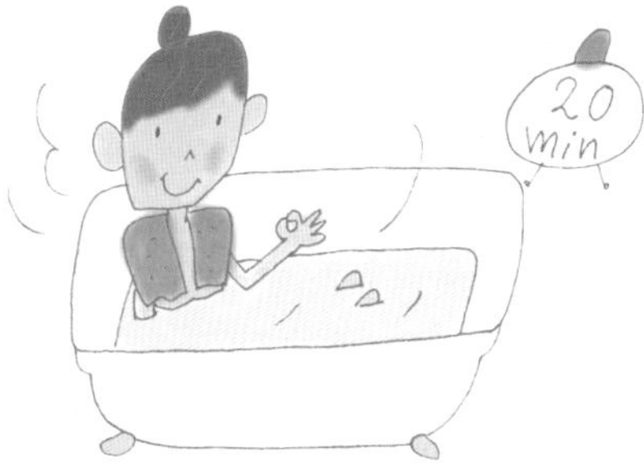

●用溫水泡澡或泡腳來暖和身體

對付手腳冰冷症最有效的方法，就是下半身用溫水泡個澡。胸部以下的半身浴，浸泡在水溫大約38~40度左右的溫水中大約20分左右。上半身如果覺得有寒意的話就裹上大毛巾。泡澡時也可以加入入浴劑。

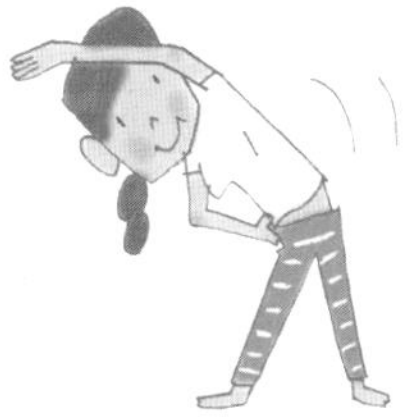

●伸展體操

做做伸展操，動動身體，讓肌肉活動一下，血液循環會變得更好。

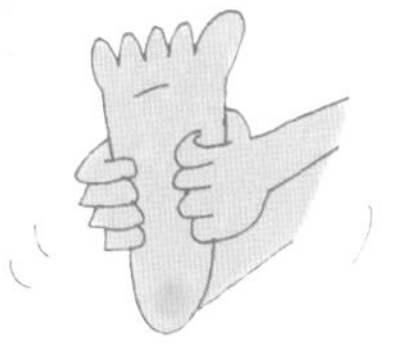

●按摩腳掌、指壓、踩竹板

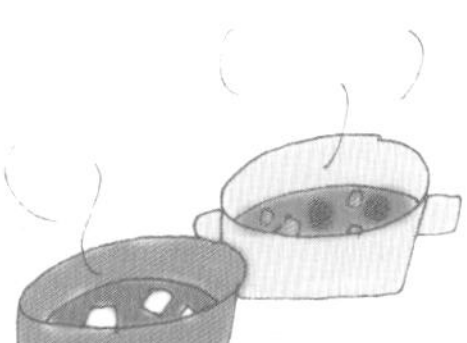

●不喝冰冷的飲料，多喝熱湯

吃飯時多食用味噌湯或其他熱湯，來幫助暖和身體。

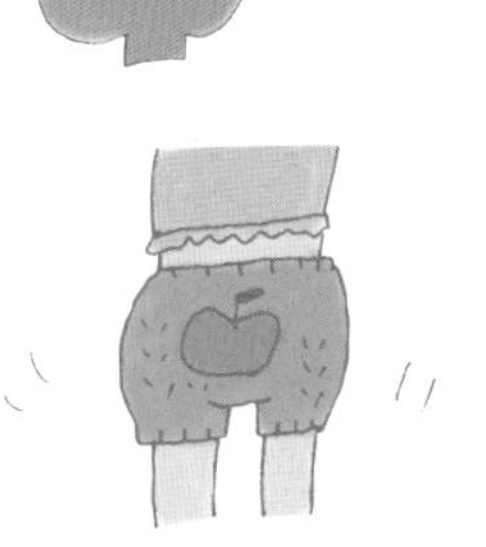

●下半身多穿一件衣物

多穿一件可保暖的小褲褲或多穿一雙襪子，冰冷的現象就會有明顯的改善。

貧血

這是個慢慢發生的疾病，很容易讓人因習慣而忽略它的嚴重性，等到發現後就太慢了。如果發覺有症狀出現，就趕快去醫院接受檢查治療。

幾乎都是缺鐵性貧血

所謂貧血是指紅血球中血紅素（Hemoglobin）出現過少的一種狀況，而這些狀況分別有以下幾個種類。

體內的鐵質不足所引起的「缺鐵性貧血」、骨髓的造血幹細胞的活動低下，無法製造正常的血液的「再生不良性貧血」、交通事故等大量出血所引起的「失血性貧血」等都是眾所皆知的貧血。其他如高齡、胃被切除者也會有貧血現象出現，也有因為缺乏維他命B_{12}及葉酸所引起的「惡性貧血」，及紅血球被破壞而引起的「溶血性貧血」等。

其中大部分女性所罹患的就是血紅素製造材料的鐵質不足，所引起的缺鐵性貧血。血紅素是由一種稱為血基質（Heme）的色素與蛋白質所製造出來的，而這個血基質（Heme）的製造材料就是鐵質與一種稱為紫質（Porphyrin）的色素。鐵質如果不足，就不容易做出血紅素，也就來不及製造紅血球。

紅血球肩負著將氧氣送到身體的各個角落，然後將不要的二氧化碳帶回肺部的重要任務。如果罹患貧血，紅血球就會變少，身體因為氧氣不足的緣故，會引起各種不同的症狀。

其中，較具代表性的症狀有容易疲勞、身體感到倦怠、沉重，爬樓梯時會有心悸或氣喘不已的現象，頭昏眼花或蹲下起身的暈眩現象、頭重腳輕、眼瞼內顏色發白、氣色不佳稍帶土色、指甲中央凹陷，邊緣翹起成勺子形狀，其又稱湯匙甲的症狀，或是指甲變薄，容易裂開等症狀。

不過，缺鐵性貧血的病症是慢慢行進的，即使有這些症狀，當事人也因為習慣了就不太容易察覺到。有許多都是在健診或全身健康檢查時才發現，導致有發現過遲的現象出現。

減肥以及偏食也是原因之一

女性因每個月的月經來潮，造成鐵質的流失，原本就是容易罹患貧血的高危險群。在國中或高中時期是身體極速成長的階段，容易出現鐵質供應不及的現象，被稱為青春期貧血的病症。而懷孕、生產、哺乳等也很容易流失鐵質。

加上現在的女性常因為減肥或是飲食不均衡的緣故，導致鐵質不足。本來應該吃正餐的時間，卻老是吃泡麵、麵包、炸雞或漢堡等速食，如此一來營養不但不均衡，鐵質的攝取也會不足。

當然，貧血的原因不只這些而已，還有一些莫名的疾病，在看不到的地方引起慢性出血而導致貧血的發生，如常發生的子宮肌瘤及子宮內膜異位症所引起的月經過量，痔瘡的出血、胃潰瘍或胃炎所引起的出血等都是。

檢查確認一下，是不是因疾病所引起的

貧血這種疾病是慢慢行進的，如果習慣了那些症狀就很容易去忽略它。倘若放任不管的話，供給氧氣的心臟便無法正常的工作，心臟的負擔則會加重。為了避免這種事情的發生，還是早點去接受治療比較好。

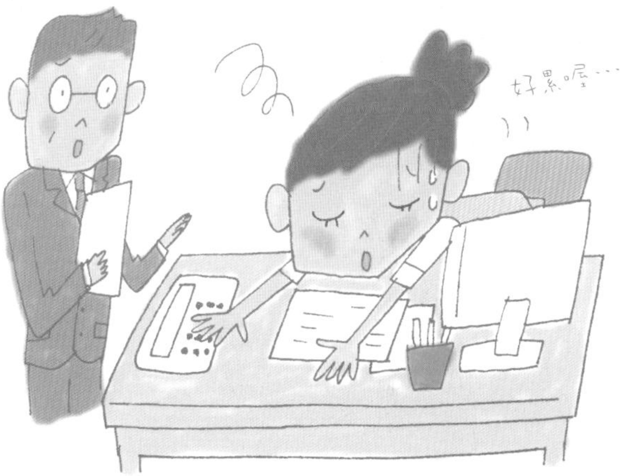

在一般健診或全身健康檢查中檢查到貧血症的人，最好到內科或婦產科複診，先將貧血的真正原因調查清楚。即使不是因為接受檢查而發現上述那些病症的人，也最好找個時間去醫院檢查一下。如果查明是因疾病所引發的貧血，就去治療引發貧血的病源。

如果不是疾病，而是因偏食所引起的缺鐵性貧血，那就先從飲食方面著手進行改善。為了能夠攝取均衡的營養，最好是三餐規律正常、暫停減肥。從每天的飲食中多攝取這些鐵質含量較多食物，如肝臟、肉類、青魚、鰻魚、羊栖菜、蜆、大豆及黃綠色蔬菜等。而多攝取有助於鐵質吸收的維他命C也是很重要的。

值得注意的是，如果一直持續貧血的患者，是無法光靠飲食就可治癒的。這時必須服用鐵劑來補充足夠的鐵質，約服用一、二個月就會有明顯的效果出現。坊間也有販賣一些含有鐵質的營養補充劑。使用這個方法來治療貧血看起來似乎有些勉強，但對平常就有鐵質缺乏現象的人而言，至少可以預防貧血。

腦貧血與貧血的差異

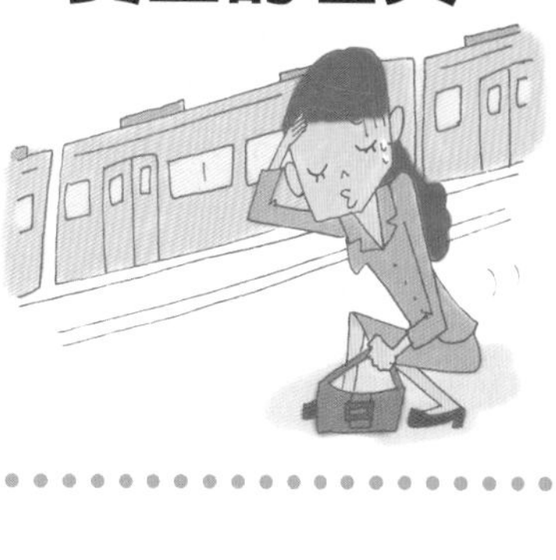

有許多人都抱著「腦貧血」是屬於「貧血」的觀念。其實這是兩種完全不同的症狀。

譬如說，上班途中在電車裡昏倒、早上集合時昏倒的是屬於腦貧血。因為加了「貧血」這種字眼在裡頭的緣故，所以很容易被誤解，正式的名稱應該叫做「起立性低血壓」，是因為自律神經的紊亂及低血壓所引起的一種症狀。

血壓較低的人只要長時間站立，血液就容易往下半身滯，比心臟位置還高的腦部，其血流量就會減少，如此一來腦細胞的活動力下降，很容易引起頭昏或蹲下起身的暈眩現象發生。這種情形與血液中血紅素不足，身體裡呈現氧氣缺乏狀態引起的貧血，是完全不同的。

不過，貧血與低血壓的症狀某部分有重疊，為了能正確診斷，最好還是去醫院接受血液的檢查比較好。

低血壓

有點像懶惰病，但低血壓與其說是病，倒不如說是體質問題，試著找出與它和平共處的方式吧！

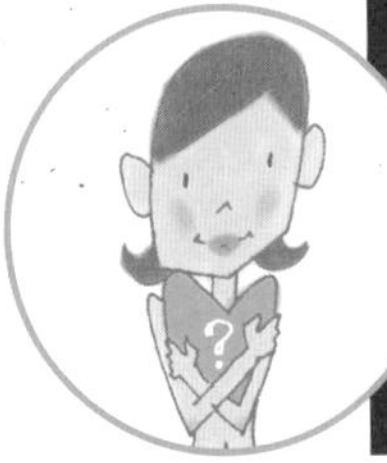

幾乎都是沒有特別原因的本態性低血壓

所謂血壓，是指從心臟送出的血液對動脈的脈壁所施給的壓力。心臟收縮送出血液時的血壓稱為收縮期血壓（最大血壓），反之，心臟擴張帶回血液時的血壓稱為舒張期血壓（最小血壓）。

在WHO（世界衛生組織）裡，在最大血壓一百~一百三十九mmHg，最小血壓六十~八十九 mmHg的範圍之內，屬於正常值血壓。相對的，最大血壓是一百mmHg以下，最小血壓是六十mmHg以下則屬於低血壓，低血壓比起高血壓其基準指數是比較不明確的。

低血壓有兩種，分別為無特別原因的「本態性低血壓」以及由疾病引起的「續發性低血壓」，不過幾乎都是以本態性低血壓比較多，這是一種由遺傳或體質所引起的病症。

自律神經失調也容易引起血壓的反常

低血壓的人其送出血液的心臟的泵浦比較弱，由於血流比較緩慢的緣故，血液便容易滯留在靜脈中，其送回心臟的活動力就變得比較差。如此一來，從心臟送出的血液的量也相對減少。特別是站立的時候，正好與送往腦部的血液的地心引力法則相違背，因此必須使用強力來做輸送血液。但因為低血壓的人心臟泵浦力道比較弱，長時間站著不動的話，往腦部的血流量會減少，便容易產生頭昏及暈眩的現象。此種症狀就是經常與貧血搞混的腦貧血（37頁）。

原本的體質再加上這些問題，低血壓的人容易有貧血或自律神經機能紊亂的傾向。因此，在早春之際、秋冬之交等寒暖溫差變化大的時節，容易因身體狀態不佳、生活步調紊亂、壓力大等因素，導致自律神經的平衡失常。

即使有症狀，也不至於影響到日常的生活起居

低血壓的人最常出現的症狀是早上不容易醒，工作時一直要到中午之前都還無精打采，有肩膀痠痛症、手腳冰冷症，經常頭昏眼花，蹲下起身就暈眩等自律神經方面的症狀。

或許你老是覺得自己不管做什麼事情都比別人多花時間、老是慢半拍…，這很有可能就是低血壓症喔！

不過，即使有這些症狀，對日常生活起居也不會有什麼太大的影響。比起高血壓的人，低血壓患者可能還來的長命百歲呢！

與自己的體質和平共處是件重要的事

低血壓與其說是一種疾病不如說是體質，所以並不需要特別去做治療。只要自己有所自覺，思考一下試著跟自己的體質

和平共處吧！

一直到了中午之前，身體仍不容易恢復正常的人，可以試著培養晨起淋浴的習慣。而想更積極的改善自己體質的人，可試著做一些和緩的運動，運動會使心臟的泵浦力道增強提高，血液循環也會變得比較好。

儘可能不讓自律神經失衡是件重要的事。季節更換其期間、月經來潮前等，自律神經容易變得不安定，最好不要勉強自己去做不想做的事情。

常有人會這麼說：「因為我的血壓低，所以早上比較虛弱」，通常低血壓的人會像這樣先給自己拉起一條防線，儘可能不去勉強自己，反而比較不容易得到太大的疾病。

不過，這也會有反效果的。低血壓是週遭的人不太能理解的症狀，所以經常會被看成是懶惰病。在工作上雖然想要好好的努力，但又因為低血壓的緣故，做任何事情都沒什麼氣魄，所以常被週遭的人認為是偷懶不做事。有這種困擾的人也可以使用藥物來安定血壓，可以去內科或婦產科與醫師商討一下。

與低血壓和平相處的生活策略

早睡早起，努力讓自己的生活規律正常

低血壓的人老是會說自己早上最弱，如果改掉晚睡熬夜的習慣，儘可能讓自己早起的話，早上爬不起來的毛病可能會有改善的喔！

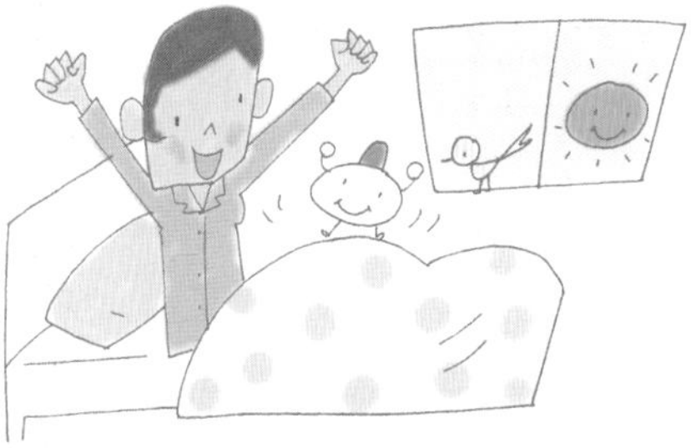

早晨淋浴會使身心整個清醒

起床後馬上去沖個熱呼呼的澡吧！自律神經的交感神經會開始活動使你清醒過來。

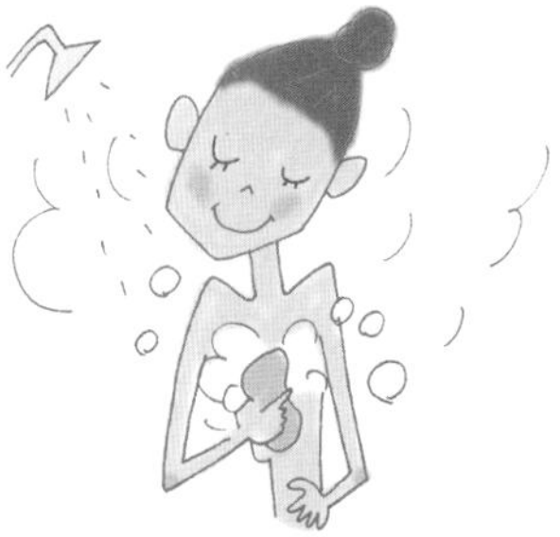

試著將運動成為自己生活的一部份

運動會使心臟的泵浦力提高，血液循環也會變好。伸展拉筋的運動、晨間體操、踩室內腳踏車、走路等，將運動帶到每天的生活中吧！

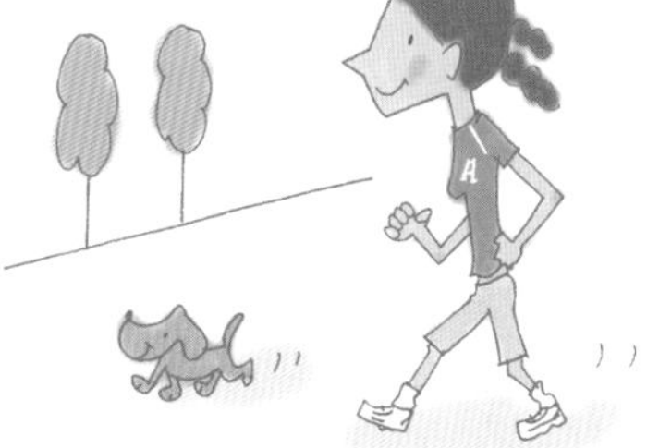

不讓自律神經失去平衡

季節交替、月經來前的時候，自律神經的平衡很容易失常，所以要比平常多注意自己的身體狀況。

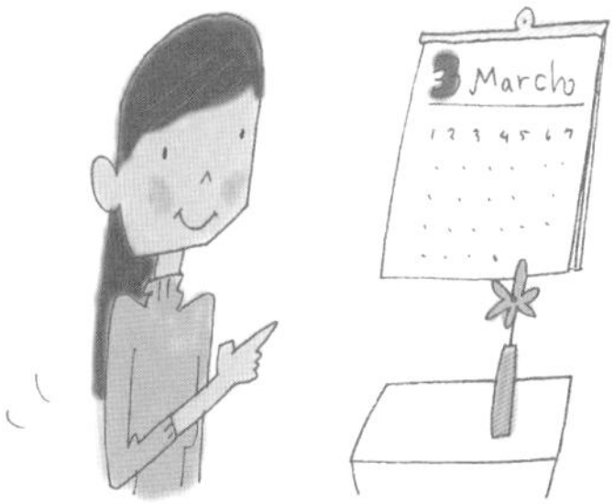

肩膀痠痛

大部分的肩膀痠痛症都是姿勢不良所造成。早點去消除它，若轉成重症就得花更多時間去治療。

肌肉緊張所引起的瘀血

一整天都必須坐在辦公室或面對電腦工作的人，大多數都患有慢性肩膀痠痛。原本是直立行走的人類，因為必須借由頸部與肩膀的肌肉來支撐頭部，所以頸肩部位一直都擔負著重任。

不引發肩膀痠痛最理想的姿勢，是從頭頂往下像是扯緊線般將背部的筋肉拉直。但沒有人可以一直保持這樣的姿勢，所以必須坐在辦公桌前工作的時候，頭部的重心就會往前偏傾。如此一來，身體為了要取得平衡，就更加重了頸部與肩膀的負擔。

就頸肩痠痛的程度來說，也因性別而有所不同。女性頸部與肩膀的肌肉沒有男性發達，因此擔負起支撐頭部的責任就變得更大，患有肩膀痠痛的比例也就居高不下。

從頸部的後方往肩膀、背部的方向，有個稱為斜方肌的肌肉，如果斜方肌持續的處於緊張緊繃的狀態之下，血液就會呈現瘀血狀，並製造出乳酸等老化廢棄物。而這些廢棄物一旦開始堆積，刺激了末梢神經，便會產生僵硬以及痠痛感，肌肉的緊張狀態則會更加嚴重，這就是一般所稱的肩膀痠痛症。

除了操作電腦的鍵盤所引起的肩膀痠痛之外，也有其他因素會引起痠痛。因為操作鍵盤時，手腕是處於抬起的狀態，這個動作也會使得頸部及肩膀的肌肉產生疲勞。此外，精神性的緊張及壓力，也是引起肩膀痠痛的原因之一。

減低頸部及肩膀負擔的正確姿勢

對於減輕肩膀痠痛，首要任務就是先做好預防的工作。保持良好的姿勢是一件非常重要的事情。你可以先在腦中描繪一個從頭頂往下拉扯一條線的草圖，然後儘可能保持這個姿勢，以減低頸部及肩膀負擔。當你在上網或工作時，不知不覺的專注其中，造成了一個背部拱起，下巴前突的姿勢，此時便需要小心注意。

每當坐在辦公桌前工作時，會使得肩膀痠痛加劇的人，對於桌子、椅子、螢幕高度等的調節必須要非常注意。電腦螢幕的位置，最好是以自己能稍稍往下觀看比較好。另外，最好使用有扶手的椅子或桌面較深的桌子，能給手腕一個擺放的空間，做起事來會比較輕鬆舒服。

枕頭也是引起肩膀痠痛的原因之一。平躺下來時的姿勢，最好是如同正確站立的姿勢般，保持一個接近S形的姿勢是最為理想的，而枕頭最好是選擇稍低一些，睡起來也會比較舒適。

伸展、保暖、按摩的三個動作是非常重要的

想要解除肩膀痠痛，將緊縮的肌肉放鬆，伸展、保暖及按摩這三個動作是很重

要的。

肌肉伸展運動是消除肩膀痠痛操中最簡單的伸展操。在保暖方面，除了泡澡時肩膀同時浸泡外，用熱水沖肩膀五分鐘左右也很有效。市面上所販售的保暖貼布也不錯，例如有一些消除肩膀痠痛，用微波爐加熱後，放在肩膀上可以促進血液循環的保暖小物。此外，做做肩膀按摩也蠻有效果的。不過，須注意按摩力道要適度，按得太大力的話，反而會導致肌肉疼痛。

特別需要注意的是，如果有「肩膀硬梆梆」的感覺時，就要趕快尋求對策來消除痠痛，如果成了重症的話，要改善就得花不少時間了。

醫院方面會開立一些對瘀血有效的中藥或鬆弛肌肉痠痛的B_{12}的處方，但對肩膀痠痛並不是立刻就見效的。如果想要從根本著手來消除肩膀痠痛的話，可以試著舉啞鈴或伏地挺身等運動，以鍛鍊手臂及上臂的肌肉，對減輕頸部及肩膀的負擔是再好不過的了。

頑固的肩膀痠痛，可能是由疾病所引起的喔！

幾乎所有的肩膀痠痛都是因為肌肉緊張，引起瘀血狀況，雖然不需要特別擔心，但有一些是需要特別注意的肩膀痠疼症。體操也做了，保暖動作也有了，可是疼痛還是越來越嚴重，這時最好趕快去整形外科或內科接受診療，將原因徹底查個清楚。

除了頸椎的病症之外，眼睛疲勞、齟齒、高血壓及心肌梗塞、膽結石、胸膜炎等疾病也會引起肩膀痠痛。此外，四十肩、五十肩等關節病變，因為臂膀無法上舉迴轉活動的緣故，經常被誤解為肩膀痠痛症。發生上述情況時，最好去給專門醫師診療一下喔！

早點消除肩膀痠疼吧！

●頸部的體操

將肩膀放鬆，頭部慢慢的往前後、左右擺動個幾次，最後再整個迴轉一下。

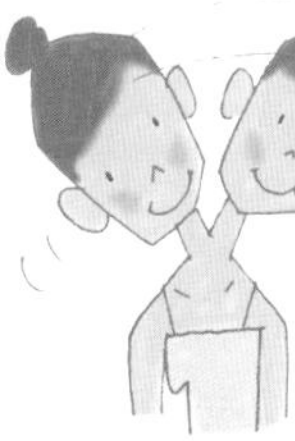

●肩膀上下聳動

肩膀用力往上提起，然後再一鼓作氣的將肩膀力道往下。

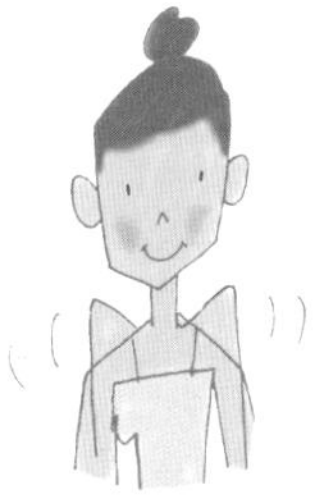

●手臂的運動

手臂邊迴轉邊上下擺動。順便將肩膀迴轉動一動。

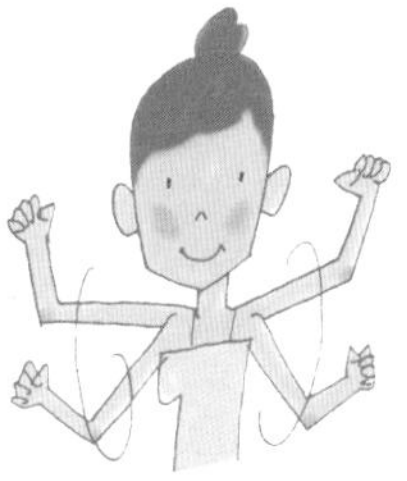

●保暖肩膀

用熱一點的水沖淋肩膀，或是使用消除肩膀痠痛的小物品來保暖肩膀。

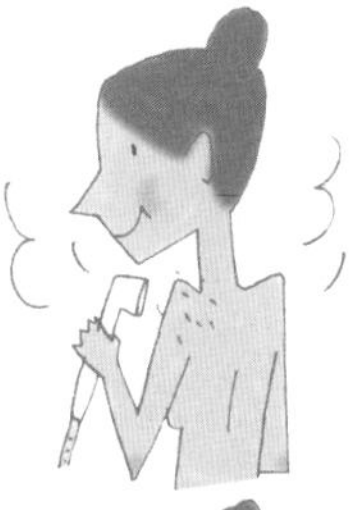

●拉筋伸展體操

將單手往旁邊直直的伸長，另一隻手放到手肘處做拉筋的動作。

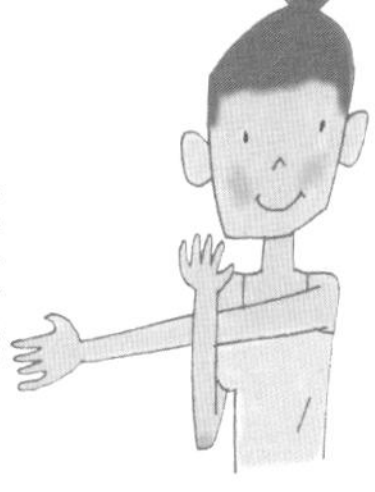

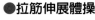

浮腫

如果只是暫時性，或確切知道浮腫的原因就不須過於擔心，只要應急處理就可以過關了。

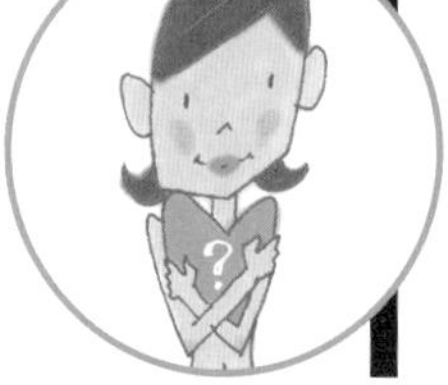

腳部的浮腫導因於下肢瘀血的緣故

有不少人因久站不動而使得腳部浮腫，或早上起床照鏡子時，發現整張臉浮腫，手指頭腫到戒指拔不下來等經驗。

一般最常見的浮腫，大多是腳部的浮腫吧！往下壓會有下陷的痕跡，這就是腳部浮腫的證據。

引起腳部浮腫的基本理論跟手腳冰冷症是相同的。從心臟往動脈送出的血液，流經過靜脈之後，再度回到心臟，而往下肢流去的血液要回到心臟時，必須要抵抗地心引力，所以需要較強的力量來輸送血液。此時，擔任泵浦角色的就是肌肉。腳在活動時，肌肉便會收縮，血管就像是被擠壓般的將血液送回到心臟。

但如果是長時間必須站立的工作，或是長時間坐在辦公桌前工作，使用腳部肌肉的機率較少，血液便會在下肢滯流，便會發生浮腫的現象。

上述情形所造成的浮腫是經常發生的，只要經常活動腳部、稍微走動一下，雙腳不著地用拳頭去按壓，或是晚上睡覺時將腳墊高，高過心臟位置等方法，可有效消除次日早晨的浮腫。

月經來前容易引起浮腫

月經來的四、五天前，容易出現全身浮腫、顏面浮腫的症狀，有些人的體重會有增加的現象，甚至浮腫到平常穿的衣服都穿不下，好像小了一號似的。

像這種月經前的浮腫現象，大都是受到黃體激素的影響所引起的。黃體激素會將水分滯留在體內而導致身體浮腫。若是每個月週期性的浮腫現象，就不須特別的擔心。

其他像是酒喝得太多、鹽分攝取過量等，隔天早上也會有顏面浮腫的症狀出現。鹽分攝取過量時，身體為了要取得平衡而將水分滯留在體內而造成浮腫。像這

臉部與眼皮浮腫時的消除法

臉的浮腫

將冰塊包在揉濕的毛巾裡，敷在臉上約5分鐘左右，浮腫就會消退。記得要在早上洗好臉，化粧前就進行此動作。

因為頸部或肩膀的肌肉緊繃時，臉部的血液循環會變差，可以按摩一下肩膀或是簡單的做個頸部的按摩，能有效消除浮腫。

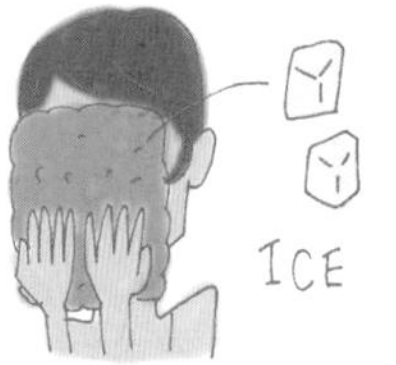

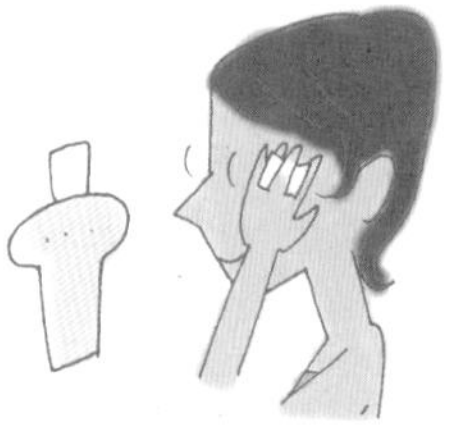

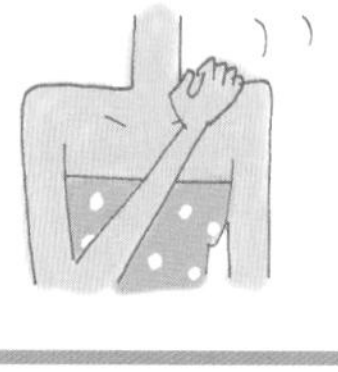

眼皮的浮腫

不是整個臉浮腫，只有眼皮浮腫時，可以在化妝棉上倒入收斂化妝水，貼放在眼皮上約5分鐘即可。

樣的原因都是屬於暫時性的浮腫，所以無須太過擔心。

不過，如果全身的浮腫現象持續了很長一段時間，就有疾病纏身的可能性。約四十歲左右年齡層增加很多甲狀腺機能低下症的病例，其中一個症狀就是浮腫。此時，會有容易疲倦、活動力低下、手腳冰冷、稍微發胖等的類似更年期障礙的症狀出現。

懷孕中的浮腫，有可能是妊娠毒血症，儘早與主治醫師商討，檢查一下比較安全。

此外，有心臟或腎臟方面疾病時也會有浮腫的現象出現。

別忘了，如果有持續出現臉部浮腫的緊繃、眼皮浮腫等症狀時，去內科接受檢查會比較好喔！

預防方法與應急處置將浮腫消除

如果是日常性的浮腫，能記住預防的方法及簡單的應急處理的話是非常方便的。

要消除腳部浮腫的話，不要長時間持續一個相同的姿勢，不要將腳盤起或交叉，在辦公室處理文書工作時，偶爾去洗手間站一站，將腳動一動也是很重要的。還有，浮腫時將小腿肚按摩一下，或是簡單的做個伸展動作、泡個足湯，這些方法對於消除浮腫都很有效果的。

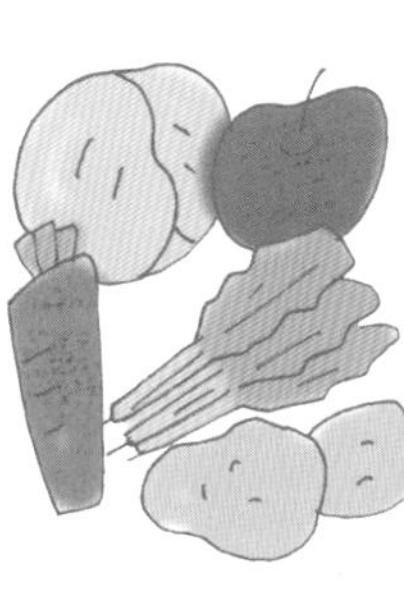

30歲以上容易患有的下肢靜脈瘤

整天站著工作的人，腳部浮腫是最令人煩惱的問題，假如浮腫的情形變得嚴重的話，有可能會形成下肢靜脈瘤。

在下肢的靜脈上每隔幾公分會有個栓，是為了要防止靜脈的血液逆流至心臟，倘若這個栓損壞了下肢就會出現瘀血，血管會浮出像顆粒般的東西，這就是靜脈瘤。

再說得仔細一點，靜脈瘤除了上述所說的，其實還有另一種靜脈的本幹因血栓而引起栓塞，這個栓塞如果跑到肺臟去就會引起肺栓塞症，有些是很可怕的，不過大多是不會造成生命危險（經濟艙症候群）。

◆◆◆◆◆

靜脈瘤大都出現於膝蓋以下的部分，也有不少人會出現在眼睛等比較看不到的鼠蹊部及外陰部的地方。除了長時間站著工作的人，因懷孕、生產等形成的也有，專治此疾病的醫師說，30歲以上的女性有六成患有靜脈瘤。

其實，不去理會的話，幾乎對日常起居不會有什麼影響，但有些患有靜脈瘤的人會老是覺得腿部沉重疲倦、容易浮腫、小腿肚及腳踝疼痛等症狀。有這種感覺時，不妨去穿穿看坊間販賣的彈性絲襪，適度的緊壓會讓血液循環變好，症狀也會減輕的。

◆◆◆◆◆

但是，嚴重的靜脈瘤若長期置之不理的話，血液會滯留而引起循環障礙，可能會發生皮膚壞死、出現潰瘍的現象。對腳部的浮腫及疲累感到困擾的人，最好去一趟血管外科接受檢查。最近也有進行患部的靜脈瘤摘除的手術。

便祕・痔瘡

「只要有這個就沒問題了」找出適合自己的便祕消除法，就可以高枕無憂了。

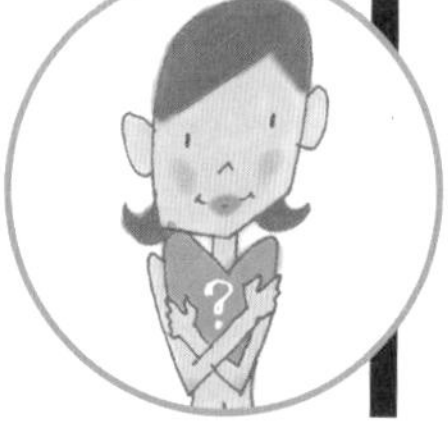

讓便意跑掉的話，會很容易引起便祕

出門旅遊時會出現暫時性的便祕，大概每個人都曾有類似的經驗。通常我們所指的便祕是慢性的習慣性便祕。

習慣性便祕有幾種情況，如因直腸的機能衰退，導致糞便無法順暢排出而引起的遲緩性便祕，或有便意時卻錯過排便時機引起的直腸性便祕，還有因結腸痙攣所引起停止排便的痙攣性便祕等數種。

遲緩性便祕是高齡者之間比較常見的症狀。而直腸性便祕則是女性較常出現的症狀。早上比較忙碌，一直找不出去廁所的時間、或是在職場時不好意思去廁所，就一直忍耐到便意消失，都是屬於此類型的便祕。痙攣性便祕是會排出有如兔子糞般的顆粒狀糞便，這是因為壓力，導致便祕與下痢反覆出現的過敏性腸道症候群其中的一個症狀。

黃體激素的影響也會引起便祕

女性具備了很多容易引起便祕的條件。其中一個就是荷爾蒙。排經日接近時，黃體激素的分泌會升高，自律神經的干擾使得腸的蠕動變弱，容易引起便祕現象。而月經來潮的前一天，因為前列腺素促使腸的蠕動旺盛，容易出現下痢的現象。

除了荷爾蒙的影響，還有像自律神經的一種作用，稱為胃・結腸反射作用。當空空的胃裡頭吃入食物之後，刺激了腸的蠕動，便會引起便意，但如果自律神經失調、沒吃早餐等，就不會引起胃・結腸反射作用。另外，為了減肥而大量減少食物的攝取的話，也無法製造相當的糞便。其他如食物纖維攝取不足或運動量不夠，也都是形成便祕的原因之一。

廁所的環境也是不容忽視的，廁所本來就是一個可以放鬆情緒的場所，可是家人之間上演的廁所爭奪戰，根本無法好整以暇的排便，所以很容易就讓便意給溜掉了。

要保持健康及美容的話，清淡的飲食、暢快的排便是基本原則。有習慣便祕困擾的人，首先要糾正你的飲食及生活習慣吧！「只要有這個就可以消除便祕」也可以找出一個適於自己的特效藥，不過，如果經常服用藥局的便祕藥可能會變得習慣、依賴，所以也只能考慮這是消除便祕的最終手段了。

年輕女性族群中也增加不少痔瘡患者

跟便祕有很深關連的是痔瘡。女性從以前因為懷孕、生產的緣故而罹患痔瘡的人相當的多，最近，二十來歲的未婚女性因為習慣性便祕、過敏性腸道症候群引起的下痢等症狀，而導致痔瘡的人也多到不稀奇了。

痔瘡分為裂肛（裂痔）、痔核（疣痔）、痔瘻三個種類。裂肛是指用力排出硬便時撕裂了肛門引起出血。痔核是指用力排便時肛門附近的靜脈瘀血形成顆粒狀腫脹，有內痔核及外痔核兩種。痔瘻是因為大腸細菌的原因引起肛門附近化膿，會有疼痛及發燒的現象。而這些症狀中最多的就是痔核。

痔瘡也有輕度症狀到重度症狀之分，如果是疼痛或出血沒那麼嚴重的、排便時痔核跑出來用手指就可以簡單的壓回去的話，就無須去做手術割除。最好儘早到醫院接受治療，擦用軟膏或坐藥等來緩和出血及疼痛、撕裂的症狀。

不過，如果痔核用手指壓回之後又馬上突出還弄髒內褲、疼痛出血的現象嚴重到影響日常生活時，最好是做個小手術摘除比較好。痔瘻也是一樣，無法只用藥物治療，需要用到手術才可治癒。痔瘡的手術似乎都給人很痛的印象，不過最近手術所造成的疼痛變得比較少了。

避免坐著不動，要適度的運動

為了不使痔瘡惡化，勿使便祕或下痢現象出現是很重要的。

還有，為了避免肛門附近引起靜脈瘀血，長時間坐著不動的姿勢要儘可能避免，畢竟在廁所與排便奮戰數十分鐘也不是件好事。還有加上適度的運動，酒類、香菸、辛辣食物、調味也得控制。溫水便器因為不使用廁紙，所以不會刺激肛門，另外，經常用溫水清洗肛門保持清潔，對預防痔瘡也有效果。

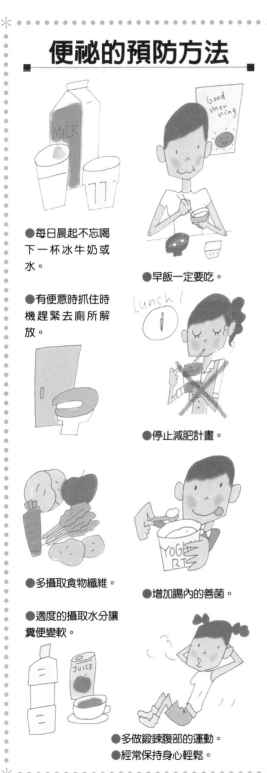

便祕的預防方法

●每日晨起不忘喝下一杯冰牛奶或水。

●早飯一定要吃。

●有便意時抓住時機趕緊去廁所解放。

●停止減肥計畫。

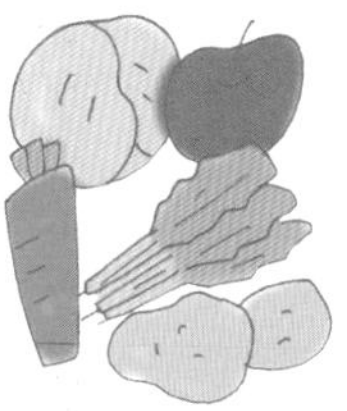

●多攝取食物纖維。

●增加腸內的善菌。

●適度的攝取水分讓糞便變軟。

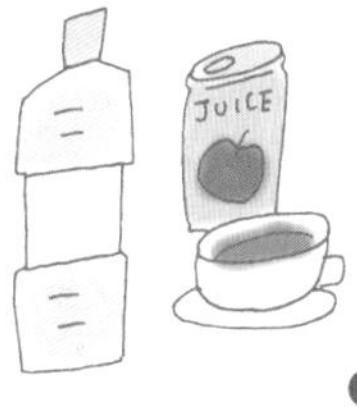

●多做鍛鍊腹部的運動。

●經常保持身心輕鬆。

膀胱炎・尿道炎・腎盂腎炎

女性因身體構造很容易得到膀胱炎。要多加小心、預防，以免形成習慣病症。

在這個時候很容易得到膀胱炎

男性的尿道約有十六~二十公分，而女性的尿道卻僅僅只有三、四公分。更慘的是，在女性的身體構造上，外尿道口與陰道口、肛門的位置都很接近，因此，女性本身就是一個很容易被外陰部及肛門的常在菌（特別是大腸菌）入侵陰道或膀胱的一個構造。

因為病原菌侵入尿道而引起感染的尿道炎，侵入膀胱引起發炎症狀的膀胱炎，另外更有連腎臟都被細菌感染波及的腎盂腎炎。其中最常見的就是膀胱炎。

以年齡來區分的話，女性最容易得到感染膀胱炎的時期有三次。最初是，剛開始有性愛行為的年輕時期。性交時大腸菌跑到尿道去引起尿道發炎，隨即又感染膀胱引發膀胱炎，還有些人會因為每次性交都引發膀胱炎。與其說是因為不淨不潔而引起的，倒不如說是身體的抵抗力低弱才會因性交等而引起發炎的症狀。

容易引發膀胱炎的第二個時期是懷孕・生產的時期。懷孕時因為子宮變大，壓迫膀胱，會比較感覺不到尿意，只要越長時間將尿液存放在膀胱裡就越容易引起感染。

第三個時期是進入更年期。這是因為女性荷爾蒙減少的緣故，陰道的黏膜萎縮、陰道原本的自淨作用及抵抗力衰退的原因而引起的。有些更年期的女性也會因為每次的性交而引起膀胱炎。

其他方面像是腰腹受寒，還有衛生棉及護墊長時間忘記更換，也會因為這種情況而引起發炎。

頻尿、排尿疼痛、殘尿感等的症狀

得到膀胱炎時，會有頻尿或尿液混濁、排尿疼痛、殘尿感等的症狀。尿意頻繁不停地想上廁所，嚴重時排尿時還會出現像燒灼般的劇烈疼痛。也會出現血尿的現象。而這種疼痛是尿道炎所導致遠比膀胱炎還要來的強烈。如果是膀胱炎是不會有發燒的現象的。

去醫院做尿液檢查，醫生會開出抗生素的藥劑。服下藥劑馬上就會有明顯的效果出現，這時不要因此就停止服用，最好聽從醫生指示按時服用藥劑，因為即便症狀已經消失，但膀胱裡的細菌若還存活著會有再發的可能。

膀胱炎是一種容易變成習慣病症的疾病，曾經有過一次罹患經驗的患者，在日常起居方面最好要多加小心並預防病症的復發。

預防膀胱炎

膀胱炎的預防首當其衝的就是，有尿意

時不要忍著不去上廁所。長期將尿存放在膀胱中就容易引起細菌感染而引發膀胱炎。排便後擦拭屁股時，從前面往後擦是常識，便祕也會壓迫膀胱所以要特別注意。身體虛寒或過勞也會使抵抗力降低，就容易遭到細菌感染。而肛門性交也得謹慎小心。

另外，如果感覺到似乎是罹患膀胱炎時，就趕緊多喝水，因為尿液排放多的話可以將膀胱中的細菌沖洗出去。在美國有研究證實說，蔓越莓對膀胱黏膜有增強的效果，現在有製作成營養補充劑或果汁，容易罹患膀胱炎的人可以經常攝取來做預防。

也會從膀胱炎轉變成腎盂腎炎

引起膀胱炎的病原菌隨著尿道管逆流到腎臟而引起的發炎症狀就是腎盂腎炎。腎盂腎炎有些是因為感冒的病毒所引起的，不過幾乎所有的情況都是膀胱炎所造成的。

急性腎盂腎炎會在膀胱炎持續一、二天之後，產生高燒到三十八點五度的現象。此外，還會有排出血尿、下腹部及背部有劇烈疼痛的現象。發生這樣的病症時要趕緊到醫院接受治療，以免引起腎功能不全的遺憾。

如何預防膀胱炎和腎盂腎炎

●排便後擦拭屁股時，記得由前往後擦拭。

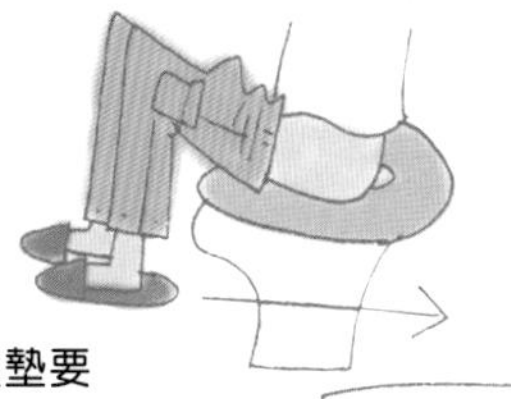

●衛生棉或護墊要經常更換。

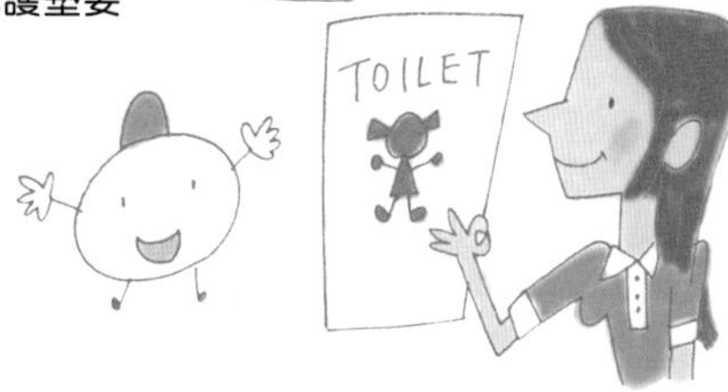

●不要忍著不上廁所。
●腰腹避免受寒。
●不要過度勞累。

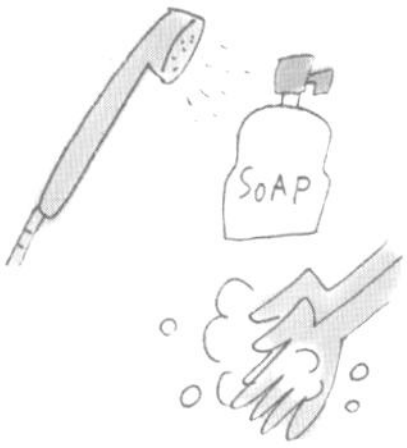

●性愛之前先洗個澡將身體沖洗乾淨，手也要洗乾淨。

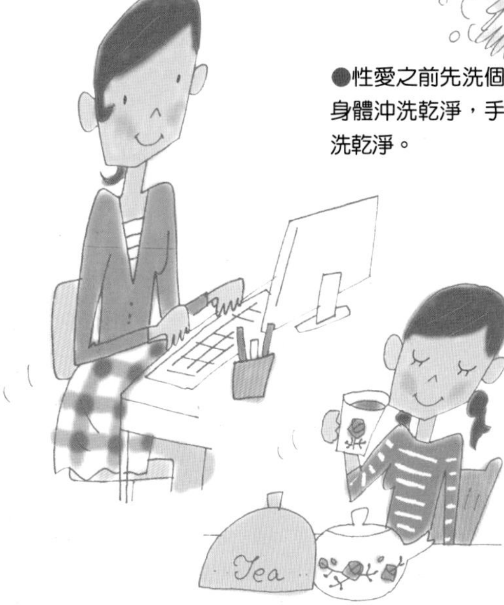

●覺得自己似乎得到膀胱炎時，多多喝水，不斷地將尿排出。

漏尿

許多女性都有漏尿的經驗，但如果是輕微的壓力性尿失禁，只要強化骨盤底肌肉就可改善。

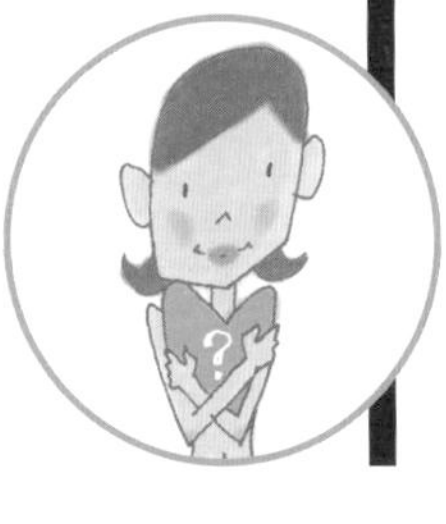

骨盤底肌鬆弛，容易引起壓力性尿失禁

這種症狀最好不要在公開場合講的太大聲，畢竟有漏尿經驗的人或現在仍被這個毛病困擾的女性可真的不少。

漏尿有許多類型，而最具代表性的就是「壓力性尿失禁」。例如咳嗽、打噴嚏、大笑或提重物等動作，因為需要用到腹部的力量，導致身體稍微排出一些尿，這種症狀就是尿失禁。

導致尿失禁的原因，主要是來自骨盤底的肌肉鬆弛的關係。女性的骨盤中有許多器官如子宮、陰道、卵巢、膀胱、尿道、直腸及肛門等，而支撐這些器官的就是骨盤底肌。這個肌肉有如一個閘門般，擔任開關尿道的任務。因此，平常膀胱積存尿時，只要肚子用點力量，骨盤底肌就會縮緊，以防止漏尿的狀況發生。

但是如果這個肌肉變得鬆弛的話，收縮的力量就會變弱，使得膀胱底下的尿道形狀變形，只要一稍微出力就容易引起漏尿的現象。

產後及更年期也很容易造成漏尿

首先，生產後很容易引起壓力性尿失禁的原因在於，因為生產時陰道被嬰兒的頭擠壓而撐開擴張，使得周圍的韌帶會被拉扯撕裂使肌肉受傷，骨盤底肌因此變得鬆弛。

事實上壓力性尿失禁患者的比例來看，有生產經驗的人的確比一般人來得高。不過產後的尿失禁，大部分都是屬於暫時性的症狀。

在進入更年期即將停經的時期，因尿失禁而感到困擾的人有往上增多的趨勢。這是因為女性荷爾蒙的分泌減少，而緊縮尿道的機能開始衰退也是原因之一。

另外，到了這個年齡層會有許多人變得比較肥胖，也是使得骨盤底肌負擔加大的原因。

順便一提的是，有些人會有在泡澡完後突然排出一些尿出來，不慎將內褲或睡衣給弄濕的經驗，這個並不是尿失禁，而是跑入陰道裡的水流出來而已，不必大驚小怪。沒有生產經驗的年輕女性經常會出現這樣的事情，無須過於擔心。

有許多是急迫性尿失禁的混合型

壓力性尿失禁之外，另一個較多的病症是急迫性尿失禁。這是指有尿意時，在到廁所之前的這段時間，因無法忍耐就尿出來的情形。

當膀胱積存尿液時，膀胱的知覺神經收到訊息，將這個訊息情報傳達到大腦去。然後從大腦下達一個「將尿排出」的指令後，尿道便開始放鬆、膀胱收縮將尿排出。卻不知什麼理由，膀胱沒有等待大腦下達的指令就開始收縮排尿，這就是急迫性尿失禁。

因為膀胱炎引起的膀胱過敏也會有這樣的尿失禁現象發生。另外，有許多人在進入更年期後因為女性荷爾蒙分泌減少，容易引起膀胱及尿道發炎，排尿時也會有異樣感。

尿失禁中壓力性尿失禁可說是壓倒性的多，而純粹只患有壓力性尿失禁的不是很多，與急迫性尿失禁一起成為混合型的尿失禁大概佔全體的七、八成左右。

若只是輕微症狀，做骨盤底肌體操就可獲得改善

如果只是較輕的壓力性尿失禁的話，可以做做骨盤底肌體操來強化骨盤底的肌肉。骨盤底肌體操不止能夠改善尿道的開關閘門的作用，對於沒有漏尿症的人也有預防的效果。

不過，並不是做了這個體操就可以完全治好壓力性尿失禁。骨盤底的肌肉受過傷、膀胱或子宮過大下垂的人，是不可能只做體操就可以治療好的，必須要做手術才能完全治療好。現在的手術幾乎都不需要切開腹部，而是從陰道去做手術就可以得到治療。

另外，對於急迫性尿失禁的治療，有許多病例是藉由補充少量的女性荷爾蒙以獲得改善。

如果要預防漏尿症發生的話，最好不要在產後馬上站立工作而增加骨盤負擔，或是避免穿著塑身用內褲將腹部縮得太緊。

骨盤底肌體操的做法

將全身的肌肉放鬆，把肛門、陰道及尿道口的肌肉，像是往上提起的感覺般強力地做收縮動作，就像是忍著不放屁的那種感覺。持續這個狀態數到5~10次為一組完整動作，一天做8~10個組。

不可以將力量放到肚子及屁股，只要去收縮骨盤底肌肉就可以了。不要屏息，用正常呼吸方式來做這個體操。

以下3種姿勢當中，選擇一個自己喜歡的姿勢來試試看吧！

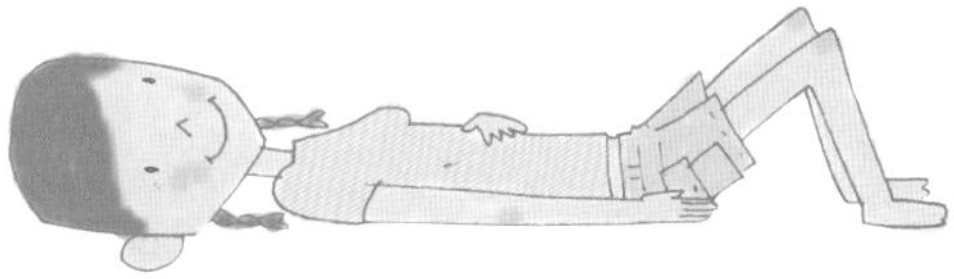

●正面仰躺著，將兩個膝蓋輕輕彎曲

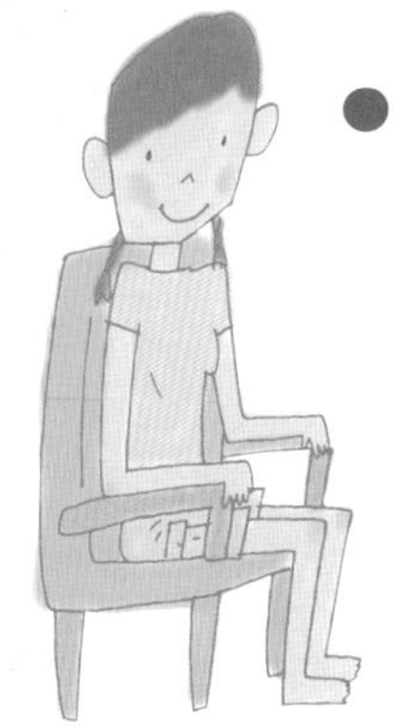

●坐在椅子上

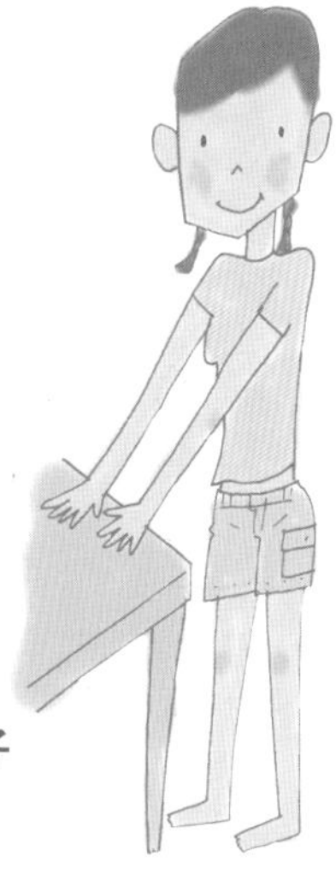

●站立著兩手扶著桌子

腰痛

慢性腰痛有如生活習慣病，在改善的同時，也順便鍛鍊一下背肌及腹肌吧！

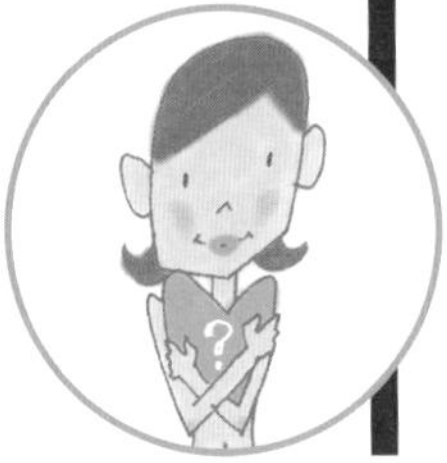

整形外科、內科、婦產科，都有腰痛的診療

成人中沒有腰痛經驗的一定是少之又少吧！像這樣的腰痛對我們而言，可說是一種很熟悉的病症，而且不侷限於高齡者、年輕的女性族群之間，因為慢性腰痛而苦不堪言的人大有人在。原本人類就是使用兩腳直立行走的，上半身的重量全部都集中在腰上，所以才會引起這種病症。腰痛，可說是人類的宿命啊！

有些腰痛症狀是不需要特別擔心的，而有些是因為背骨脊椎等的組織器官的變化所引起的，還有一些是疾病的因素所引起的腰痛。

因為分野範圍廣，整形外科、內科、婦產科等都有腰痛的診療，所以首要重點是查出腰痛的病因，治療方法也會因此而有所不同。

大多數的腰痛都起因於姿勢不良

最常見的慢性腰痛是因為姿勢不良而引起的。文書處理工作或長途開車工作者、家事或工作需要彎腰姿勢等的這些族群，都是屬於這個類型的腰痛。

我們人體的脊椎有如積木堆積成的一根柱子，在這個積木與積木之間擔任緩衝角色的是椎間板。如果姿勢不良，椎間板會產生疲勞現象，如果長時間持續這個狀態的話，就容易引起肩膀痠疼及腰痛的症狀。

現代的女性與往昔不同，不需要做使力的家事或勞動，因此腹肌及背肌會比較弱，這也會使得肌肉容易疲勞，及引起腰痛的原因之一。

姿勢不良引起的慢性腰痛，只能從日常生活中來尋求改善外別無他法。特別是因文書處理的工作所引起的腰痛，椅子或椅子的高度與身體不合而增加腰部的負擔所引起的腰痛的病例很多，這方面就必須注意一下了。

若需要長時間持續相同的姿勢時，可稍作休息，做個伸展操讓肌肉鬆懈一下。早晚各做個腰痛體操也是不錯的，順便鍛鍊一下腹肌及背肌就比較不容易引起肌肉疲勞了。

也有因疾病而引起的腰痛，最好先去檢查一下

有些人認為腰痛是屬於整形外科的疾病，其實與婦產科也有很大的關聯。月經來時腰部沉重或疼痛的人比下腹部疼痛者還要來的多，這個就是所謂的痛經。這種伴隨著月經而來的腰痛，如果泡個溫水澡就可以減輕症狀的。

其他還有像是子宮肌瘤、子宮內膜異位症、卵巢囊腫、子宮癌等也都會引起腰

痛。

停經後的女性或高齡者的腰痛有可能是骨質疏鬆症。這個病症不只是腰痛而已，脊椎也會有鈍痛的感覺。有時還會因為壓迫性骨折而引起脊椎出現劇烈的疼痛。

另外在內科的疾病方面，胃潰瘍、膀胱炎、尿管結石、腎盂腎炎、糖尿病等也都會引起腰痛。

整形外科方面，有些是屬於組織器官的疾病所引起的腰痛。如從年輕人到中年人常見疾病的椎間板突出，不但是腰部有劇烈疼痛之外，腳也會出現麻痺的症狀。提起重物時，突然扭了一下，出現劇烈疼痛等閃到腰的現象也是屬於腰痛的一種。

像閃到腰這種的急性腰痛最重要的就是保持安靜不動。二、三天左右保持安靜，等到疼痛稍微減緩後，再去整形外科接受診療。

另外，最近客機的空服人員間最常見的是過勞及不規則勤務時間的精神壓力所引起的過勞性腰痛，也是屬於慢性腰痛的一種。

慢性腰痛除了給整形外科診療之外，最好也去檢查一下是否有內臟方面的病症再確定治療的方針。

預防腰痛的正確姿勢

文書處理工作時

選擇一張有椅背能夠支撐整個背部的椅子。坐的時候股關節與膝蓋都要保持90度的角度，臀部貼緊椅背、身體保持一個S字形的彎度是最理想的姿勢。

背部的腰際附近放一個薄一點的靠墊也是不錯的選擇。

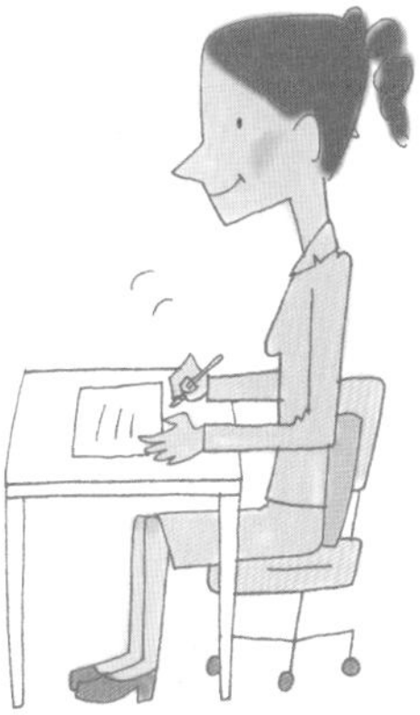

在廚房工作時

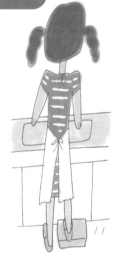

在廚房站著工作時，腳邊放置一個高約10公分的小板凳，然後將腳交互的放在上頭，可以減輕對腰的負擔。

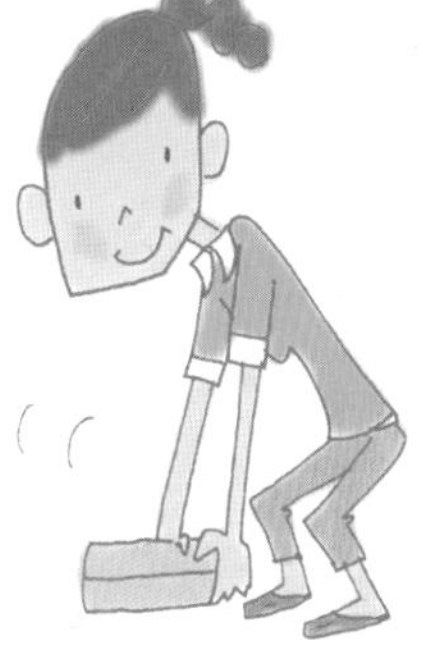

提起重物時

提重物時，身體靠近物品，雙腳彎曲，利用腳的屈伸將物品提起，這樣可以預防閃腰現象的發生。

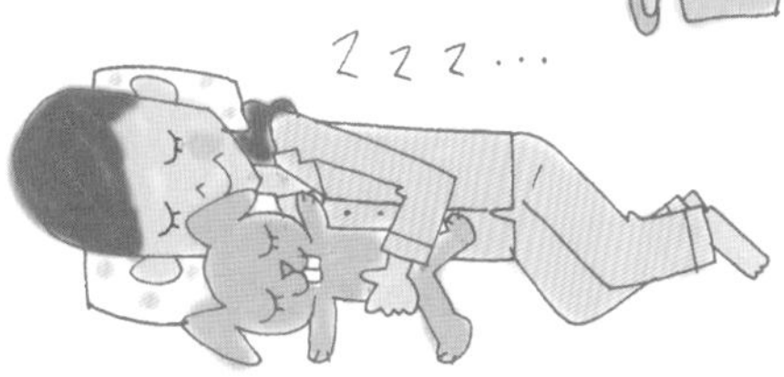

寢具與睡眠姿勢

會讓身體整個陷入的鬆軟軟被墊或床墊會使的腰痛更加惡化，最好選擇有點硬度的寢具比較好。採取仰躺的姿勢睡覺時，腳底下最好放個靠墊等的東西將腳墊高。另外側睡時將腳彎曲，讓腰呈圓的姿勢會比較舒服。

肥胖

肥胖不只是外型美觀上的問題。除了招致生活習慣病外，真的有讓人擔心害怕之處。

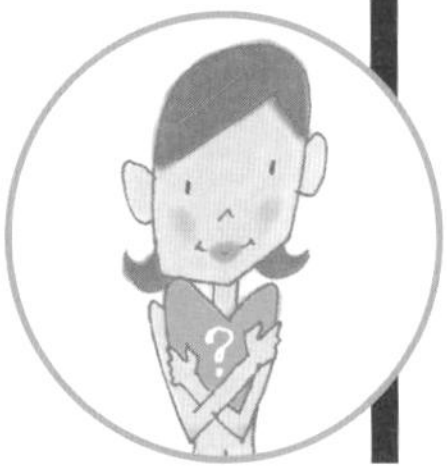

BMI指數在二十二前後則不容易引起疾病

最近都是使用國際基準BMI（Body Mass Index）來做肥胖的判定基準。這是體重（Kg）除以身高（m）兩次乘所出現的數字。譬如，如果是身高一百六十公分體重五十五公斤的人，就是55÷1.6÷1.6＝21.48，則BMI指數大約就是二十一點五。理想的BMI指數是在二十二前後。在統計上可知，這個數值的人是最不容易生病的。

台灣成人肥胖標準，即BMI十八點五~二十四為標準體重，二十四~二十七為過重，二十七~三十為輕度肥胖，三十~三十五為中度肥胖，超過三十五為重度肥胖；且腰圍男性大於九十公分、女性大於八十公分亦視為肥胖。

想要知道自己的理想體重、也就是標準體重的話，可以以身高（m）×身高（m）×22來計算。太胖的人最好多加努力減重來接近這個計算出來的數字。

肥胖會招致生活習慣病

跟以往相比，當今社會導致肥胖的原因實在是非常的多。不但是半夜可以在二十四小時營業的便利超商中買得到食物，飲食文化的歐美化使得脂肪的攝取量也增加了不少。此外，社會壓力的逐年增加，有許多人便會藉著吃東西來消除壓力。運動量的不足，加上攝取的熱量高過消費熱量時，多餘的熱量便會囤積在身體變成中性脂肪，然後就開始變胖。

女性在肥胖上會因為外觀的問題而特別去注意，但是，肥胖真正讓人擔心害怕的重點是在於與生活習慣病有著密切地關係。

將肥胖的人跟不胖的人相比較便很容易了解到，肥胖的人容易罹患糖尿病、高血壓、高脂血症、動脈硬化、心臟病、膽結石、脂肪肝等疾病。比標準體重超出百分

BMI的計算公式？

$$\mathrm{BMI} = \frac{體重（kg）}{身長（m）\times 身長（m）}$$

●標準體重的計算方式●
身高（m）× 身高（m）× 22

BMI指數

18.5以下	低體重
18.5～23.9	標準體重
24～26.9	過重
27～29.9	輕度肥胖
30～34.9	中度肥胖
35以上	重度肥胖

之三十以上的屬於過度肥胖，很容易出現月經停止的現象。

體脂肪裡有過多女性荷爾蒙儲存在內，而讓下垂體誤認錯覺是從卵巢分泌而來的女性荷爾蒙，反而抑制了應當正常分泌的荷爾蒙。

另外在女性方面，停經後女性荷爾蒙的分泌減少時，因為身體想要儲存女性荷爾蒙之故，反而容易囤積到內臟去，有許多人因此迅速發胖，所以中年以後的女性要特別注意這點。

肥胖跟遺傳有關的說法是有其根據的。身體裡如果儲存多量脂肪的基因時就容易產生發胖的現象。不過，肥胖的原因不只這些，因為飲食習慣及生活環境有很大的變動，所以最好將自身飲食及行動改成不招致肥胖的生活才是重要的。

BMI太低的話，容易引起自律神經失調

對於過度肥胖除了飲食方面的調整外，也有使用中藥及食慾控制劑的方式。但是食慾控制劑必須依照醫師的指示才可服用，而且必須要定期性做肝功能的檢查才可繼續服用。在網路或第四台隨手就可購買的「減肥藥」，某些都含有危險的成分，最好不要隨意的購買服用。

在年輕族群的身上可以看到過瘦所引起的不良影響。我們調查了一些常說自己身體有許多不舒服狀況的人，發覺BMI指數在十九以下的人是壓倒性的多。減肥減到過瘦的話，除了手腳冰冷症及低血壓之外，自律神經方面也會出現各種失調的自覺症狀，嚴重時還會導致月經停止的現象。

如何預防肥胖？

●不要將食物放在眼睛容易看到的地方。

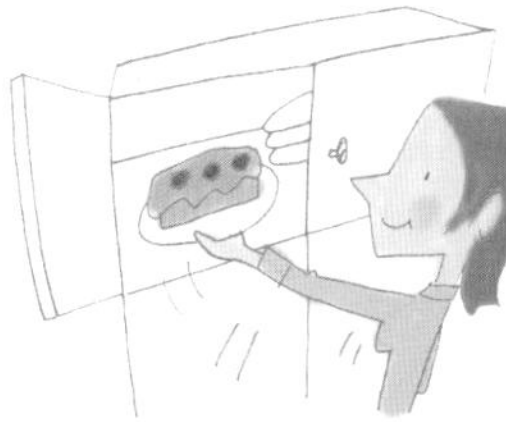

●為了避免買下不該買的多餘食物，去超市、市場時最好肚子飽飽的再去。

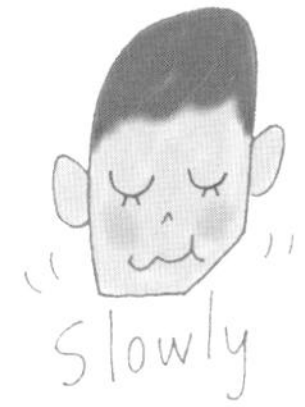

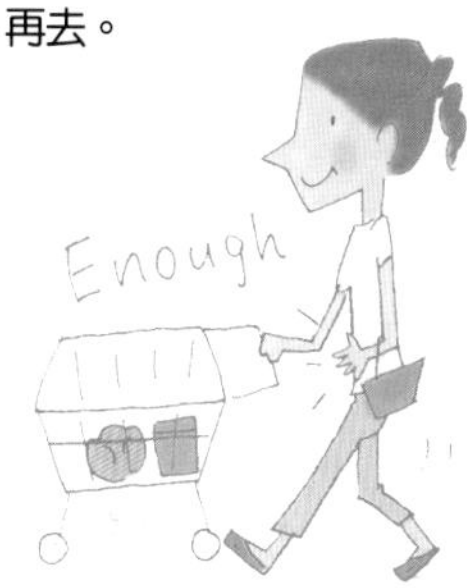

●吃的太快太急，在血糖值還未上升、無飽足感之前恐怕就已經吃的過量了。所以記得要細嚼慢嚥。

●控制油脂，多攝取蔬菜類。

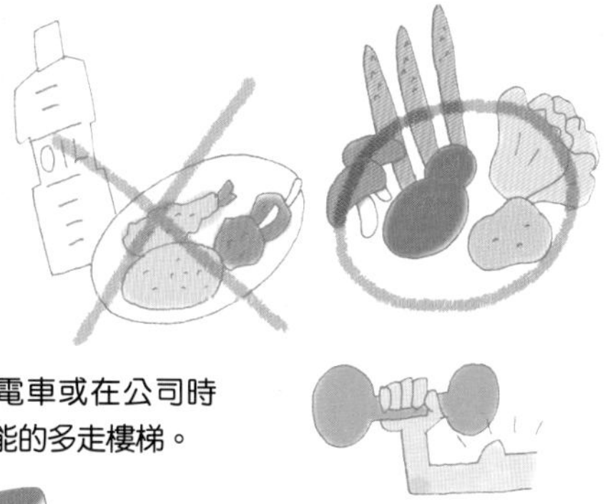

●搭電車或在公司時盡可能的多走樓梯。

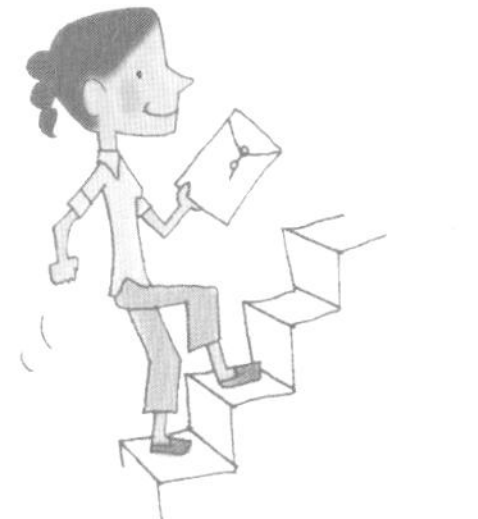

●多做運動或體操，如舉啞鈴等，會使基礎代謝提高，熱量也就會消耗的比較多。

頭痛

慢性頭痛的代表就是緊張型頭痛與偏頭痛。先了解自己是屬於哪個類型的頭痛再對症下藥。

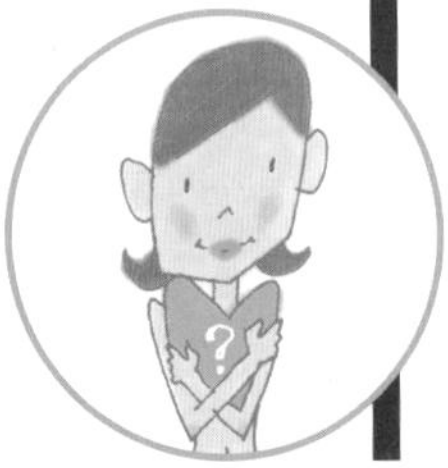

頸部及肩膀痠疼引起的緊張型頭痛

頭痛也有許多類型，有些像是蜘蛛膜下出血的致命型頭痛，也有些是腦膿瘍或腦膜炎所引起的頭痛。另外，還有像是綠內障或眼睛疲勞等由眼睛引起的頭痛，以及一些由耳朵或鼻子的疾病、齟齒等所引起的頭痛。

但是像這些頭痛都是屬於特殊病例的頭痛，我們平常嘴裡老說的「頭痛」，其實就是慢性頭痛。慢性頭痛的病症中，女性最常見的是緊張型頭痛及偏頭痛。

緊張型頭痛是電腦處理工作、文書處理工作、長時間看書時所引起的頭痛，會從後腦杓往頭側有被縮緊的感覺的鈍痛，還會伴隨有頸部肌肉痠疼及肩膀痠疼的症狀出現。

姿勢不良應該就是引起緊張型頭痛的原因。與肩膀痠痛相同，一直持續彎腰駝背的姿勢時，頸部後面的肌肉會緊張收縮，血液循環變差，乳酸等的廢棄物囤積就會引起疼痛。

血管收縮所引起的偏頭痛

另一個類型的偏頭痛是，頭部的單側邊會有脈動似的抽痛感。「即使只稍微轉動個頭就會疼痛到腦袋要裂開似的」有人這麼的形容。有時還會有嘔吐的現象。還有人說，頭痛開始之前，單邊的眼睛會出現閃光等的頭痛前兆。

這與肌肉痠疼引起的緊張型頭痛不同，偏頭痛是血管出現異常而引起的疼痛。一種稱為血清素（Serotonin）的化學傳導物質與偏頭痛有關的說法確是有力說詞，但卻不知是什麼原因使得這個血清素分泌過剩，引起大腦的動脈收縮，過了不久收縮停止，血管開始擴張時壓迫了周圍的神經而引起疼痛。

我們無法真正了解為什麼血清素會分泌，過勞、睡眠不足、壓力、季節變化、喝酒、月經等都會成為誘因。而其中月經與偏頭痛有很密切的關係，有不少人在排卵期或月經來潮前，一定會頭痛。

偏頭痛也有遺傳的因素在內，母親如果有偏頭痛宿疾的話，女兒也會遺傳到這種體質。

對應處置法及治療法會因類型而有所不同

緊張型頭痛經常會與偏頭痛混淆，明明是緊張型頭痛卻認為自己的頭痛是偏頭痛的大有人在。根據類型對應處置法及治療法是有所不同的，有頭痛症狀的人先了解自己的頭痛是屬於哪一種類型是很重要的。

患有嚴重頭痛的人會去醫院接受治療的並不多，大部分的人都會在藥局買頭痛藥服用。

近來，大型的醫院已經有設立外來頭痛的門診，經常頭痛而導致無法工作的人，不要再忍耐了，趕緊去接受醫師診療吧！

對頭痛症狀了解詳細的是精神內科，不過也可以向相關的內科或婦產科醫生諮詢。將頸及肩膀的痠痛、眼前出現閃光等的前兆、嘔吐等，將這些頭痛時出現的症狀記錄下來可以成為診斷時的線索。

緊張型頭痛要保暖、偏頭痛要降溫

患有頭痛的人，最好找出一個適合自己的對應處置法。若是因為工作及壓力引起的緊張型頭痛，可以泡個澡將身體弄暖，此外，做做伸展操或指壓按摩也會減輕疼痛的。

不過，偏頭痛正好相反，如果將身體弄暖，血管會擴張導致頭痛症狀更加嚴重。若是偏頭痛可以將頭部冷敷，在太陽穴做指壓按摩使血管收縮就會比較舒服一些。

藥局販賣的頭痛藥是屬於鎮痛劑，對偏頭痛不太有功效，不過現在也有一些是對血管作用的偏頭痛藥劑。服用的方法也要特別注意，雖然不是一定得經過醫生處方才服用，但在有頭痛症狀開始時服用也會有其效果。

另外，更年期時的頭痛是會出現頭昏眼花、耳鳴、高血壓等的症狀，因為有許多都是伴隨著其他的症狀出現的，所以光靠服用頭痛藥是不會有太大效果的。這時最好服用一些如釣藤散、加味逍遙散、桂枝茯苓丸、當歸芍藥散等的中藥將身體全部的狀態調整一下。

出現像這樣的頭痛時要特別注意

出現像這樣的頭痛時，很有可能是疾病引起的病因，馬上去內科等接受診療吧！

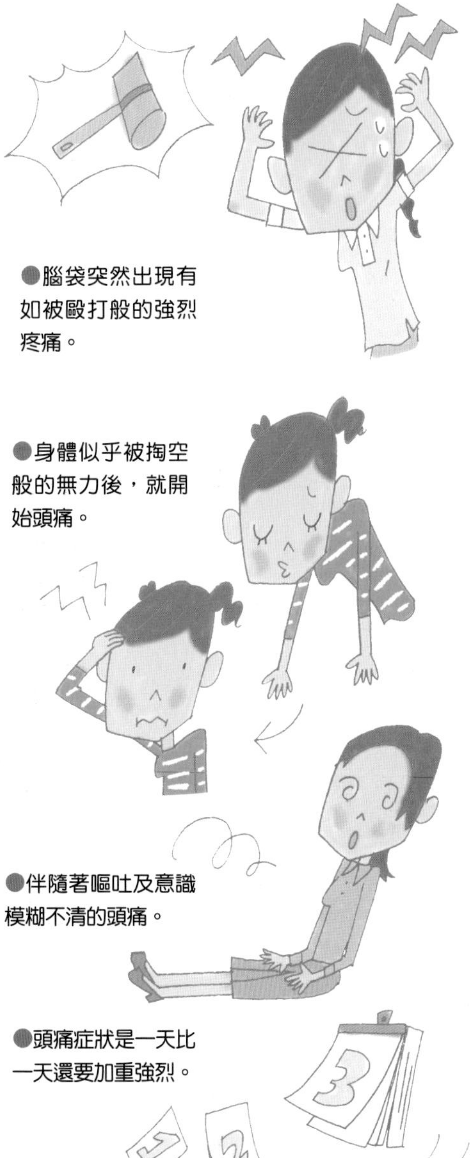

●腦袋突然出現有如被毆打般的強烈疼痛。

●身體似乎被掏空般的無力後，就開始頭痛。

●伴隨著嘔吐及意識模糊不清的頭痛。

●頭痛症狀是一天比一天還要加重強烈。

什麼是精神壓力？

同樣都是承受壓力，感受強烈的人與沒什麼感覺的人都有。

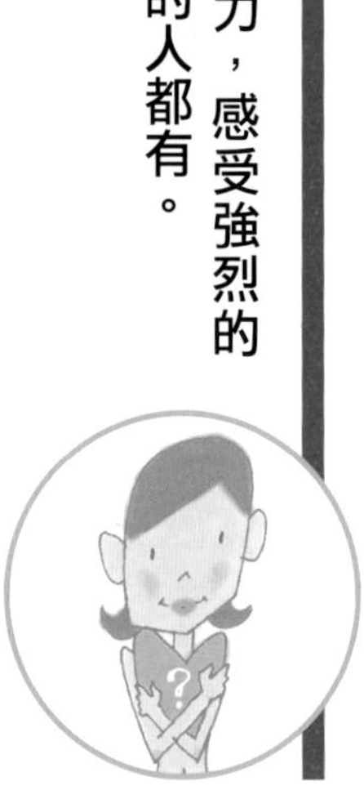

女性壓力症候群的患者最近增加不少

跟之前的年代相比，近來因為精神壓力，使得身心狀態失調而苦惱的女性一直不斷地在增加，這就是所謂的壓力症候群。像這樣的症狀曾經在更年期年齡層非常多見的，但是現在在年輕女性族群之間卻有不斷增加地趨勢。

在職場工作的女性，因為工作的人際關係處理不好，或是拼命努力工作也得不到讚賞好評、工作過忙與情人之間出現問題等等，與工作相關的壓力真不少。家庭主婦也有家庭主婦的壓力，被社會孤立、老公的漠不關心、不理睬態度產生的孤獨，感及家庭主婦之間的人際關係、捲入孩子的社會競爭賽中等等，也都跟壓力有很大的關係存在。

這個年代已經成為人與人之間要保持一定距離來交往的時代了，與人交際笨拙、手段差的人越來越多，這也是壓力症候群增加的原因之一吧！

壓力是由許多不同的症狀中引起的

一般人對壓力總是抱持著很強烈的負面印象，不過也是有良性壓力的。完全沒有壓力的生活會變得過於單調枯燥，適度的壓力才會使生活充滿樂趣與活力。但是，過度的壓力會引響大腦的視下丘，使得自律神經的平衡紊亂，身心方面就會出現許多各式各樣的症狀。

因為壓力而引起的疾病及症狀是非常多樣的。在消化器官方面的疾病有，胃潰瘍及十二指腸潰瘍、胃炎、過敏性腸道症候群、神經性嘔吐症等是一般人比較瞭解的疾病。

在循環器官系統方面則有高血壓、缺血性心臟病、心律不整、心臟神經症等病症。婦產科方面常見的就是月經不順或無月經的症狀。內分泌方面是肥胖症、糖尿病、突眼性甲狀腺腫（Basedow毒性病毒性甲狀腺腫）等的疾病。皮膚科方面則是溼疹、蕁麻疹、圓形脫毛症等的病症。憂鬱症或是各種依賴症等心理性疾病也是因壓力所引起的。

因自律神經而出現在身體各處的症狀就是由壓力引起的疾病特徵。檢查時沒有發覺任何異狀，正因如此反而不會發現這雙方之間的因果關係。在原因不明的疾病當中，因為壓力所引起的疾病還真是不少。

很容易承受壓力的人是什麼樣的人？

同樣都是承受壓力，有些人會覺得壓力很大、有些人則不以為意。不會開口說不的八面玲瓏型的人、完美主義型的人、自我中心心高氣傲型的人、時時刻刻處在緊繃狀態的人，壓力囤積還不自知的人等等，都是屬於容易受壓力影響的人。

壓力承受度的CHECK

❶ 容易感冒卻不容易痊癒	
❷ 手腳冰冷	
❸ 經常會感覺呼吸困難	
❹ 心悸、喘不過氣的感覺	
❺ 不太有食慾	
❻ 經常拉肚子或便祕	
❼ 有時空腹會胃痛	
❽ 肩膀頸脖經常痠痛	
❾ 經常會頭痛、頭有沉重的感覺	
❿ 偶爾會有暈眩現象	
⓫ 月經不順	
⓬ 月經前後的日子身體狀況總是不順	
⓭ 身體有時會突然發熱	
⓮ 上廁所次數頻繁	
⓯ 有時會有耳鳴或鼻塞現象	
⓰ 容易疲倦	
⓱ 疲倦不容易回復、感覺累又不舒服	
⓲ 打不起精神做事	
⓳ 早上總覺得不舒服爬不起床	
⓴ 不容易入睡	
㉑ 不容易熟睡、很容易驚醒	
㉒ 有時會覺得跟人說話是件很煩的事情	
㉓ 稍微一點小事就心情不好、容易生氣	
㉔ 無法集中精神在一件事情上	
㉕ 會在意他人的眼光	
㉖ 屬於訂好計畫後再按步實行的那種類型的人	
㉗ 經常會注意小細節	
㉘ 一絲不苟又愛乾淨	
㉙ 屬於無法清楚表達自己意見的類型	
㉚ 自認為是沒什麼要領的人	

來測測看你的壓力承受度吧！
以下的項目之中，跟你認為的是一樣的就打個○，計算出總數，再來判定自己屬於那種類型！

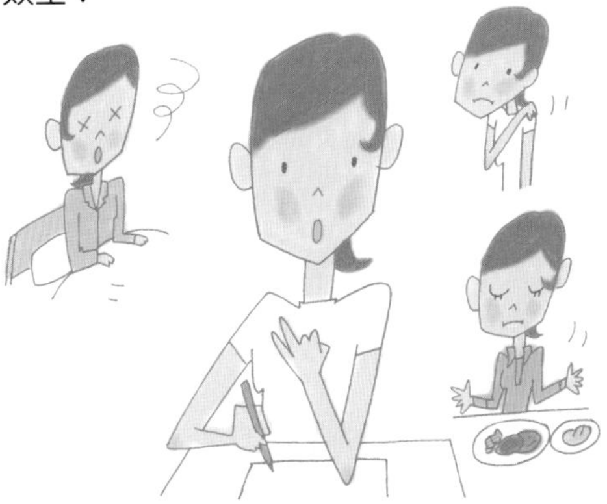

＊ 檢測結果 ＊	
0～5個	幾乎沒有壓力，身心的健康狀態優良。完全沒問題。
6～10個	屬輕度的壓力，不過是屬於自己可以控制的狀態。試著去過有點節奏感的生活。
11～20個	有中度的壓力傾向，若放任不理，可能會有演變重度壓力狀態的危險。要多努力積極的去轉換自己的情緒。
20個以上	屬於重度的壓力。不要強迫自己忍耐不舒服，儘早去醫院接受專門醫生的診療。

自律神經失調症

自律神經失調的症狀是各式各樣、千奇百怪的。檢查時也沒有發現異狀，還常被說是心理作用。

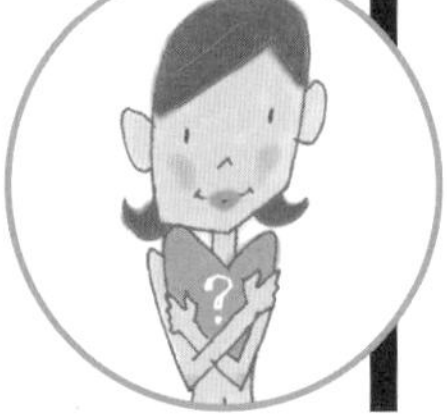

跟意志無關，會自動運作的自律神經

神經分為大腦與脊椎連結的中樞神經及貫穿全身上下角落的末梢神經。末梢神經又分為體性神經以及自律神經。體性神經有知覺神經與運動神經，而這些神經都能夠按照自身的意志來做控制。

反之，跟自身的意志無關，會自動自發工作，如調節呼吸、血液循環、體溫的調節、消化吸收及生殖等機能的就是自律神經。

自律神經中有交感神經與副交感神經，其各自進行著相反的作用。交感神經在作用時所活動的神經會使得心跳加速、血壓上升、瞳孔擴大。

另一方面，副交感神經作用時，反而會使得心跳變慢、血壓下降、瞳孔收縮。根據這些狀況，兩個神經系統會做出完美的切換動作，來調節身體裡各式各樣的器官活動。

壓力會使得自律神經的作用紊亂

控制自律神經的是大腦內一個稱為視下丘的部位。視下丘外側的大腦邊緣葉是掌管快樂、不快樂、不安、生氣等本能性的喜怒哀樂等感情的一個部位。此外，其外側的大腦皮質更是掌管人類高度的精神活動。

當我們承受精神上的壓力時，率先被直擊的就是大腦皮質，然後再經由大腦邊緣葉傳達到視下丘去。之後再傳送給自律神經，如果交感神經與副交感神經的切換功能處理不好的話，身體中被支配的所有器官組織的活動就會變得很奇怪，而這就是身、心出現各種不安定症狀的自律神經失調症。

視下丘還兼具荷爾蒙中樞，促使荷爾蒙分泌、調節分泌量等，若此處的作用紊亂了就會引起荷爾蒙分泌的異常現象。

壓力與自律神經

精神壓力

↓

大腦皮質
掌管知覺・判斷・思考・記憶等的高度精神活動。

↓

大腦邊緣葉
掌管喜怒哀樂等的情感及本能。

↓

視下丘
兼具荷爾蒙中樞

↓

自律神經
交感神經中樞
副交感神經中樞

↓

各個器官
心臟、胃、汗腺等

症狀千奇百種，因人而異

自律神經失調是種很難診斷的疾病，畢竟身體所有的地方都出現症狀，而這些症狀也因人而有所不同。

才發覺一個症狀消失了，馬上又從別的地方冒出另一個症狀，而這些症狀都在不停的改變著。檢查時也沒有發現器官組織上有任何異常，有許多人就因為老被說「是心理作用吧！」而不願意去接受檢查治療。因此，建議最好是前往如心身內科，可以身心兩方面一起檢診的門診比較好。

因為治療是從身體、心理的兩個方面一起著手，所以在自律神經調整藥或抗憂鬱症藥劑、中藥等的藥物治療之外，加上心理諮詢輔導、行動療法、自律神經訓練法等的心理療法，也有指壓、按摩等的理學療法，配合患者的症狀來做組合治療。

必須要有個心裡準備就是在改善生活品質的同時，還要花上很長的時間來做治療。

自律神經失調症的千奇百種症狀

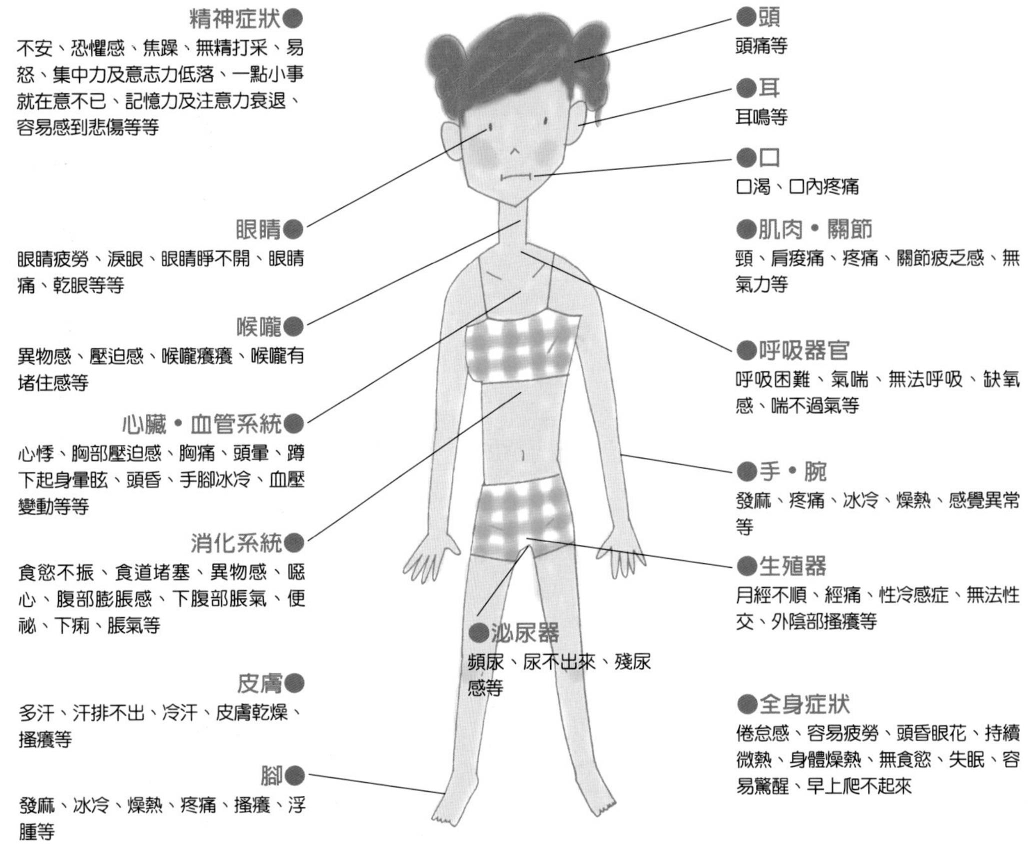

「清楚了解最新醫學自律神經失調症」（主婦之友社刊）

憂鬱症

持續去醫院接受診治，但身體的症狀卻沒有好轉時，可能要懷疑是否罹患了憂鬱症。

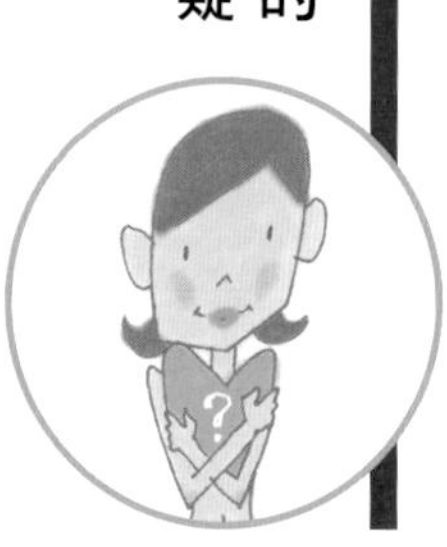

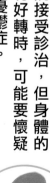

腦內的化學傳達物質不足所引起的

工作出錯出狀況、被上司責罵，或是親人之間的吵架等等，每個人總會因為這些狀況而有情緒低落，嫌惡自己的時候。一般來說，大概過個幾天心情就能恢復正常，但如果情緒一直是處於低落狀態，又經常悲觀性的思考事物，做任何事情都有氣無力、提不起精神，再加上頭痛、失眠等身體的病症一起出現時，那就是憂鬱症了。

經常耳聞憂鬱症是「心的感冒」，在現今的社會中算是很平常的疾病。憂鬱症在一般人眼中都被看成是「個性過於軟弱」或「老是心存依賴」等，事實上並不是這樣的，憂鬱症可能發生在任何人身上，也許是因為某種起因，或在某種情況下而引發這個疾病。

親人的過世、離婚、工作的重責、職場的人際關係、失戀、生病等之外，也有些是因為搬家、生產、升官、結婚或生產等，原本是應該賀喜的事情，卻成為發病的起因。另外，重要的工作完成之後，鬆下一口氣時，卻引發憂鬱症的人也有。

憂鬱症的原因到現在為止，還沒有辦法清楚的說明。但有此種說法，認為是腦中的血清素的化學傳達物質不足所引起的。就個性方面來說，比較認真、一絲不苟、完美主義、不懂得通融的人是比較容易得到憂鬱症的族群。

容易與身體的疾病搞混的輕度憂鬱症

年輕的女性有許多都患有輕度的憂鬱症，輕度憂鬱症是身體上的症狀會比精神上的症狀更強烈地顯現出來，會出現如頭痛、失眠、食慾不振、腹痛、便祕、下痢、噁心反胃、發麻、心悸、腰痛等的病症，有時候還會與器官組織上的病症混淆，而這些病症都是憂鬱症為主因所引起的。憂鬱症就好像是將身體的病症戴上一個假面具，所以輕度憂鬱症還有一個稱呼就是「假面憂鬱症」。

不過，即使是身體的症狀比較明顯的輕度憂鬱症，也一定會伴隨著情緒低落、意志力低下、集中注意力衰退等憂鬱症原本的精神症狀。

到了更年期，兒女長大獨立、老公被裁員或退休、對年老後生活的不安、看顧生病的親人、對自己自身健康的不安感等一項一項的出現，更年期憂鬱症才會一直增加。

此外，也會出現下列症狀，如煮飯覺得很麻煩，跟朋友會面也變得厭煩，對週遭的事物開始不去理會，在公司上班的人則辦事能力減退，錯誤百出等。

多休養並進行藥物治療

因為輕度憂鬱症主要是身體上的症狀比較明顯，會跟自律神經失調症的症狀重疊

易與身體疾病搞混的輕度憂鬱症

將身體症狀戴上假面具的憂鬱症又被稱為「假面憂鬱症」，而在面具的背後卻出現情緒低落、提不起勁做任何事等的精神症狀。

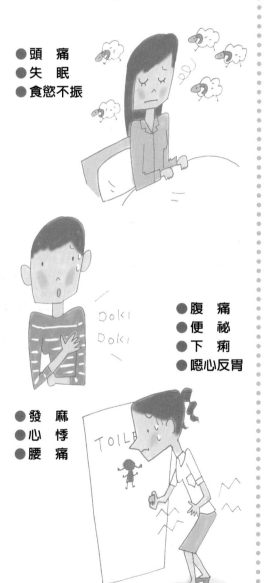

- 頭　痛
- 失　眠
- 食慾不振

- 腹　痛
- 便　祕
- 下　痢
- 噁心反胃

- 發　麻
- 心　悸
- 腰　痛

在一起。

因此經常被誤診為自律神經失調症或其他的疾病。長期持續的去內科或循環器科、耳鼻科等接受診療，卻老是治療不好的人，有必要思考一下是否有罹患憂鬱症的可能。

另外，在醫生面前，患者本身可能只敘述身體上病症，而刻意忽略心理方面問題的傾向，若有情緒不好、意志力低落、性慾及食慾減退等的症狀時，都要很誠實的告訴醫生，這樣才能正確的診斷並對症下藥。

因為憂鬱症是壓力過大所引起的，所以休養就是一大要事。能夠暫停工作，多多休息，補充睡眠，從現實生活逃出來是很重要的。輕度的話，還可以邊工作邊進行藥物治療，不過最好將工作的速度降低、不加班、盡量在家裡給自己製造輕鬆悠閒的時間。

同時，也必須去身心內科或精神科、神經科等持續接受診療，並服用抗憂鬱劑等的藥劑。抗憂鬱劑對憂鬱症有很大的功效，服用過一段時間後，身體的症狀就會減輕，情緒低落的情況也會消失，跟著意志力就會開始出現。但是，因為憂鬱症是很容易復發的病症，所以不要隨意的中途停藥，要聽從醫師指示按時服藥。症狀若有變好減輕時，可以減少用藥量。

取得週遭的人的理解，對憂鬱症患者而言是很重要的，要多去體諒、多去理解這並非是懶惰不做事，而是一種疾病。若是輕度憂鬱症只要多給予鼓勵性話語如「你一定沒問題的啦！」，有些人就會因而打起精神努力工作，但對於重度憂鬱症患者，給他「努力喔！」等之類的鼓勵話語則是一大禁忌。反而會讓無法努力的患者，覺得自己壓力很大，而走向自殺一途。此外，有強烈的自殺慾望時，必須要接受住院治療。

神經症

神經症是性格方面所引起的一個很大的疾病，經常會與憂鬱症或自律神經失調症搞混。

無法控制不安的感覺

神經症就是一般所稱的精神病，感到不安或擔心什麼事情時，會因為心理的因素而使得自律神經紊亂，身、心方面的狀況失調而引起的疾病。更簡單的說，就是自己無法控制不安的感覺的一種心理疾病。

任何人都會有不安的時候，譬如說，家族裡有人過逝、朋友生病住院、公司開始裁員、離婚等周遭出現一些狀況時，會開始對於生存方向產生一種不安的情緒。但就算是感到不安，通常都會徹底了解原因出自何處，而且絕大部分的人對於這種不安感都會隨著時間的流逝而慢慢的變淡。

可是，患有神經症的人，也不見得是因這些原因而感到不安，但一直都持續著這樣的不安狀態就是精神病的一個特徵。精神病常會跟憂鬱症搞混，但與憂鬱症是完全不一樣的病症，治療方式也不同。因此，對醫生而言，如何正確的去區分這兩者是件重要的事情。

經常會與憂鬱症或自律神經失調症搞混

神經症有許多種類型，一般比較熟悉的是下一頁要談的「神經衰弱症」、「慮病症」、「恐懼症」、「強迫症」等症狀。

其他還有容易與憂鬱症搞混的「抑鬱神經症」。心情鬱悶、自信心全失、對將來十分悲觀是抑鬱神經症的特徵。另外，將欲求不滿或心情糾葛的情緒壓抑住的結果，反而會轉變成一些身心方面症狀「歇斯底里症」。還有像是對自己自身的認知感或現實感變得薄弱、漸漸失去喜怒哀樂感覺的「離人症」。

神經症無可置疑的是心的疾病，情緒感到不安時就會出現心悸、呼吸困難、頭痛、暈眩、發汗、顫抖、失眠、倦怠感等一些身體上的症狀。因此，神經症不單是容易與憂鬱症搞混，還很容易被誤診為自律神經失調症。

不過，神經症與憂鬱症、自律神經失調症之間很大的不同處在於，神經症是因為性格的起因所引起的疾病，以自我為中心、不成熟的人比較容易罹患神經症這種疾病。

如果有一些糾葛心緒的事情，如親人朋友等身邊的人的死亡或災害等的精神打擊、日常生活而來的精神壓力、家庭或職場的人際關係等，這些事對一般人而言不是什麼大不了的事情，但對於有這種性格傾向的人卻覺得是非常重大的事件，再加上自信心的喪失、自卑、劣等感的出現就容易引發神經症。

另外，神經症患者跟抑制情緒的憂鬱症不同，為了讓醫生了解是有多麼的痛苦難過，會在醫師面前不停地敘述自己的病症。

心理療法是治療的基本方針

憂鬱症的治療法是以藥物治療為主，而神經症的治療基本上是以心理療法為中心。

一般而言，容易繞著問題打轉、對事物抱持悲觀想法的人比較容易罹患神經症，可以使用催眠等療法，來除去心緒的緊張及心中的芥蒂隔閡等。還有，學習自律神經的訓練法，使身心鬆懈、自我控制精神壓力等。

心理諮詢的治療也頗為有效，一般罹患神經症的人，大部分都過於壓抑自身的情感，如果能與心理諮詢師多談談，至少情緒上會輕鬆許多的。與其讓心理諮詢師給予建議，還不如利用談話聊天的過程中，讓自己能夠發覺問題癥結所在，這才是諮詢的用意。

如果判斷有必要做心理諮詢時，精神科或有關聯的婦產科醫師應該都會介紹心理諮詢師或臨床心理師的。不過這些心理諮詢幾乎都得自費。

用藥方面，有時也會使用中藥處方，抗不安的藥劑是併用在心理療法中的處方，所以可以使用健保補助。

另外，容易罹患神經症性格的人，平日可以多去培養一些興趣或是運動，好當作預防對策之一。若能如此，壓力便有地方發洩，不會一直壓抑在心裡而造成身心方面的疾病。

神經症的種類

●不安神經症

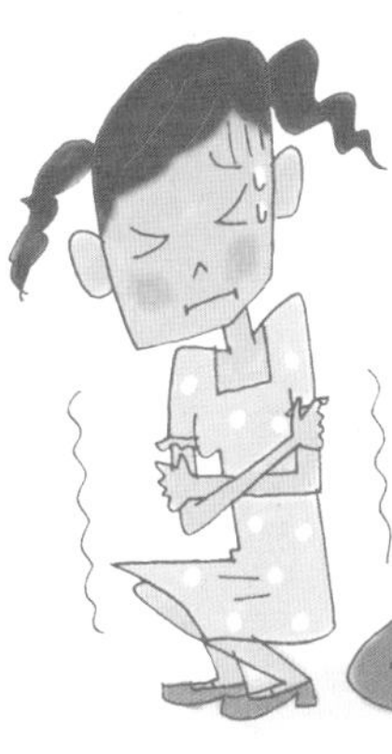

根本沒有任何明確的原因，卻長時間持續出現強烈的不安感及恐懼感。在身、心兩方面都會出現症狀，精神上的症狀除了不安與恐懼感之外，也會出現緊張、興奮、焦躁等的情緒反應。身體方面因自律神經的作用而產生心悸、暈眩、噁心反胃、發抖、失眠、倦怠感等。因為出現的身體症狀與自律神經失調症十分相似，因此經常被誤診為是自律神經失調症。

●慮病症

身體稍微有一點點的不舒服，其實根本沒什麼問題，但卻一味的認為「我生了很重的病！」就是精神症的特徵之一。譬如，有點心悸的症狀發生時，就認為一定是心臟出了問題的心臟神經症。一直強調自己的身體症狀，但是檢查之後卻沒有任何異狀，這時可能就會被診斷為自律神經失調症。

●恐懼症

對某一個特定的對象，抱持著強烈的恐懼感是此症的特徵。突然而來的恐懼也會引起驚慌失措的失控狀態。高處恐懼症（懼高症）、密閉空間恐懼症、尖銳恐懼症、社交恐懼症等是許多恐懼症的種類，這些種類甚至超過200個以上。特別是女性中，經常可見的是社交恐懼症或臉紅恐懼症，擔心自己的體臭或口臭的自體臭恐懼症、不潔恐懼症等。

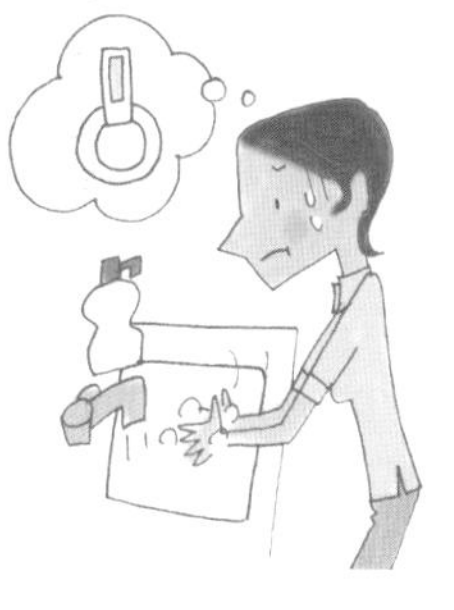

●強迫神經症

對某個特定的觀念強烈的去執行，有時會被歸類為異常行動的神經症。譬如，門窗已經關妥，但如果不多去檢查確認幾次的話就睡不著，這個就是強迫症。強迫症經常容易跟恐懼症混為一談，不敢去觸摸電車上的手拉環的不潔恐懼症，而碰觸到了不馬上消毒的話，就一直擔心在意的是強迫症。

精神官能症

發作時的症狀非常激烈，看起來就像是重大急症般，不過精神官能症是會危及生命的。

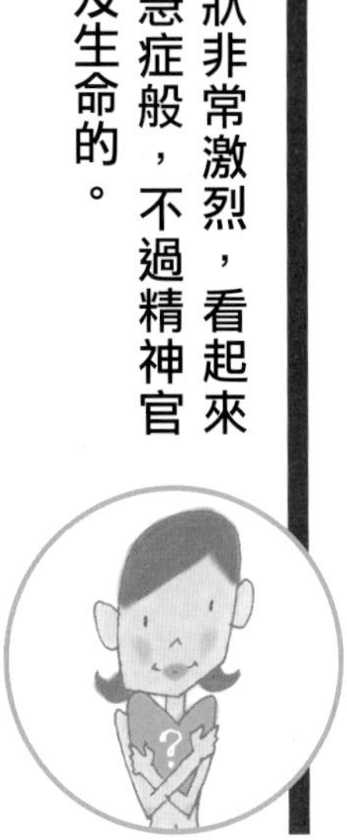

精神官能症突然間發作時

突然間發生劇烈心悸症狀，呼吸困難喘不過氣來，「我是不是要死掉了？！」被這樣強烈的不安襲擊著心頭，害怕到不自主尖叫了起來的就是精神官能症。

這是男女兩者都會出現的病症，不過在比率上是二比一的女性多於男性。

另外，對於精神官能症有特別研究的美國方面也指出，十歲~二十歲年齡層的女性罹患率居高不下，在日本的話則是年齡稍微高一些的三十歲左右年齡層比較多見。

在症狀方面是非常多樣的，如心悸或胸痛、喘不過氣、呼吸困難、窒息感等的心臟・呼吸器方面的症狀，噁心反胃、肚子不舒服等腸胃方面的症狀，暈眩、頭昏、精神恍惚、身體及手腳顫抖不止等的神經方面症狀，發汗、忽冷、忽熱等的全身症狀，再加上喪失現實感，恐懼是否就此死去、是否會發狂等的精神症狀都是精神官能症常見的症狀。

像這樣完全沒有前兆突然開始發作，在十分鐘之內，達到發病最高峰的這種症狀稱為官能症發作。罹患精神官能症者會經常反覆出現這種失控的症狀。

可能因精神官能症而併發憂鬱症

這個病症的特徵是，在發作時會失去意識，在救護車送抵醫院前發作症狀已經壓制下來，經過檢查卻沒有發現任何身體異常狀況。症狀激烈得看起來像是重症般非常危險，不過精神官能症是不會危及生命，也不會發狂的。

只不過在多次發作的期間，有些人會開始擔心自己身體的健康情況而到許多醫院反覆地接受檢查。

而在這期間中「如果又出現那些症狀，這次是不是就會死掉了呢？」的不安情緒與幻想會更加強烈，有時還會嚴重到連交通工具都不敢搭乘的情況。特別是會有躲避搭乘特快車或高速公路、升降梯等在途中無法下車、離開的交通工具等傾向。

更嚴重的是，接下來不止是特定的場所或交通工具而已，連自家大門玄關都不敢踏出，將自己一直關閉在家裡。

有些人還會因此而情緒低落，陷入憂鬱的狀態。實際上，因為精神官能症而併發憂鬱症的人在比例上是很高的。

所謂「心的疾病」是指其他的病症

在以往都認為精神官能症是不安神經症的一種，不過在今日，精神官能症已經知道並非是壓力的因素所引起的「心的疾病」，而被獨立成一個病症了。

為何精神官能症會引起如此的發作狀況，到現在為止，原因仍舊不明。但醫學上有此一說，可能是遺傳的因素或是大腦內傳達物質的正腎上腺素（Noradrenalin）或血清素引起症狀而發作的。

原本就有這種身體方面因素的人，在親人的去世、職場的變動、升官、調職等的壓力來時，是否因為這些起因而引起精神官能症的發作，也有此種說法。

因此，與憂鬱症或神經症不同，精神官能症並無特徵指出哪一種性格的人是比較容易罹患精神官能症的。

認知行爲療法與藥物治療的併行

藥物對於精神官能症有很大的療效，這個疾病可以使用藥物來抑制其發作。一般都是使用抗憂鬱劑及抗不安劑等的藥物組合，開始服用藥劑之後，很快的在幾天之內就可以看到效果出現。

此外，服用藥劑時也要合併進行所謂的認知行為療法。所謂的認知行為療法是讓官能症患者，慢慢習慣之前一直躲避不去的場所，是一個非常重要的治療。不敢出大門玄關的人，可以在家人或親友的陪伴下，漸漸地、一點點地跨出大門，而後慢慢的延伸往外跨行的距離。也盡量讓患者習慣人多的地方以及電車。

因為至今，連醫師也不是很了解的這個精神官能症的疾病，所以即使特意去了醫院，有些人也無法得到滿意的診療。

不過，最近精神科及身心內科對這個疾病已經有相當的瞭解，也有確立的治療方法，已經不會有不理解這個病症的情況發生了。

精神官能症的發病狀況

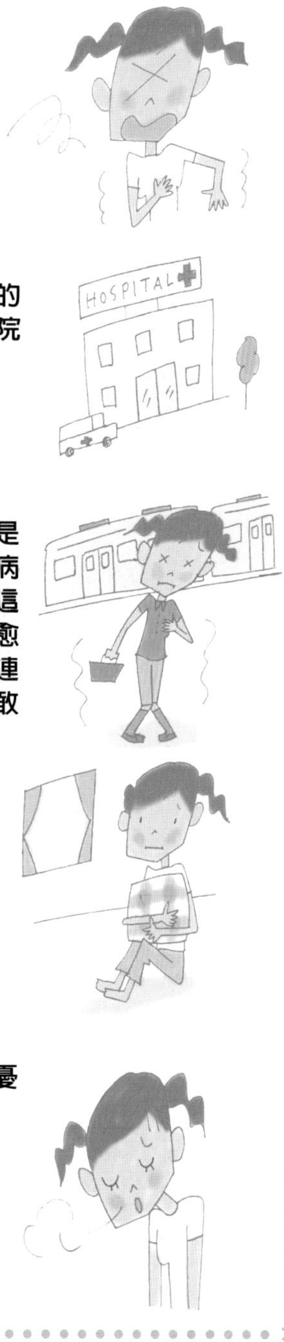

精神官能症發作

↓

開始擔心身體的狀況。跑遍醫院四處求醫。

↓

擔心自己是不是會在下一次發病時就死掉了的這種不安感愈來愈強烈，到最後連交通工具都不敢乘坐。

↓

變得不敢外出

↓

情緒低落陷入憂鬱的狀態

依賴症・攝食障礙症

想要斬斷因為心理的軟弱而出現的依賴症，不只是仰賴自身的決心，還需要週遭親友們的幫助。

超出特定事物的依賴症

生為人類的我們，不管是大事或小事，都必須依賴某些事物才能夠生存的。譬如說，在公司遇到不愉快的事情時去喝點酒紓解鬱悶的心情，或是去血拼，花掉大把銀子來轉換情緒等，大家都有過這種經驗的。不過，一般人的話，喝了酒隔天宿醉、胡亂血拼散財之後，就會對自己的行動有所反省，並立即踩煞車。

但如果已經變成對特定的事物過度依賴，連其他人都能明顯看出、對日常生活已經造成影響時，這就是依賴症。酒精依賴症、購物依賴症、賭博依賴症、上網依賴症等，有各式各樣的依賴症，也就是說，身邊的任何事物都有可能成為依賴症的對象。

在內心最深處，存在著依賴及軟弱的心

依賴症的種類

酒精依賴症

以往算是男性特有的，但現在更年期年齡的女性也增加了不少。

最先是因為睡不著，想在睡前稍微喝一小杯酒來幫助睡眠，喝著喝著連白天也喝起酒來了。因為是在白天老公及小孩都上班上學時喝的，家人可能沒發覺或裝做不知道。其實有些人是想發出SOS求救信號希望家人（特別是老公）能夠用關心、溫和的口吻說「不要再喝了」或是「希望你不要再喝了」及「有沒有問題啊？」等的話語來勸說自己。

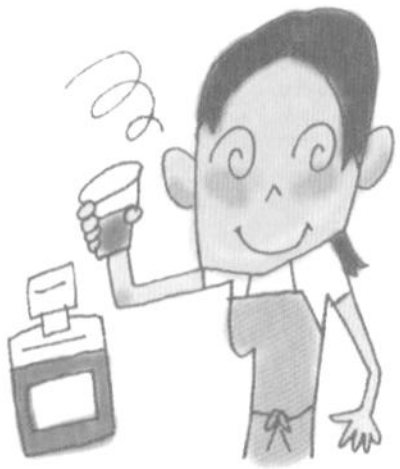

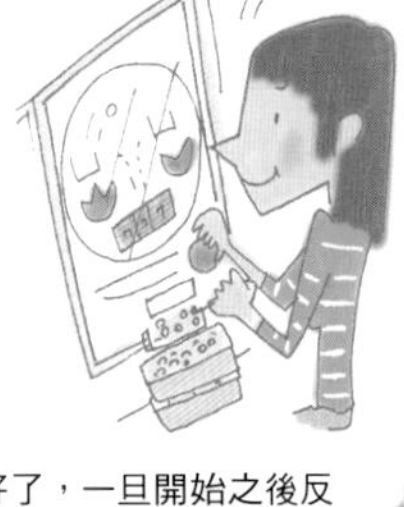

賭博依賴症

原本決定只要使用多少就好了，一旦開始之後反而熱中起來的就是賭博。如果能在某個程度上停手不玩就沒問題，但如果無法停止，如搭電梯般整個財產都投入之外，還借錢繼續賭下去的這個狀態就是賭博依賴症。把小孩扔在車裡，自己沉迷在小鋼珠世界的母親，也可以說是賭博依賴症。這個症狀不少是因為對職場或家庭有不滿的情緒，無法解脫而引起的。

購物依賴症

與其說是想買衣服來穿，不如是說購買的這個行為，或店員的特別禮遇對待，讓其覺得很有快感。因此，只要店員推薦，價錢看都不看就買下許多高價的衣服，買了之後就毫無興趣，連包裝都沒拆，整個袋子就被扔到房間的角落，一次都沒打開穿過。

信用卡刷借的錢一直往上積壓，購買慾望卻毫無止境，終於無法償還而宣告破產，發生這種狀況時，最好早一點去接受心理諮詢，有必要讓自己從現在這個泥沼狀態拔除出來。

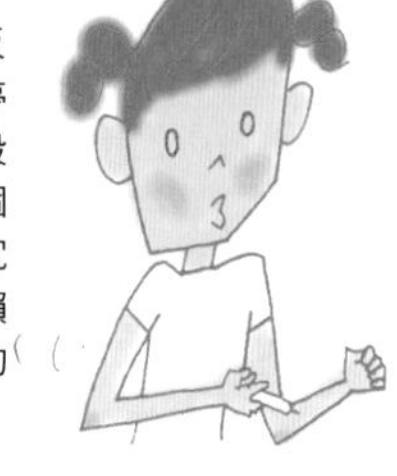

藥物依賴症

沒有這個藥就活不下去就是藥物依賴症，如安非他命、強力膠、有機溶劑、古柯鹼、海洛英等毒品藥物。最近也增加不少安非他命毒癮的女性。在吸食時會有幻覺或妄想等精神症狀出現，即使入院治療也必須花很長的時間才能恢復正常，因此家人的協助及自己的決心都是不可或缺的。在台灣吸食或持有這些藥物都是違法的，所以千萬不要隨意嘗試。

想要去依賴什麼的這個想法，其實就是一種從現實中逃避的手段。容易得到依賴症的人，在根本上是有精神性的依賴及內心的軟弱。譬如酒精依賴症的人，剛開始只是喜歡輕鬆的喝點小酒，喝酒的這段期間，如果出現不愉快的事情時，只要喝了酒就會忘卻那些現實世界的煩惱，心靈也會得到慰藉，因此就變成不喝酒就無法過日子的情況。

賭博依賴症與購物依賴症也是一樣的，「只有這一次下不為例」，雖然自己下定決心，只要到這裡就一定不再花錢，但是卻如搭電梯般直直往上升去，完全無法停止。因為內心的軟弱，所以無法自行煞車就此罷手。

想要從依賴症的泥沼中拔除出來，「一定要停止」的這種自身的決心雖然是不可少的，但光靠自己一個人的力量來克服是有點困難的。家人及親友等周遭的人，若發覺有異狀時，有必要時應該陪同患者去醫院接受診療及心理諮詢。

依賴症並不是一種身體上的疾病，也不是去醫院診療服藥就能治好的。所以這的確是個麻煩的病症，在日本全國的精神保健福祉中心等有依賴症的病症研討處，而台灣則有台北市立療養院等，或可上網去查詢，研究了解一下。

另外，也有依賴症的自助團體，參加研討會或接受諮詢治療，也可以慢慢地治療而獲得痊癒。

過食症與拒食症

攝食障礙中有過食症及拒食症兩種症狀，所謂的過食症是在短時間裡將身邊所有的食物一掃而空，吃完之後又覺得非常後悔，然後去廁所全部吐光。拒食症則是對吃這件事情感到罪惡感，幾乎任何東西都不吃瘦成皮包骨，因為營養失調而引起無月經、不孕、骨質疏鬆症等，最壞的情況則是死亡。這兩種症狀會單獨出現，有時也會互相交替出現。

有人是認為自己太胖、或是被情人、朋友說自己「太胖了！」，而開始減肥，明明體重已經減輕許多了，卻還認為「還太胖必須要再瘦一點！」便一直不停的讓自己瘦下去。對於「太胖了！」的這件事過度的擔心，認為是不是會跟自己的事業，或戀愛的失敗有所關聯。

攝食障礙也有另外一個說法，就是在母女之間的關係可能已經扭曲偏斜了，女兒出現了這種想要瘦下去變成小嬰兒的回歸願望，其實這就是在對母親發出「看看我吧！」的SOS求救信號，而以這種方式來表現。

治療方法首先是進行營養狀態的改善，若有無月經或無排卵情況時則進行荷爾蒙治療。同時也依據心理諮詢，將家族與自身間的關係重新調整，這才是最重要的。

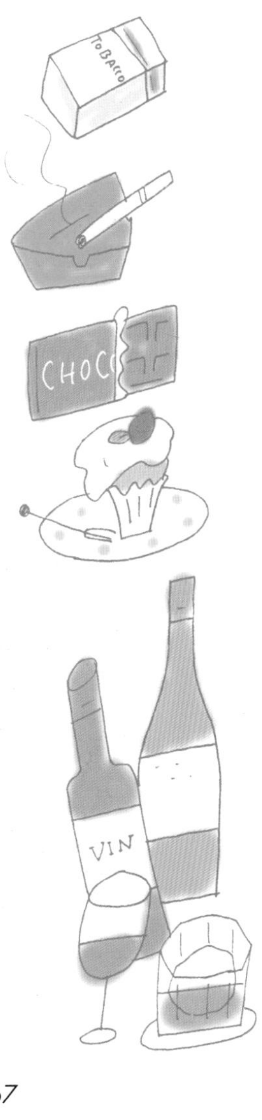

過敏性腸道症候群・夜間磨牙・顳顎關節症

過敏性腸道症候群

分別有反覆下痢類型及便祕類型兩種

過敏性腸道症候群可以大區分為兩個類型即神經性的反覆下痢的類型以及痙攣性便祕的類型這兩種，其他還有便祕與下痢反覆交互出現的類型。

經常下痢這個類型的一些人，大概就像是早上出勤、上班途中，不斷地跑車站的廁所的這一類型人物。特徵最明顯的大概就是這個症狀了。

除此之外也會有肚子繃脹、脹氣、腹痛、排出黏液便等的消化器官的症狀伴隨出現。另外也會出現如頭痛、疲勞感、心悸、發汗等的全身症狀。過於一絲不苟的人、神經質的人、自律神經平衡差的人、大腸的神經系統過敏的人都很容易罹患這個病症。

因為工作及人際關係的壓力所引起的

在女性方面，有許多是因為壓力引起的自律神經失調症，變形而成為過敏性腸道症候群。開會時或出外跑業務時，經常忍耐著不去廁所而轉變成過敏性腸道症候群的另一個症狀「痙攣性便祕」。因為腸道痙攣引起收縮現象，就會排出硬硬的顆粒狀糞便。

過敏性腸道症候群患者去接受腸道的檢查時，也沒有發現其他異常狀況，正因如此，患者為了病症而非常難過、不舒服，卻不被診斷為疾病，而且也沒有得到適當的治療。為了避免有這種情況發生，受診時最好去身心內科或設置有「外發性的排便異常」等的門診醫院接受診療比較好。

過敏性腸道症候群因為是屬於心理上的疾病，處方藥劑無法做根本上的治療。要多去瞭解自己的疾病及症狀，可以使用自律神經訓練法等的心理療法，培養一些耐性讓自己可以承受壓力，這才是治療的根本砥石。另外，必要時也可以使用精神安定劑或整腸劑等的藥物來做治療。

即使知道是因為壓力所引起的病症，但是要完全除去來自職場及人際關係的壓力是件非常困難的事。因此，規律的生活、正常的飲食等，從自己身邊的一些細節來做改善也是很重要的。

夜間磨牙

肩膀痠痛及頭痛的原因也是來自磨牙

夜間如果磨牙的情況嚴重，早上醒來後，頸部及肩膀會痠痛緊繃僵硬，下巴會像氣力用盡般十分的疲累。牙齒無意識的上下磨擦，會發出令人很不舒服的聲音。

不但是家人會抱怨，其實自己也有自覺，不過磨牙因為跟沒有聲音的「咬牙切齒」很相似，所以，自己完全沒有發覺的人倒是不少。

不過也有研究指出，即使是身體健康的人也會在晚上睡眠時有十五分鐘左右「咬牙切齒」的時間，可能還比磨牙的時間來的長。

有研究指出，牙齒的咬合不正是磨牙最大的原因之一，但是咬合不正治好後，也不見得磨牙的毛病就會治好，因此在最近咬合不正之論有一部分則被否定掉了。磨牙應該是個人的因素或遺傳的要素所引起的，再加上壓力等等，複合式的因素才是引起夜間磨牙真正的原因。

不管如何，磨牙或「咬牙切齒」的狀況很嚴重時，在睡眠中會對牙齒施加很強大的力量，因而出現了許多各式各樣的毛病。因為牙齒的磨擦而使得補牙處的物質損壞、從牙齒的牙根部摩擦搖動的關係，也很容易引起齒槽漏膿、牙周病的發生。

另外，磨牙會給下顎增加許多負擔，而且也會引起顳顎關節症。還有，牙齒長時間的摩擦、咬緊，也會造成頸部肌肉及肩膀肌肉的緊張，這也是引起肩膀痠痛及頭痛的原因之一，而且睡眠方面也會有阻礙。不只是為了健康上，也有些人是因為要結婚了，想要治好磨牙的毛病。

夜間磨牙及咬牙的治療可以去專門的齒科或口腔外科接受診療。

在治療方面，將牙齒削磨調整咬合度、或是使用咬合板治療法。咬合板是一個用壓克力樹脂做成的像護齒般的咬合矯正器具，睡覺時將咬合板戴在上顎或下顎的牙齒上來做矯正。

其他，為了消除壓力，也會進行自律神經訓練法及影像訓練（Image Training）的治療法。與其完全的消除磨牙及咬緊的症狀，還不如將目標放在調降一些不會影響到日常生活的標準，效果可能會比較好。

顳顎關節症

許多因素相互重疊而引起

上顎及下顎的接點處扮演緩衝角色的關節盤，以及讓嘴巴動作的咀嚼肌的作用，才會使嘴巴能夠張開或閉緊。當這個關節盤受傷、移位或變形時就是顳顎關節症。

顳顎關節症會使得嘴巴無法張很大、張開與閉緊時會出現喀啦喀啦的聲音，關節部位會感到疼痛。

節盤會變形是因為下顎的肌肉緊張的緣故，而下顎的肌肉緊張是重疊許多原因而引起的，睡眠時的磨牙或咬牙、吃太硬的食物過度使用下顎、壓力過大等。其他，還有膠原病或內分泌病症所引起的下顎關節或肌肉疼痛。

治療方面，對於查出是何種原因導致顳顎關節症是很重要的。但因為有許多複數的因素存在，所以無法徹底了解顳顎關節症的病因為何，要找出特定的一個病因，確實是困難的。因此有許多治療是將目標放在減輕症狀、不使症狀更加惡化的治療重點上。

一般經常使用的是咬合板治療法，是將牙齒套戴上咬合板改善牙齒的咬合度。還有，不去食用對下顎會增加負擔的過硬食物、避免壓力的增加等，注意一些細節也是很重要的。

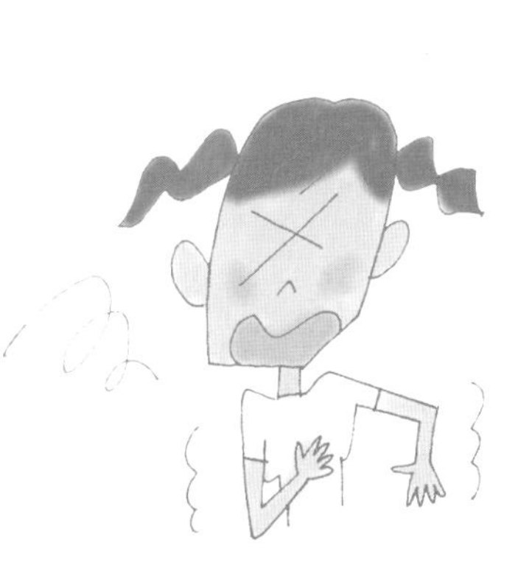

性病（STD）

「自己應該沒問題！」如果你這麼認為，那可是很危險的。如果感覺怪異就趕緊去醫院檢查。

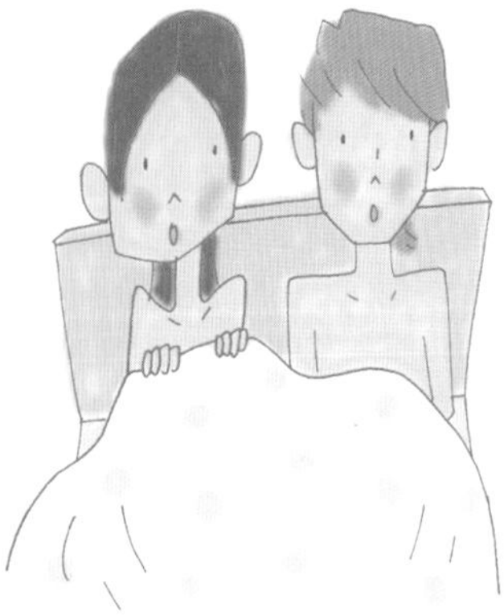

會傳染給他人的性病（STD）

因為性交所引起的疾病稱為性病（Sexually Transmitted Diseases簡稱STD）。其中，披衣菌感染及愛滋病已在年輕的族群中增加不少病例，成為嚴重的問題了。

因為STD是幾乎不會出現症狀的疾病，這個病症令人感到恐怖的地方，是在於自己完全沒發覺就將疾病傳染給他人。想要預防的話，首先記得戴上保險套，感覺怪異時趕緊去檢查，如果不幸知道已被感染的話，最好連同伴侶一起去接受治療。

性愛時的注意事項

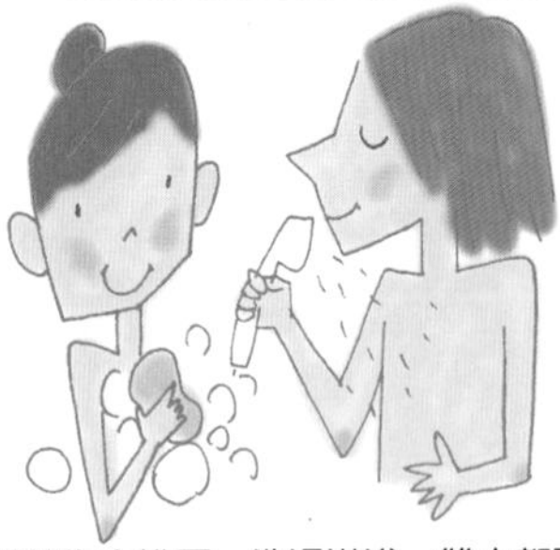

●性愛前先去排尿，洗澡淋浴、雙方都要將身體清潔乾淨。

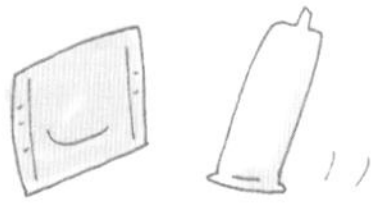

●最好一開始就使用保險套，避孕藥是可以預防懷孕，但是無法預防STD的感染。

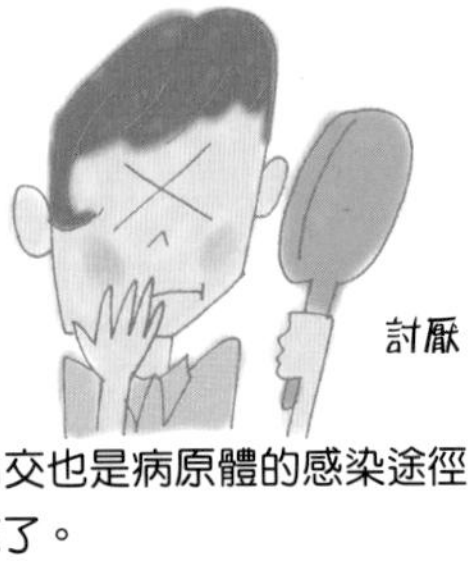

●口交也是病原體的感染途徑，這點也不要忘了。

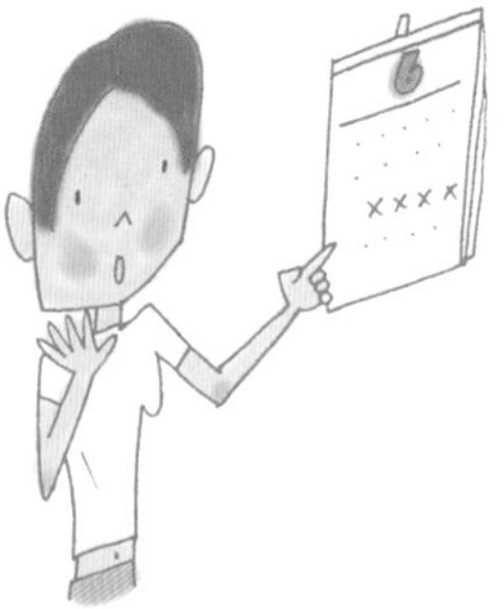

●性愛時若有出血現象是很容易感染病毒的，最好避免肛交及月經來時的性交。

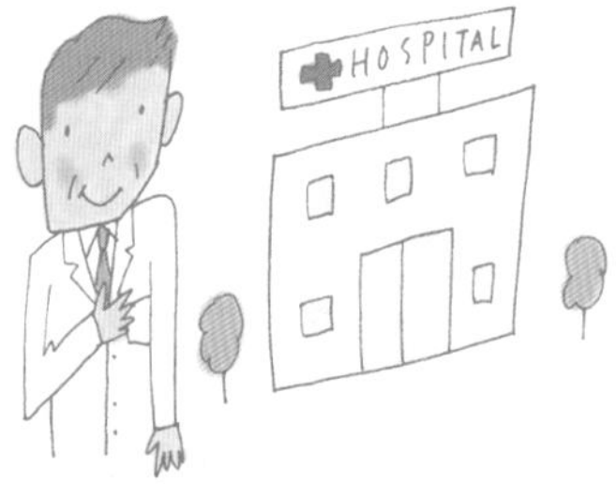

●「是不是被傳染了啊？！」有這種念頭時，最好趕緊去醫院接受檢查。如果能提早知道被感染的話，可以預防疾病慢性化，而且也不會在不知情的情況下傳染給其他的伴侶。

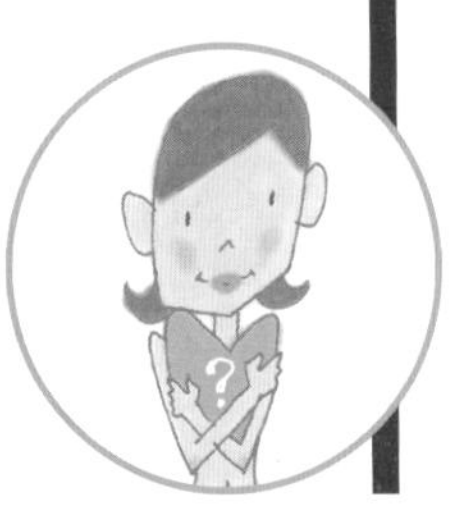

是不是感染了STD？從症狀中連想到的疾病

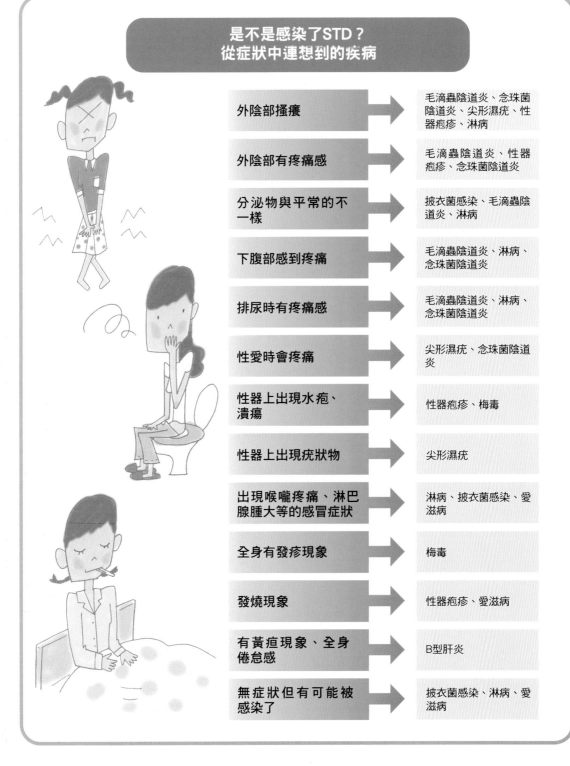

外陰部搔癢	毛滴蟲陰道炎、念珠菌陰道炎、尖形濕疣、性器疱疹、淋病
外陰部有疼痛感	毛滴蟲陰道炎、性器疱疹、念珠菌陰道炎
分泌物與平常的不一樣	披衣菌感染、毛滴蟲陰道炎、淋病
下腹部感到疼痛	毛滴蟲陰道炎、淋病、念珠菌陰道炎
排尿時有疼痛感	毛滴蟲陰道炎、淋病、念珠菌陰道炎
性愛時會疼痛	尖形濕疣、念珠菌陰道炎
性器上出現水疱、潰瘍	性器疱疹、梅毒
性器上出現疣狀物	尖形濕疣
出現喉嚨疼痛、淋巴腺腫大等的感冒症狀	淋病、披衣菌感染、愛滋病
全身有發疹現象	梅毒
發燒現象	性器疱疹、愛滋病
有黃疸現象、全身倦怠感	B型肝炎
無症狀但有可能被感染了	披衣菌感染、淋病、愛滋病

披衣菌感染

子宮頸炎、子宮內膜炎、輸卵管炎等所引起的

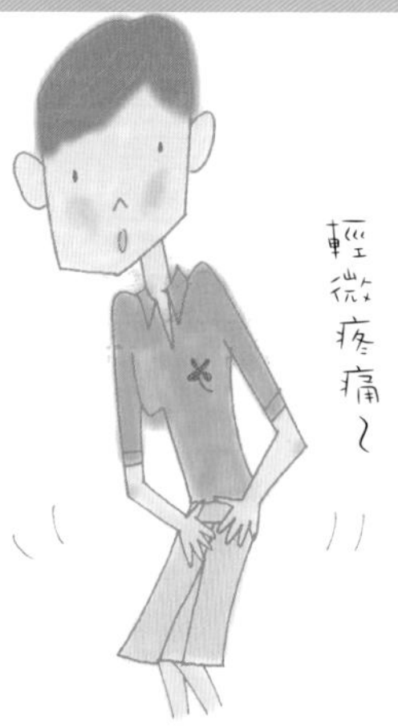

放任不管的話，可能成為不孕的起因

在STD之中的披衣菌感染，特別在年輕族群之間有持續增加的現象。這是由一種稱為披衣菌的微生物所引起的感染，不只是性交而已，連口交也會因喉嚨的黏膜感染而引起咽喉炎及扁桃腺炎等。因為有感染披衣菌的人，罹患愛滋病的機率會比沒有感染的人高出三~四倍，所以不能太小看披衣菌這個感染症。

不知道自己已感染而錯過治療，女性方面容易引起子宮頸炎、子宮內膜炎、輸卵管炎等的病症，而且也很容易引起輸卵管阻塞、不孕症、子宮外孕、流產等的現象發生。

懷孕時一般都會有披衣菌的檢查，這是因為若有披衣菌感染而足月生產的話，新生兒會在產道遭受披衣菌的感染，引起新生兒的肺炎及結膜炎的病症，所以事前必須要做檢查來預防。

幾乎沒有自覺症狀

遭受披衣菌感染的患者，幾乎沒有自覺症狀。感染初期的一~三個星期左右會有一些症狀出現，但絕大部分的人都沒有任何症狀。即使有症狀也只是分泌物稍微增多、有點不正常的出血現象、輕微的下腹部疼痛感等不令人在意的症狀而已。因此，才會一直傳染給其他人，使得感染的人數增加。

男性感染時尿道會有刺癢感、排尿時有輕微的疼痛及排尿後的不適感，也會從尿道排出一些分泌物等。

如果自己身邊的伴侶出現了像這樣的症狀時，就必須馬上前往泌尿科接受診療，女性的話可以去婦產科接受檢診。

抗生素對披衣菌感染症的治療有很大的幫助，但因為此症容易再復發，即使持續服用了兩個星期後，也請暫時不要停藥繼續服用。另外，患者身邊的伴侶遭受感染的可能性也非常的高，所以最好一起前往醫院接受治療，將其完全治癒才是最重要的。

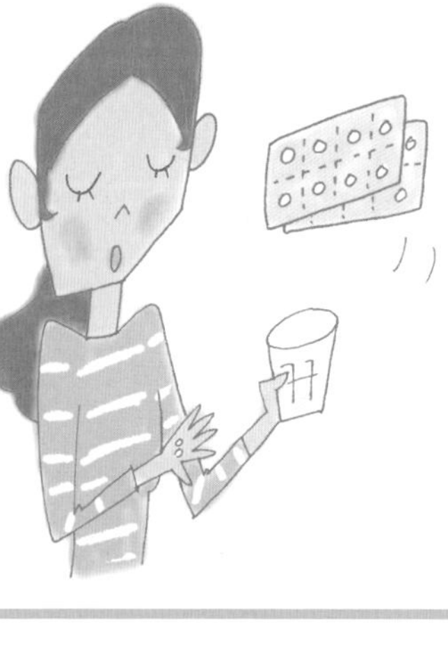

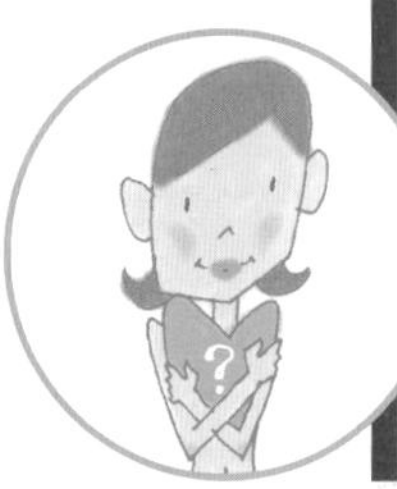

毛滴蟲陰道炎

外陰部有搔癢、疼痛的陰道炎

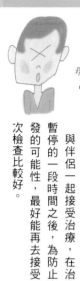

容易引起乒乓感染

這是由毛滴蟲寄生陰道所引起的陰道炎，一般健康女性的陰道或膀胱裡有毛滴蟲，男性的膀胱及尿道中也會有毛滴蟲寄生，彼此之間都有病源體存在，因此這是個很容易引起「乒乓感染」的STD。所以，不管是那一方先被感染的（有時會有抓犯人般的互相質詢），重要的是兩個人都得好好的去做治療才是重點所在。

感染的起因幾乎都是性愛感染而引起的，不過也會有極少數的例子是因為泡澡或廁所便器、感染者的衣服而被傳染的，體力低弱而陰道的自淨作用減低時就會發病。

被感染後的第一～二個星期內，會增加許多黃色或帶綠色的、膿狀有惡臭的分泌物。有時分泌物還會帶有泡沫，外陰部會有搔癢及疼痛感。

男性方面無自覺症狀

發炎症狀擴大到外陰部時，陰道紅腫、排尿、性愛時或洗澡時會有刺痛感。但是男性感染時幾乎都沒有自覺症狀，所以有時也會在不知情的情況下而使感染擴大。

治療方法是內服藥與陰道坐藥同時使用，大約兩星期左右便可以治癒，不過即使症狀已消失，但陰道的深處還會有殘餘原蟲，所以不要在中途中斷藥物的治療。

與伴侶一起接受治療，在治療暫停的一段時間之後，為防止復發的可能性，最好能再去接受一次檢查比較好。

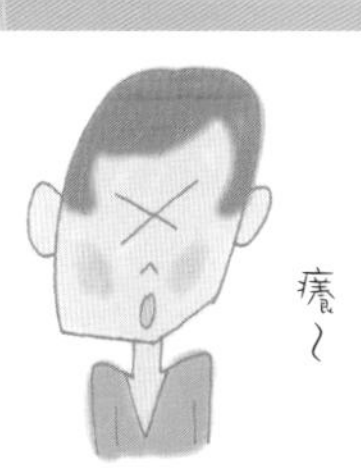

尖形濕疣

長在外陰部上的良性濕疣

外陰部上長出前端尖尖的突起濕疣

這是因人類乳突狀瘤病毒（Human Papillomavirus）所引起的感染症，幾乎都是由性交傳染而來的。潛伏期很長，感染後一個月有時甚至長達半年，幾乎要忘記時才出現症狀，有時還搞不清楚是何時被感染的。

女性的話是在外陰部及肛門附近，男性則長在龜頭，或包皮、陰囊、肛門附近會長出前端尖尖疣狀的腫瘍。疣狀腫瘍會不斷地增加，形成如花椰菜般的症狀。

濕疣尚小時不會出現特別的症狀，變大時會伴隨搔癢、排尿疼痛、性交疼痛的症狀出現。

在濕疣小的時候，可以試著塗一些藥膏看看，變大的疣就必須使用液態氮的冷凍法來除去，或是電燒灼、雷射燒灼，仔細地燒除濕疣。

尖形濕疣雖然是良性的腫瘍，但是有醫學提及人類乳突狀瘤病毒可能與子宮頸癌有所關聯。治療後仍很容易復發，所以最好在惡化前，趕緊治療好並定期的接受檢診。

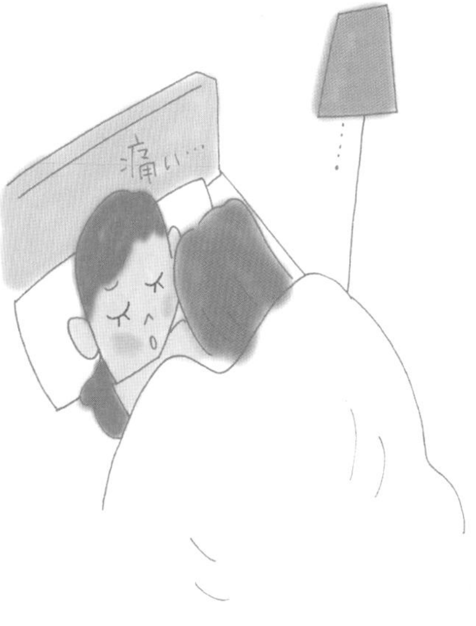

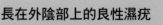

性器疱疹・B型肝炎・淋病・梅毒

性器疱疹　有潰瘍現象並有疼痛感

不斷反覆地復發是此病症的特徵

性器疱疹是STD中次多的感染症，是由單純性疱疹病毒引起感染的。單純性疱疹病毒有寄宿在嘴唇及口腔的Ⅰ型以及性器上的Ⅱ型兩種。可能是因為肛交成為普遍性的緣故，Ⅰ型會感染至性器、反之Ⅱ型卻感染到口腔四周的病例有越來越多的傾向。只要感染了這個病毒，即使治療好了，病毒仍潛伏會在體內，跟性交時無關，在體力衰退或月經來時都會反覆地發作是這個疾病的特徵。

出現潰瘍及劇烈疼痛症狀

第一次被感染時，感染後三~七天左右，外陰部會有輕微的搔癢感，之後開始出現強烈的疼痛感及紅腫現象，性器上會長出如米粒般大小的紅色水疱。不久後水疱破裂變成潰瘍狀時，光是碰觸到內褲就會痛的跳起來，因為痛到連排尿都有困難，連走路都覺得很難過，有時候還會出現腳跟的淋巴腺腫脹發熱現象。再復發時也會長出紅色的小水疱及潰瘍現象，不過跟第一次感染時的症狀比較起來有稍微輕微一些。

性器疱疹令人恐懼的地方是，懷孕中被感染又復發的情況，不但會引起流產或早產的危險性，生產時若正好病症發作的話，嬰兒會得到新生兒疱疹的可能性非常的高，死亡率還達到百分之八十~百分之九十左右。因此，若是在懷孕時受到感染，會採用剖腹生產方式來取出新生兒。在治療方面，想要減輕水疱及潰瘍的症狀，可以塗一些藥膏，同時還要服用抗疱疹藥。性器疱疹雖然容易治好，但也很容易再復發，所以平日要特別小心注意，不要讓體力衰退是很重要的，有症狀時連做愛都必須禁止。

B型肝炎　轉變成急性肝炎

被感染的話會引起急性肝炎

B型肝炎是由病毒所引起的肝炎，感染的途徑是藉由輸血、注射、性交等的感染。此外，還有母子感染，被稱為帶原者的B型肝炎病毒帶菌者有許多都是母子感染而來的。

但是，並非帶原者或性交就一定會感染B型肝炎，血液所含的病毒量，如果不多的話也不會引起感染的。

被感染時，八~十二個星期左右就會出現黃疸、食慾不振、反胃、嘔吐或全身倦怠等的症狀。這是屬於急性肝炎，大部分就只是這樣而已並不會成為帶原者。

罹患急性肝炎時，最好是入院治療並保持身體的安靜，多補給一些營養，大概一~二個月就可以痊癒。不過，也有極少數的病例是引發成為猛爆性肝炎而喪失生命。

有關母子感染方面，現在新生兒一出生下來就馬上注射免疫球蛋白以及預防接種疫苗，幾乎就可以預防遭受感染的機會。另外，如果知道結婚對象是帶原者時，只要注射預防接種疫苗就可以安心的結婚了。

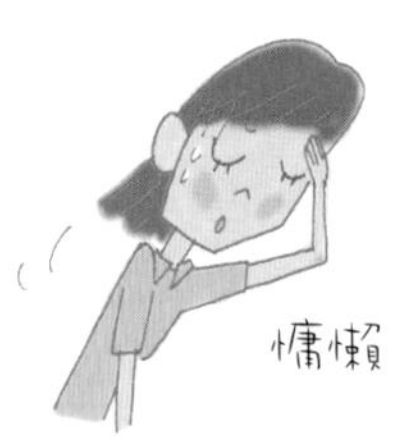

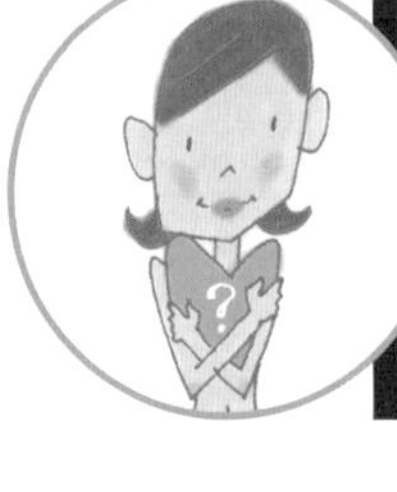

淋病

感染情況加重時，會引起子宮頸炎、輸卵管炎、子宮內膜炎等病症

女性的症狀輕微比較不容易發覺

淋病是由感染而引起的，這是以前就眾所皆知的STD，但至今罹患人數仍舊居高不下，是繼披衣菌感染、性器皰疹之後次多的疾病。這是因性交而感染的疾病，也有少數抵抗力低的女性及幼兒，會經由大眾浴池或游泳池、毛巾等引起感染。另外，也有因口交而喉嚨感染淋菌，會有咽喉疼痛、咳嗽等類似感冒的症狀出現。

感染後的數天，症狀便會出現。女性的症狀輕微像是陰道炎分泌物增多、外陰部搔癢等比較輕微的症狀，不容易發覺已被感染，也有些人是幾乎無症狀出現的情況。但是不知情又一直不去治療的話，感染加重到子宮的內部或輸卵管時，會引起子宮頸炎、輸卵管炎、子宮內膜炎等，甚至會引起不孕的相關病症。另外，膿汁從陰道流往肛門附近，則會引起肛門直腸炎。更嚴重的是，若是在懷孕中被感染，分娩時感染了產道，會引起新生兒的結膜炎，嬰兒會有失明的危險。

伴侶也出現症狀時，應立即去醫院接受診療

因為淋病的症狀不易出現而容易置之不理，但是一種容易成為慢性病的疾病，所以早期發現接受治療是非常重要的。

男性若被感染會引起尿道炎，排尿時感到疼痛，還會從尿道排出膿液。如果你的伴侶有這樣的症狀出現時，趕緊去泌尿科接受診療吧！

可以服用盤尼西林或四環素（Tetracycline）等的抗生素來治療，若有子宮頸炎時也要一併接受治療。因為容易成為慢性病，所以要聽從醫師指導，在尚未完全痊癒之前要有耐心持續的去治療，而感染期間性愛也必須禁止。另外，有老年人或幼兒的家庭，感染者的內衣褲等要另外洗滌，多用水沖洗幾次，而使用後的洗衣機也要盡量清洗乾淨。

梅毒

不去治療的話，會有影響到大腦及脊髓的危險

放置不管的話，會引起嚴重的損害

梅毒從很久以前就是性病的代表性疾病，十分威猛可怕，梅毒是由一種名為梅毒螺旋菌（Treponema pallidum）的微生物的感染所引起的。主要是經由性交所感染，感染力很強，最近在年輕族群中的感染也明顯增加了不少。

孕婦若感染到梅毒時，病毒會通過胎盤感染給胎兒，不過最近懷孕產檢的管理非常健全，所以現在幾乎很少有出現母子感染的現象。

感染後二~四個星期左右會出現症狀，不過症狀會有出現又消失的情況，且在很長的期間內持續地的進行。病症的輕重分別是第Ⅰ期~第Ⅳ期的四個時期。

第Ⅰ期是經過潛伏期後，性器上會出現如黃豆般大小的腫塊。大腿的淋巴腺腫大並有疼痛感，之後腫塊的表面破皮發生潰瘍現象，此稱之為硬性下疳。數週之後會自然消失不見，不過並非痊癒，只是潛伏而已。

第Ⅱ期是從感染三個月起一直到第三年左右的時期，全身的淋巴腺腫脹且伴隨發燒、頭痛、倦怠感等的症狀，全身上下還長滿了稱為丘疹性梅毒疹的紅色疹子。這個疹子消失之後，在幾個月之間會發生嚴重的溼疹及帶有膿皰的溼疹一直反覆地出現、消失的現象。到最後這些疹子只會出現在陰部或口腔中、乳房上等特定的幾個地方。

第Ⅲ期是從感染的第三年開始~第十年之間的時期，全身長滿稱為橡皮腫的橡皮狀的腫塊。從感染到第十年以上則是進入第Ⅳ期，大腦及脊髓已被梅毒侵入，會出現手腳麻痺症狀，癡呆症狀、大腦動脈瘤等的症狀。

放置不理的話就會像這樣引起許多嚴重的障礙，所以早期發現、早期治療是非常重要的。不過，感染起到第六個星期之前不會出現陽性反應，所以最好是過了這個期間再去接受檢查。

梅毒初期可以使用盤尼西林為主的抗生素來治療，就可以完全治癒。

愛滋病

一種會導致死亡的可怕疾病

二十歲~三十歲罹患愛滋病的人有不斷增加的趨勢

有許多人對愛滋病有這樣的想法「跟我完全無關的疾病」。不過，台灣衛生署疾病管制局有報告指出，愛滋病患者在台灣有持續增加的傾向十八~二十歲為高危險群。自從第一個病例出現至今，二十年期間，病例數已經突破六千人，雖不算多，但每年將近百分之十五增加率，愛滋防治的工作可謂刻不容緩。估計以此成長，到了二〇一〇年將導致一點五萬人感染愛滋，並造成十六億美金（折合台幣約五百四十億元）經濟損失。

愛滋病是由HIV（人類免疫力缺乏症病毒）的感染所引起疾病，經由血液、或精液、陰道分泌物、母乳等所感染的。

若感染HIV的話病毒會在體內擴散，在兩個星期左右的時間內，會出現發燒或咽喉疼痛、頸部淋巴腺腫大、出疹等類似感冒的症狀。這是被稱為急性病的症狀，但幾乎絕大部分的人會用「大概感冒了吧！」的態度來看待它。

這個感冒的症狀在經過十天左右會減輕抑制下來，之後的十年之間都不會出現任何的症狀。如果都不去做任何治療的話，十年後身體的免疫系統功能就會衰退，會開始出現如卡氏肺囊蟲肺炎、披衣菌症、巨細胞病毒感染症等所謂的後天免疫缺乏症候群，以及併發各種其他的病症，這就是愛滋病的發病。

在治療藥物的開發方面也很有進展，現在是組合一些強力的抗HIV藥劑來進行治療，不過，這些藥劑只有抑制病毒的增生以及遲緩愛滋病的發作的效果而已，不但有強烈的副作用，長期服用的話還會慢慢的失去療效。

儘管有藥物可以延長生命，不過，愛滋病至今仍是導致死亡的可怕疾病。

一定要使用保險套

有許多人會這麼認為「愛滋病是同性戀或愛流連風月場所，且沒有特定的性伴侶、性對象又很多的人，才會罹患的疾病」。

但是你可知道，愛滋病的感染途徑的第一名卻是異性之間的性愛，而且全世界中被感染HIV的女性之中，有八成的統計指出感染者的性伴侶只有一人。「我只有跟一個男朋友往來，所以沒問題的」，即使你認為自己只有跟一個人有性愛往來，但是對方到目前為止，卻也是跟所有的性愛對象有同樣的關係往來，那麼牽扯的人就不止你們兩人而已了。

愛滋病會從你愛的、信賴的人那裡被感染，反之也會感染給對方，如果知道被感染了，那麼都會傷害到彼此的心。

為了預防被感染，性愛時一定要戴上保險套。如果伴侶不太願意合作時，也可以使用女性用的保險套。

而且，覺得不對勁的人一定要去接受檢查，也可以去相關的婦產科接受檢診，早期發現感染的話，就不必傳染給你重要的人了。

Part ● 2

女性特有的疾病

女性的身體構造

完全掌握女性特有病狀

許多子宮、卵巢的疾病，不易發現，也不易掌控病情，就連乳房的疾病也常常會被疏忽。其實，只要經常觸摸檢查就可以儘早發現異狀，一旦發現不對勁，就要馬上到醫院接受檢查。

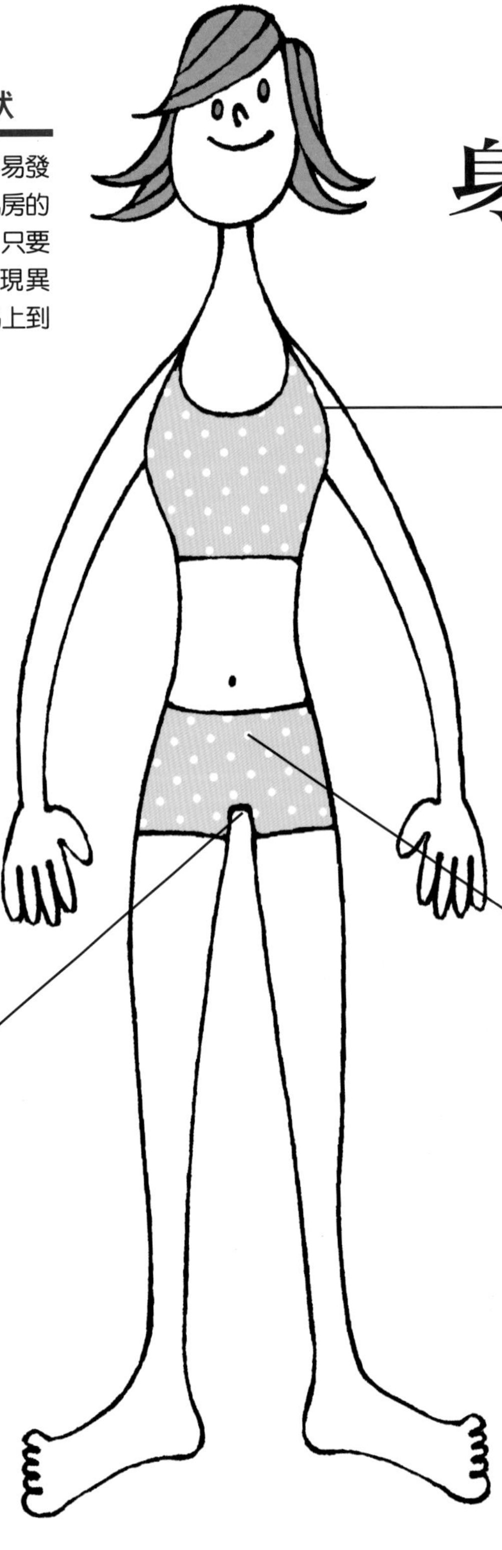

乳　房

乳房疾病中最具威脅性的就屬乳癌（86頁）。這種從乳腺上長出的惡性腫瘤，到現在都還不能確定發生的原因。但是只要早期發現，多半都能治好，是痊癒率較高的癌症。另外乳房常見的病症還有乳腺症、囊腫、乳腺纖維腺瘤、乳腺炎（94頁）等，這類疾病的主要症狀是乳房腫塊，所以有必要作個乳房自我檢查。

子宮・卵巢

子宮疾病中最常見的是子宮內膜異位（98頁）與子宮肌瘤（106頁），兩者產生的原因，至今還不清楚。子宮內膜組織附著在子宮以外的部位，稱為子宮內膜異位。子宮裡長出良性腫塊稱為子宮肌瘤，出現的癌症則是子宮癌（114頁）。卵巢也是十分容易出現腫瘍的地方，腫瘍若是良性的便是卵巢囊腫（120頁），若是惡性的腫瘍則是卵巢癌（122頁）。

陰　道

陰道本身具有抑制細菌繁殖的清潔作用，但是如果身體免疫力下降，清潔作用就會減弱，陰道就很容易被細菌侵入。

非特異性陰道炎（細菌性陰道炎）是一種常見的感染症狀，由細菌繁殖而引起發炎。黏膜失去濕潤則會引起萎縮性陰道炎（老人性陰道炎）。霉菌繁殖會造成披衣菌陰道炎。其他還有子宮頸瘜肉、子宮頸糜爛、外陰炎、外陰潰瘍等陰道疾病（124頁）。

乳房

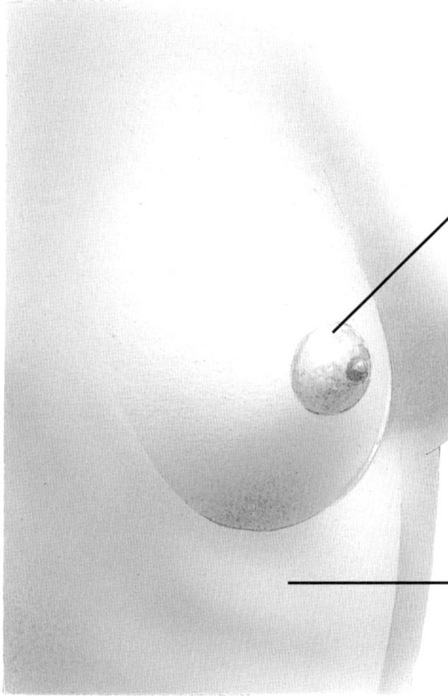

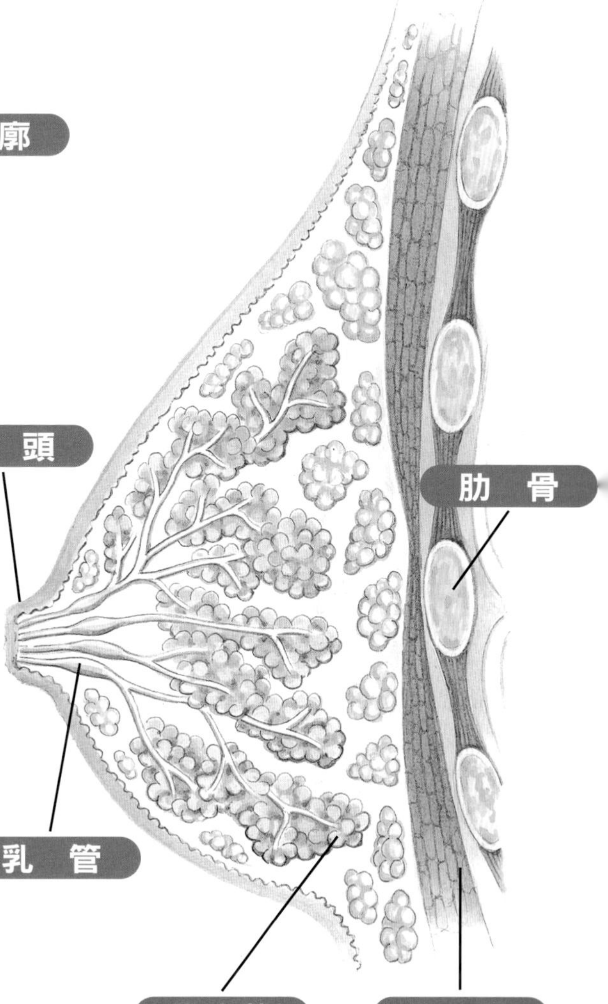

九成的脂肪保護著一成的乳腺

乳房九成是由脂肪構成，而其中被脂肪所層層保護著的就是乳腺。抓著乳房時可以感覺到一顆顆硬硬、微微突起的腺體即是乳腺。乳腺是分泌母乳的組織，母乳在乳小葉中製造，並集中在數個如葡萄串的乳腺中，再經過乳管從乳頭分泌出乳汁。

分泌乳汁供剛出生的嬰兒吸食，是乳房最重要的任務。不過直接發揮作用的部位，其實只佔乳房不到一成的一小部分。

女性到了青春期，濾泡刺激激素分泌增加，促使濾泡成熟、濾泡激素大量分泌，使得乳房變大。

但是，乳房大小與乳腺多寡沒有關係，乳房大的人，不見得母乳的分泌就會比較多。

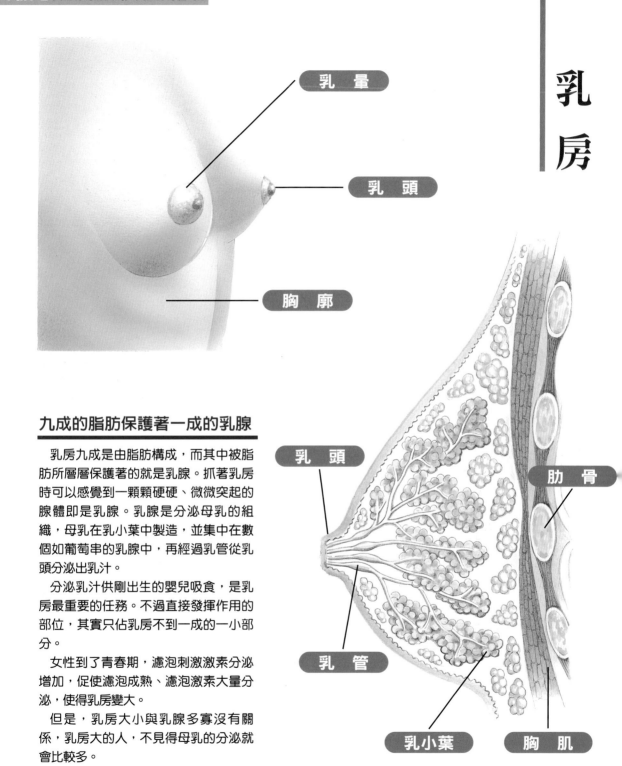

子宮・陰道・卵巢

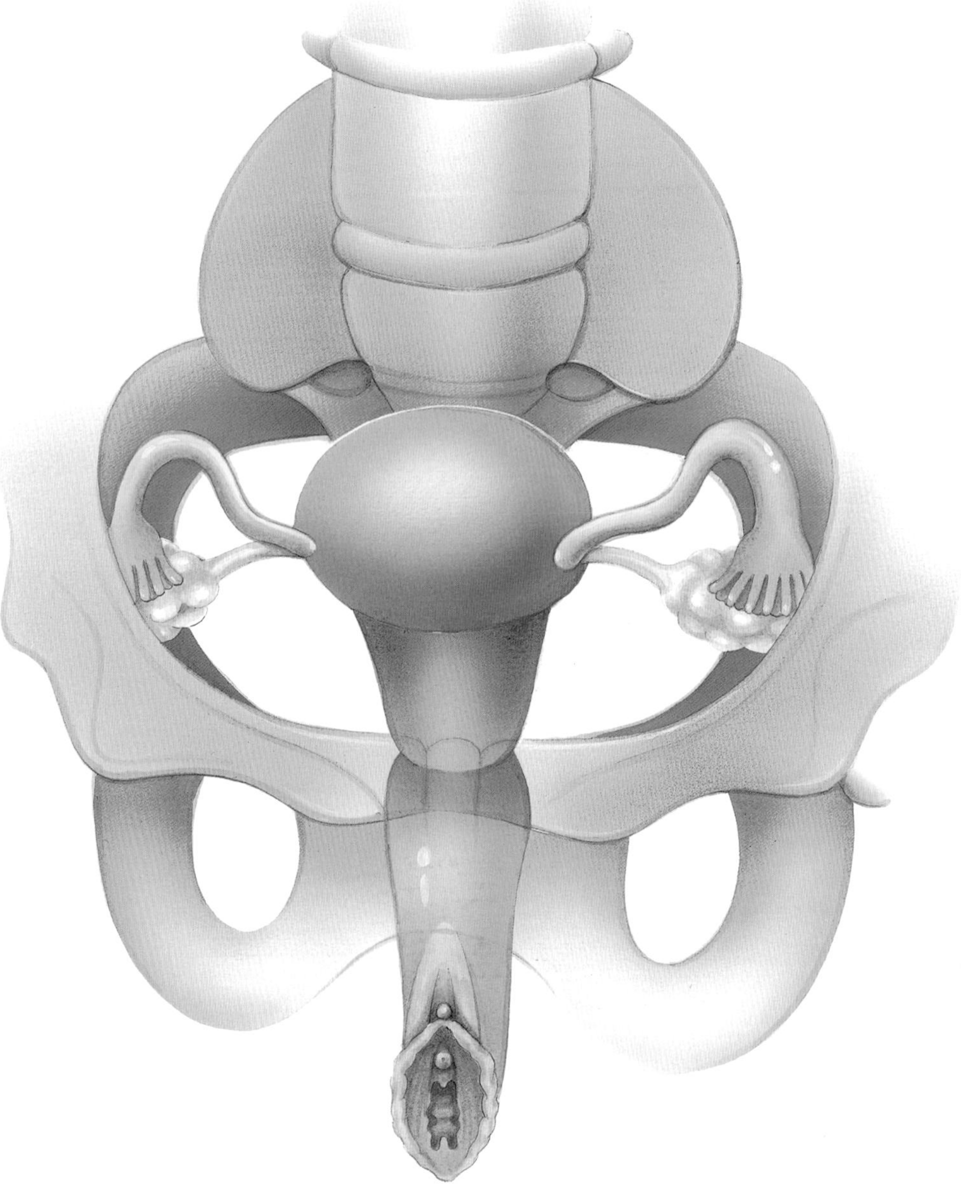

子宮像雞蛋般大，卵巢接近拇指大小都由骨盆保護著

從卵子發育、排卵、受精、受精卵的滋養成長到新生命的誕生，這趟神秘旅程，就是在女性的子宮、陰道、卵巢裡展開。

子宮長七、八公分，寬約四公分，是一個外形像西洋梨的袋狀器官。陰道是將子宮、大陰唇、小陰唇、陰核等外性器相接的管狀連絡通道。

子宮壁是由肌肉中的平滑肌所組成，內側覆蓋著子

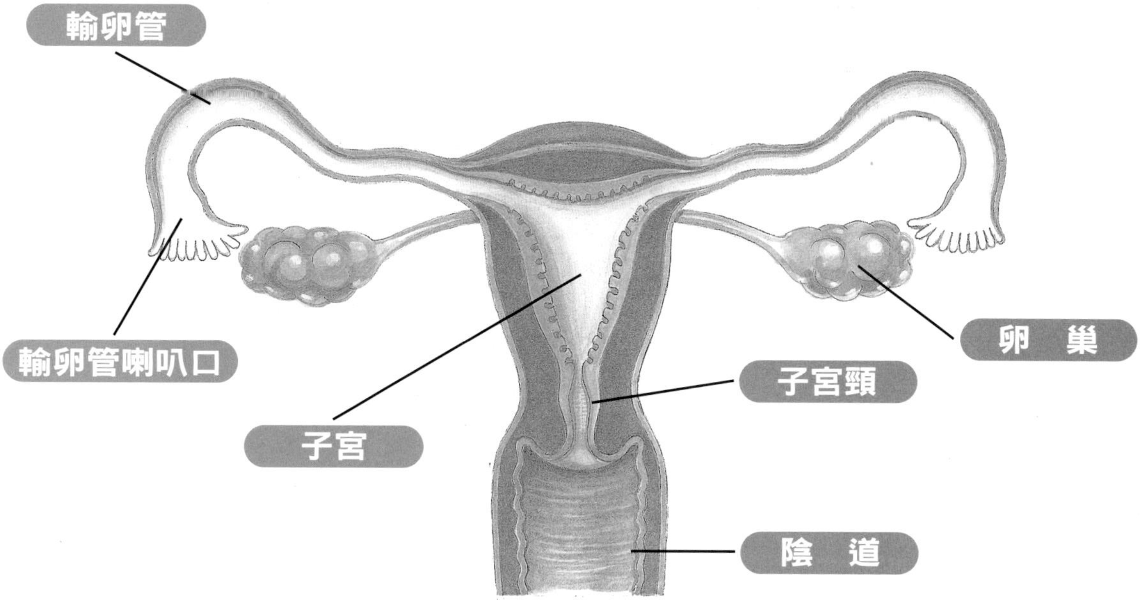

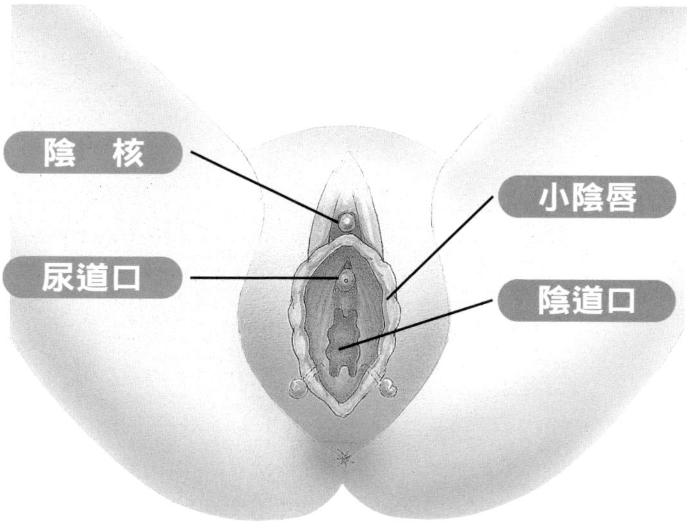

宮內膜。這也就是媽媽懷孕十個月間，讓嬰兒成長的溫床。

在子宮兩側像手臂般伸長的是輸卵管，長度大約八~十四公分，這裏就是進行受精過程的地點。

位在輸卵管前面的是卵巢。女性打從一出生開始，卵巢裏就已經擁有一百萬~二百萬個原始卵泡。青春期來臨以後，每個月卵巢裏就會有十五~二十個原始卵泡，它們為了能夠長為成熟卵泡的機會而互相競爭，只有一個卵子可以獲得最後勝利，離開卵巢到輸卵管中完全成熟後，以等待受精。

卵巢還會分泌出濾泡激素、黃體激素兩種女性荷爾蒙。可以使女性特徵明顯，具有潤澤光滑肌膚、促進乳房發育、蓄積皮下脂肪、濕潤陰道等多種作用。

婦產科的診察

妥善運用婦產科提供的協助，是邁向健康管理的第一步。放輕鬆點，積極的接受診療吧！

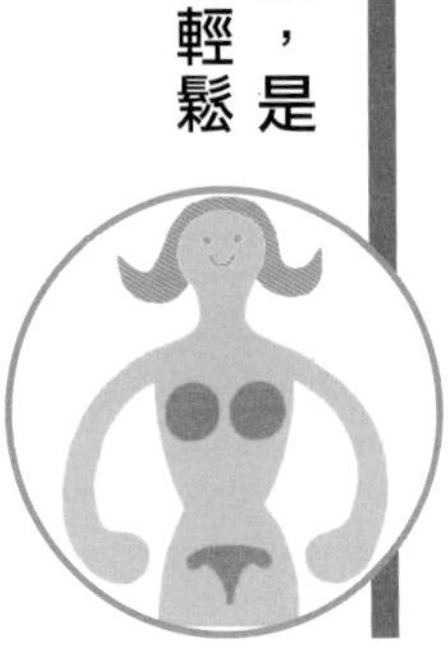

輕鬆踏出第一步，找尋適合自己的婦產科醫院

感冒了很自然地會到內科就診治療，真希望也能夠以這樣輕鬆的心情到婦產科看診，解決女性特有的困擾。但實際上，有很多人都會覺得到婦產科就診會有壓力，特別是未婚女性。

一提到婦產科，一般人就會聯想到懷孕、生產或生殖器官病變。這種普遍又強烈的印象，根深蒂固，連大型醫院的婦產科也不例外，加上對觸診的排斥感等等理由，使得女性對婦產科望而生懼，多半抱持著能不去就不去的想法。

但是，隨著年齡變化的女性身體十分微妙，婦產科能夠提供專門的診療與照顧，的確是健康管理的好幫手。所以一定要找出一間跟醫師間合得來，足以信賴、可以長期往來的婦產科。這樣就算沒有生病，也能夠放心到院裡，接受定期的健康檢查。只要平常積極運用婦產科的協助，一旦身體出現令人心煩的症狀，就能自在地向醫師提出問題，討論解決的方法了。

診察的流程

1 掛號

拿出健保卡並告知對方是初診。

7 結帳

如果有拿藥的話，要先確定用藥的方式，再預約下次看診的時間，順道結帳。

6 診斷結果的說明

如果當天可以知道診療的結果，醫師會告知病名並說明相關的治療方針。若需多等幾天才知道診斷結果，就與醫師商量下次的看診日。如果有不清楚的地方或覺得不安，就要積極地詢問醫師。與醫師良好的溝通，不但可以建立雙方的信賴關係，對未來治療時，能夠順利進行，也有很大的幫助。

2 填寫問診表

利用在候診室等待的時間，填寫問診表。每家醫院問診表的內容各不相同，事先整理好以下的資料，填寫時會比較方便。

・最近一次月經與上個月月經開始日、時間、量等。
・有哪些異常的症狀？何時開始出現？
・異常的症狀是否持續到現在？
・目前正在服用的藥物
・對藥物有沒有過敏的現象
・初經年齡
・月經週期
・有沒有生產、流產、墮胎的經驗，幾次？
・有沒有檢診過子宮癌？
・到目前為止，家族中有沒人罹患過重大疾病？

3 問診

「三天前開始外陰部附近會有搔癢現象」、「還不到月經快來的時候，白帶卻很多」、「月經出血量變的很多」用這樣的方式向醫師具體地說明自己的症狀。問診時，有時候會碰到難以啟齒的問題，像有沒有流產、墮胎的經驗，不過為了讓醫師作出正確的診斷，還是必須誠實回答。這一點非常重要。這些屬於個人隱私的問診資料，絕對不會外洩。

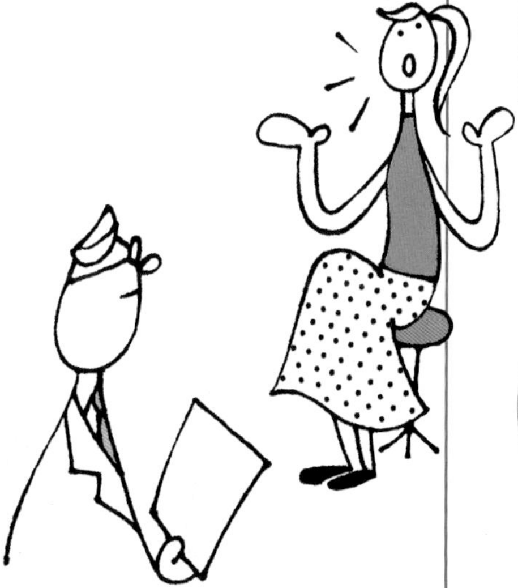

要準備的東西

健保卡、錢、基礎體溫表（有紀錄的人要帶去）、症狀或想問診的備忘錄、衛生棉等相關物品。

預先打電話去確認

許多醫院都採取預約掛號的制度，所以最好提前打電話確認。不要忘記順便問清楚看診時間、休診日、費用等相關注意事項。

4 內診（觸診）

第一次觸診，產生排斥感是必然的，但為了了解子宮及陰道的狀況，觸診是一個必須而且重要的檢查方式。

首先將外陰部洗淨、檢視是否有發炎或出現腫塊的現象。接下來醫師會將手指插入陰道確認子宮的大小、位置以及軟硬度（觸診）。然後將稱為陰道鏡的器具放入陰道檢查有無分泌物、糜爛、瘜肉、出血等現象（陰道鏡診）。這些檢查不會痛，只要二、三分鐘就會結束了。所以放輕鬆接受內診吧！

5 各種檢查

針對一些可能性，進行以下的檢查。

・超音波檢查：超音波可以檢查出子宮、卵巢的大小及位置，觀看子宮內膜的狀況，還可查出有無子宮肌瘤或卵巢腫瘍。
・血液檢查：由手腕的靜脈採取血液確認荷爾蒙的狀態，以及有無貧血、B、C型肝炎、愛滋病、梅毒及疱疹等感染症。
・尿液檢查：確認是否懷孕、有無排卵、有無細菌感染、有無排出蛋白質或醣分。
・分泌物的檢查：使用棉棒從陰道採取分泌物。可以查出那種細菌引起炎症或外陰炎。
・切片檢查（細胞組織檢查）：子宮癌的檢查。子宮頸、子宮內膜的組織採樣，檢查有無子宮頸癌或子宮體癌。

CHART 乳房的疾病

有點麻煩的乳房症狀

雖然有可能罹患乳癌，但多數出現在乳房上的症狀，都不必太過擔心。只是想要及早發現乳癌還是得靠自己。從下列檢查表裡的症狀，可以推測是否患有某種疾病。如果覺得「有點奇怪耶！」，就絕對不能抱持著「到時候看看再說吧！」這種隨便的態度，應該馬上就到醫院接受檢查！

- **緊繃・漲痛** → 現在正在哺餵母乳嗎？
- **有點腫** → 已經停經了嗎？
- **有皺摺・凹洞現象**
- **皮膚有變化** → 顏色變紅／肌膚粗糙
- **乳頭出現異狀** → 乳頭凹陷／壓擠乳房或乳頭會流出分泌物／乳頭皮膚有點怪異
- **腋下的異狀** → 有腫塊／有疼痛感

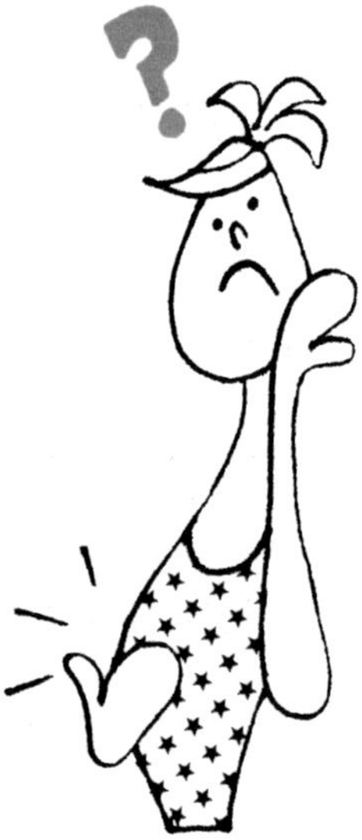

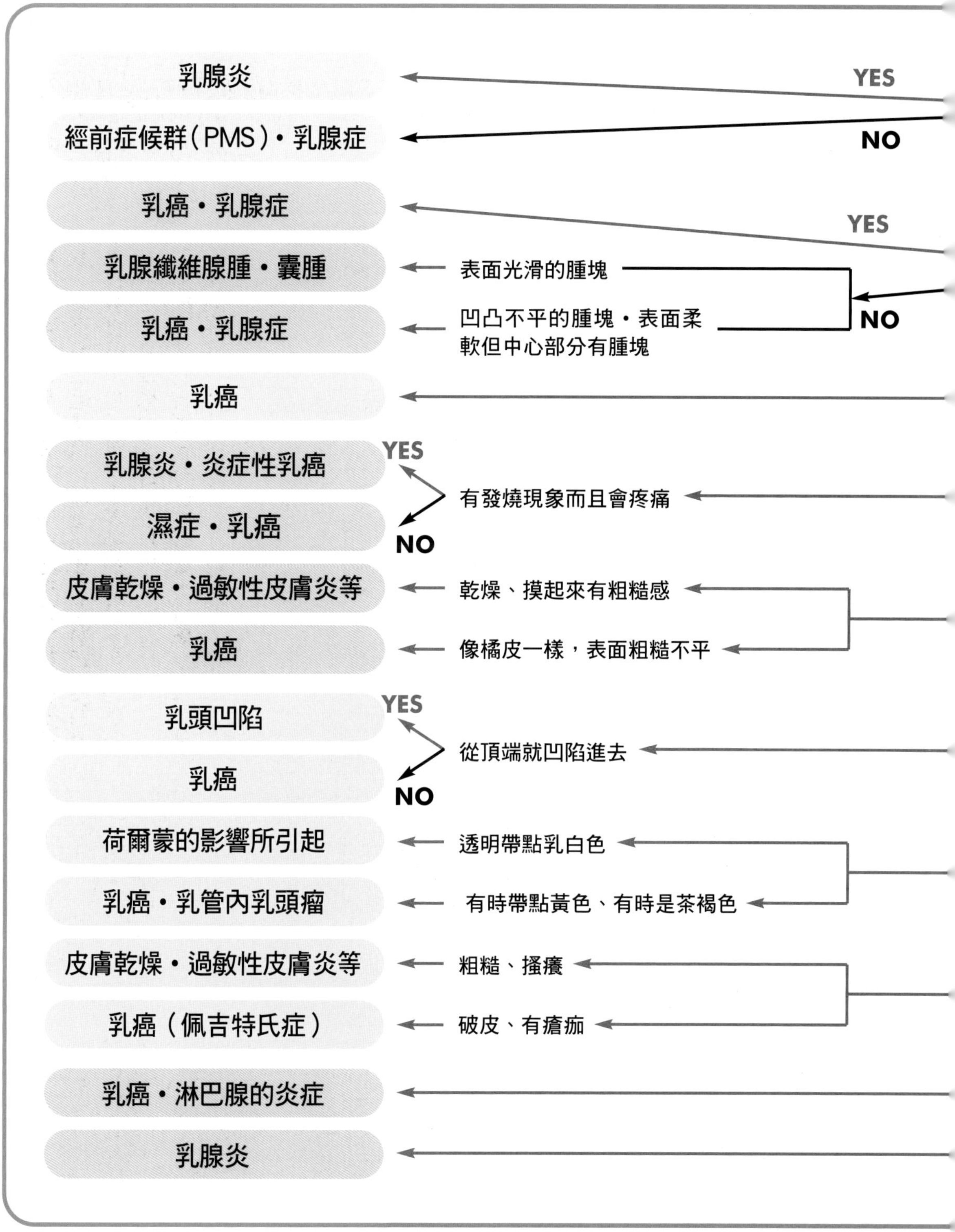
乳腺炎
YES
經前症候群(PMS)・乳腺症
NO
乳癌・乳腺症
YES
乳腺纖維腺腫・囊腫
表面光滑的腫塊
乳癌・乳腺症
凹凸不平的腫塊・表面柔軟但中心部分有腫塊
NO
乳癌
乳腺炎・炎症性乳癌
YES
有發燒現象而且會疼痛
濕症・乳癌
NO
皮膚乾燥・過敏性皮膚炎等
乾燥、摸起來有粗糙感
乳癌
像橘皮一樣，表面粗糙不平
乳頭凹陷
YES
從頂端就凹陷進去
乳癌
NO
荷爾蒙的影響所引起
透明帶點乳白色
乳癌・乳管內乳頭瘤
有時帶點黃色、有時是茶褐色
皮膚乾燥・過敏性皮膚炎等
粗糙、搔癢
乳癌（佩吉特氏症）
破皮、有瘡痂
乳癌・淋巴腺的炎症
乳腺炎

乳癌

罹患乳癌的人數正在急速增加。所以要仔細診斷，記住早期發現、早期治療的原則。

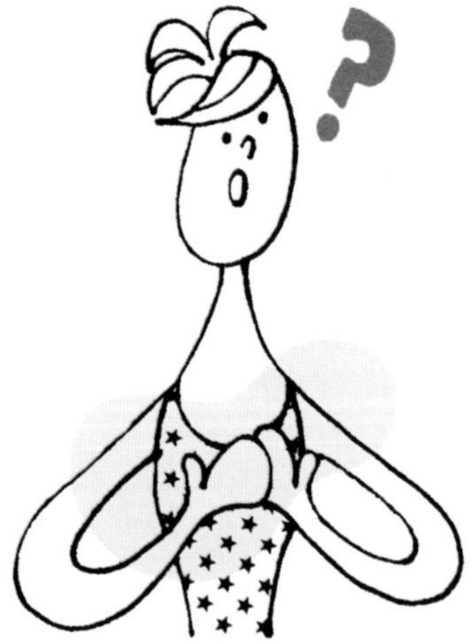

30歲以上發病率增加

乳癌跟其他癌症的差異點之一，是年輕的罹患者比較多。

一般而言，年紀越大越容易罹患癌症，只有乳癌不同，罹患者的高峰期是從三十歲開始，三十五歲以後急速增加，一直到四十歲。有的人覺得自己還年輕，根本不必擔心癌症，但是乳癌往往就像一顆突如其來的炸彈，讓人措手不及。

近幾年來，罹患乳癌的人有急速增加的傾向，根據財團法人癌症研究振興財團的「癌症的統計」指出，二十五年來罹患癌症的人，足足增加了一倍。

乳癌產生的原因至今還不明確，可能與遺傳有些關係，不過大多數是受女性荷爾蒙影響所致。另外也有報導指出，趨向西化的飲食習慣，乳製品攝取量增多，也是造成乳癌發生率提高的原因之一，因為乳脂肪中的膽固醇，會促使濾泡激素分泌過剩引發乳癌。

也就是說，飲食習慣的西化越是快速，乳癌的發生率就會像歐美地區，越來越高。

罹患乳癌風險性高的人

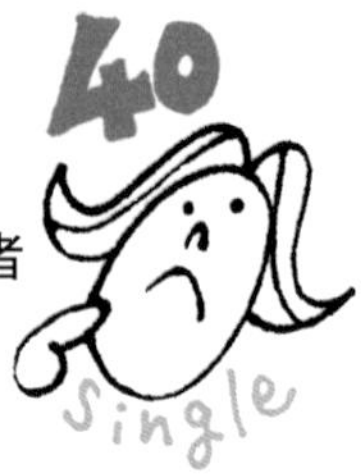

- 四十歲以上未婚者
- 初經很早、停經很晚者

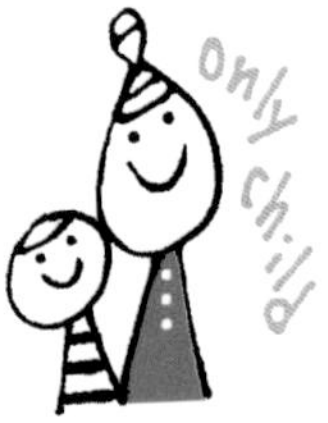

- 無生產經驗者或是生產次數少的人
- 沒有哺乳經驗者
- 高齡產婦

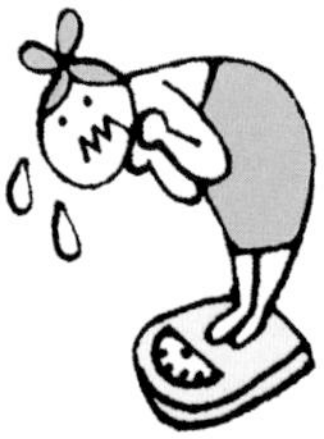

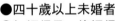

- 母親或姐妹之中有罹患乳癌者
- 肥胖者

但是，根據統計數字會發現，不符合這些條件的人也不少，所以不要因為不符合上述所列的條件，就掉以輕心。

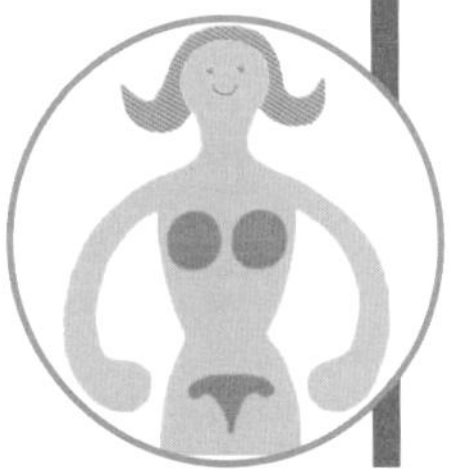

無疼痛感的腫塊或乳頭濕疹

乳癌是乳腺中出現的惡性腫瘤，自覺症狀中，最常見的是觸摸到、不感覺疼痛的腫塊。按壓時，會覺得乳房內似乎有小石塊在裡頭，有凹凸不平粗硬的感覺。

這個腫塊會慢慢地越來越大，還會拉扯乳房週圍的組織，使乳房表面出現凹洞、皺摺、乳頭凹陷等等，從乳房外表就能發覺此異狀。如果病症惡化的話，皮膚就會出現潰瘍，乳頭甚至會有出血或異常分泌的現象。

依乳癌發生的部位可大概分成為下列幾個類型，最多的是在母乳通道至乳管所出現的乳管癌，佔全部乳癌的百分之九十。其他還有在製造母乳的腺胞產生的小葉癌，與乳頭上出現類似濕疹的佩吉特氏症等等這幾個類型。

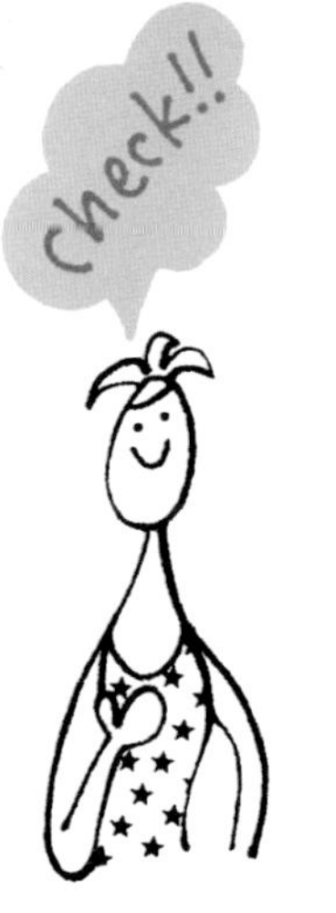

早期發現的話，九成左右的人都能夠治癒

乳癌的檢查有：視診、觸診、乳房X光攝影（Mammography高密度的乳房X光檢查）、超音波檢查等方式。用這些影像診斷的方式，可以檢查出腫塊屬於惡性或是良性，若要更確實地診斷，則可以進一步使用細胞診斷。「細胞診斷」是用針刺入腫塊的部分吸取出細胞，再檢查癌細胞是否存在的方法。

若有必要，還可以使用所謂的切片檢查，取出腫塊的部分組織再做仔細檢查。

近來的切片生檢也變得比較容易進行了。

發現自己乳房上有腫塊，任誰都會因為「會不會是乳癌？」的陰影而大受打擊。不過，並非所有出現於乳房上的腫塊都是乳癌。九成左右的腫塊都是乳腺症一類的疾病，與癌症沒有關係。

另外，萬一真的是乳癌，也不必太過絕望。沒錯，罹患乳癌的人數的確是不斷攀升，但並不表示死亡率也一定提高。

事實上，只要在乳癌早期發現的話，透過妥善的治療，九成以上的人都可以痊癒。所以，跟其他的癌症相比，乳癌算是痊癒率相當高的癌症。

早期發現，對乳癌的治癒率來說真的非常重要。因此，平常沒事就應該自己仔細地觸摸檢查，看看自己乳房有沒有異常的狀況出現。

經常聽到有人說，乳癌是唯一可以自己發現的癌症。事實上根據統計也指出，在乳癌患者中，經由檢診發現病情的人還不滿一成，而九成以上的患者，都是自己發覺到乳房的異狀。除了觸摸到有腫塊之外，也有不少人是因為乳房有繃脹感、或是有類似石頭一顆顆滾動等等跟平常不一樣的怪異感覺，才到醫院接受檢查，進而發現罹患乳癌的。

所以，女性應該養成定期檢查的習慣，一個月中最好訂一天作為檢查日，然後依照八十八頁的檢查表來進行檢查。如果這樣還覺得麻煩的話，就在淋浴的時候，手上抹抹肥皂，將併攏的五指指腹以乳房為中心，往鎖骨、胸骨、腋下的方向觸摸看看有無任何腫塊。若有任何與平時不同的感覺，可以到外發性乳腺疾病科或是外科，接受確實的檢查。只要早一點發現，妳就會體認到，乳癌並沒有想像中的那麼可怕。

乳房的自我診斷

如果早期發現乳癌，有九成左右的人可以治癒，因此平常就該養成觸摸檢查自己乳房的習慣，這對身為女性的你是一件非常重要的事情。

如果能夠確實做到，即使乳房只有稍微的變化，也可以提早發覺與平常不一樣的地方，這就是所謂的「Breast Care」乳房關懷。

女性過了二十歲以後，最好能養成一個月做一次乳房自我檢查的好習慣，在月經結束後的一週內進行就可以了。已經停經的人，可以把自己的生日也同時訂為乳房檢查日。

如果覺得上半身裸露、平躺下來的自我檢查診療方式很麻煩，不妨試著在每天淋浴或是洗完澡之後，或趁著早上淋浴的時候，養成簡單觸摸乳房的習慣。

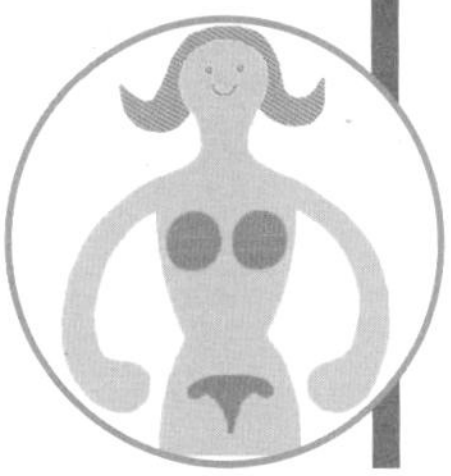

照著鏡子來做檢查

洗完澡之後照著鏡子來做乳房的檢查吧！

❶身體採取兩手放鬆自然下垂的姿勢，開始檢查下列部位。
- 左右兩邊乳房的大小、形狀有沒有任何變化？
- 左右乳頭的朝向有沒有一致？
- 乳房有沒有凹洞或皺摺、腫大的現象？

❷採取兩手叉腰或是兩手彎曲交握置於頭部後方的姿勢，將胸部前挺，用力使肌肉呈現緊張狀態，檢查相同的部位。

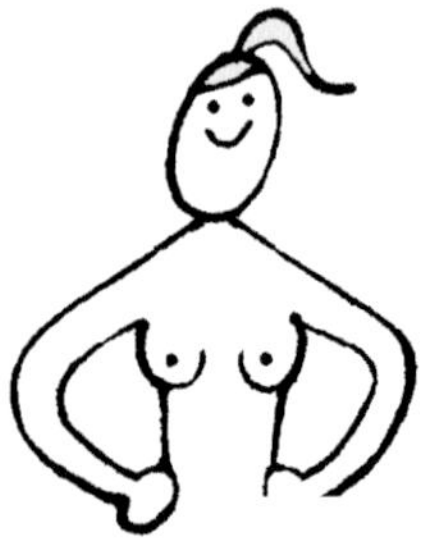

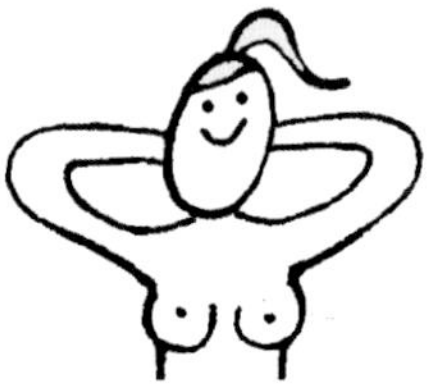

❸最後捏捏看左右乳頭，檢查是否出現分泌物。

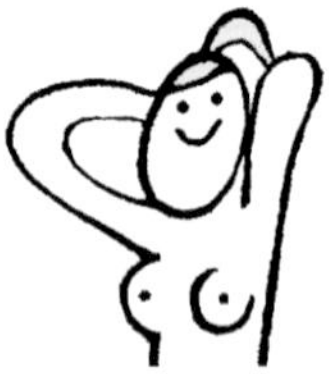

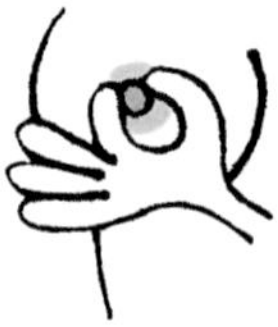

Point

全面檢查方式

乳腺的範圍很廣，上至鎖骨、下至肋骨都是觸摸的範圍。所以要以內側的胸骨為正中心，檢查到外側的腋下為止，以畫圈圈或縱橫交錯平行線的方式做觸摸檢查。

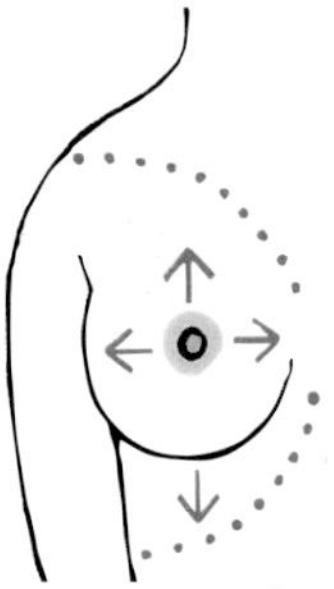

用四隻手指檢查

檢查的訣竅是將四隻手指併攏，指腹緊貼在乳房上慢慢地滑動。如果用手指抓住乳房，浮溢出現的乳腺，很容易會被誤認為是腫塊。除了檢查乳房表面，也可以用稍強的力道觸壓肋骨處，檢查看看深處有沒有像小石頭般的腫塊。

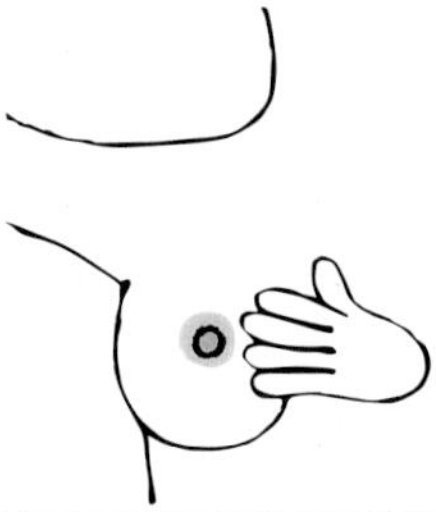

●觸摸檢查

仰面平躺用手觸摸看看，若是乳房比較大的人，
可將摺疊好的毛巾墊在準備要檢查那側的肩膀下，讓乳房成為攤平擴開的狀態。

❶伸長手臂置於頭部底下，另一手手併攏，以指從乳房半邊向身體內側滑動，觸摸檢查看看。

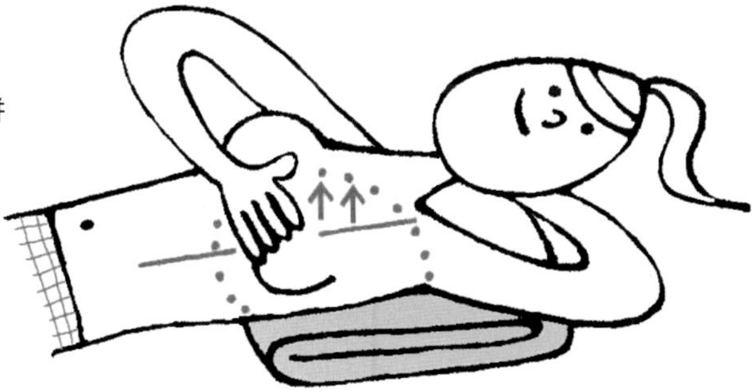

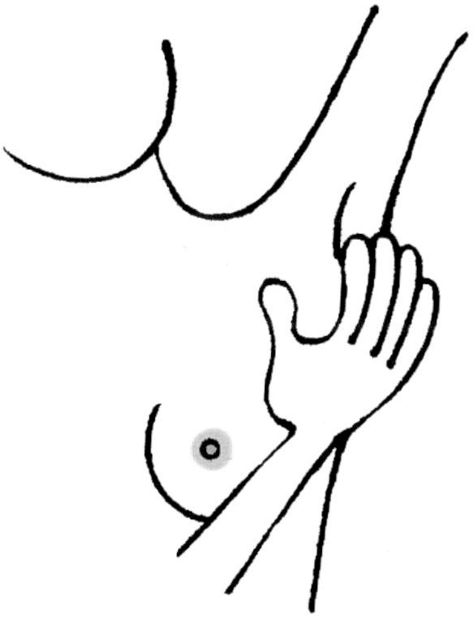

❷將置於頭部後方的手臂自然的放回原來位置，然後觸摸檢查乳房靠近身體外側的另外半邊。

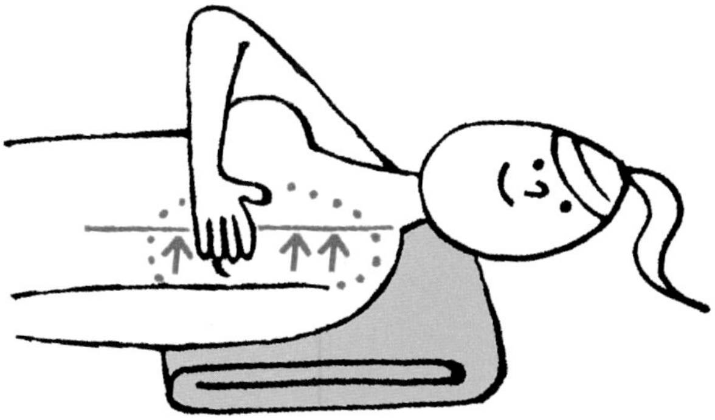

❸最後觸摸腋下，檢查淋巴腺是否有腫脹的現象。

養成每天檢查乳房的好習慣

●淋浴的時候，用塗抹肥皂、滑動性佳的手，觸摸乳房看看。

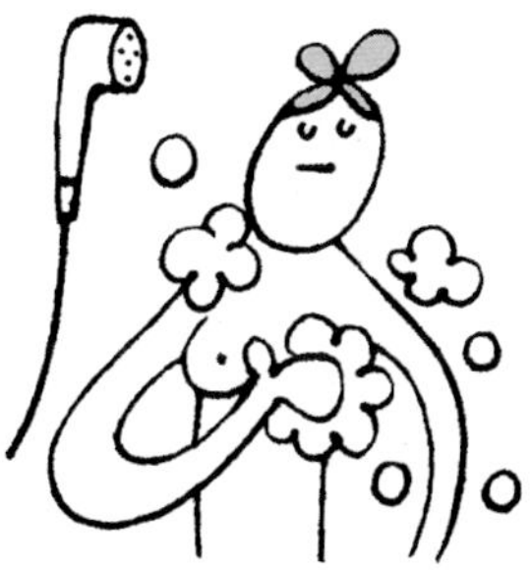

●早上穿戴胸罩的時候，將兩個乳房分別用手指指腹大力擠壓看看。

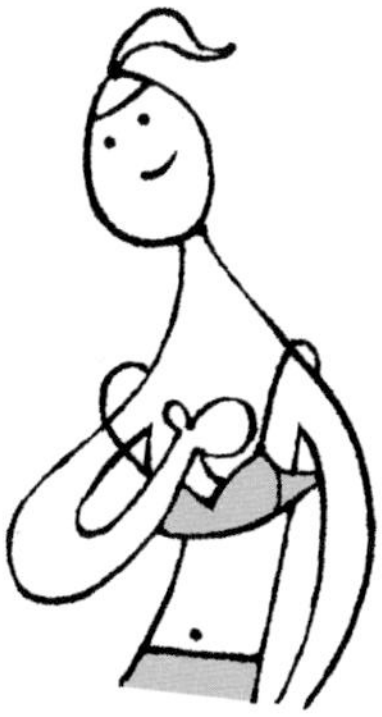

●脫下胸罩的時候，仔細檢查胸罩裡有沒有沾上黃色或褐色的漬痕。

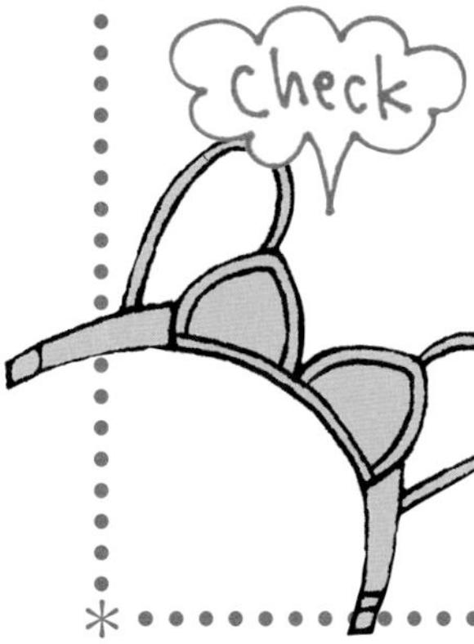

乳癌的治療法

選擇能夠理解且能接受的治療法

腫塊切除手術是治療乳癌的基本方法，手術後為了防止再度復發以及癌細胞的轉移，還要進行放射線療法；而使用抗癌劑化學療法，目的是要讓腫塊在手術前變小，並防止手術後癌細胞再度復發。

治療乳癌有三種手術方法：

1.根除型乳房切除術（Halsted手術）：不只切除乳房，連同內側的肌肉及下腋的淋巴腺一併切除。

2.單純性全乳房切除術：保留肌肉只切除乳房。

3.乳房保留手術：保留乳房只切除腫塊。

歐美方面，治療乳癌是以「乳房保留手術」為主流，而台灣選擇保留乳房手術的患者並不多，與美國高達七成乳癌患者保留乳房較明顯偏低。但最近希望進行乳房保留手術的人越來越多，不過還是須以癌症的種類作為判斷的依據，有時沒有其他選擇，就必須進行全面切除手術作為治療。

癌症在不同人身上的表現各有差異，需要接受手術時，有所謂的Second Opinion醫療第二意見諮詢，讓患者可以參考其他醫師的意見，然後再選擇一個自己能夠理解並願意接受的治療方法。

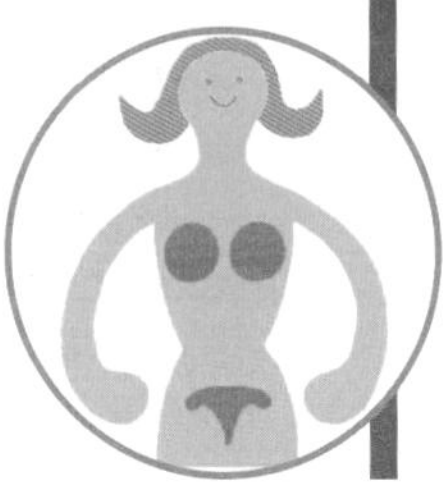

根除型乳房切除術（Halsted手術）

將乳房幾乎全部切除的一種手術，但現在幾乎已經不再使用了。

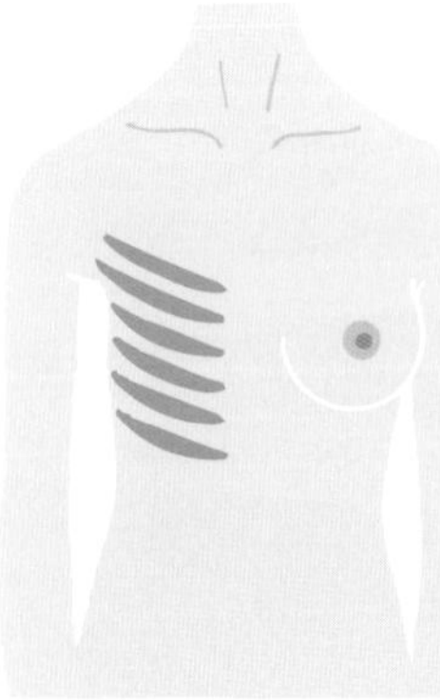

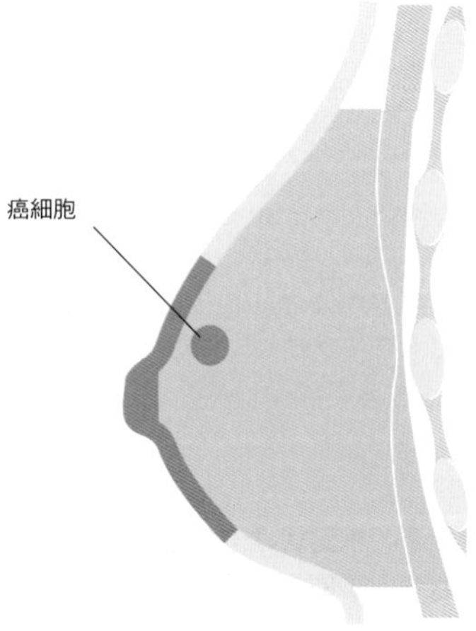

不只是乳房，連乳房底下的大胸肌、小胸肌，還有腋下的淋巴腺全部切除。以前要治療乳癌，幾乎都進行這種手術。

癌細胞切除的範圍大，再復發的可能性會比較低，所以才會考慮進行這種手術。但是，手術後手臂會出現浮腫、無法動彈等等的後遺症，還會因為整個乳房被切除露出整個肋骨，導致心理上的痛苦，所以這類手術現在幾乎不再進行了。

乳房保留手術

保留乳房，只切除腫塊的部分，但再復發的可能性很高。

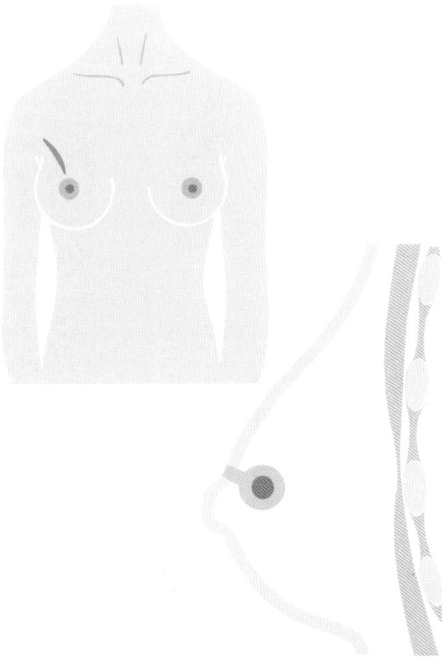

為了要保留乳房只切除腫塊的部分，進行這種手術時，為防止復發，須在手術後合併進行放射線療法。

切除的方法有很多種，包括乳腺全部切除留下皮膚與乳頭的方法，或用摘除的方式只將腫塊的部分切除，還有一種稱為四分之一切除法，像切蛋糕般將圓形的乳房只切除四分之一等多種方法。不過各種乳房保留手術切除法不盡相同，即使用四分之一切除法也不見得能夠保存乳房原來的形狀。

與大幅度切除的根除型乳房切除術（Halsted手術）相比，乳房保留手術再復發性比較高，所以手術後須進行放射線治療以降低復發率。復發後再次進行乳房切除手術的存活率，與進行前切除手術的患者相同，所以有許多人為了減輕手術後各方面的負擔，希望進行乳房保留手術。

但腫塊比較大、癌細胞生長範圍較廣且有好幾個腫塊，或罹患非浸潤性乳癌，癌細胞在乳管中擴散型乳癌的人，即使狀況不嚴重，也無法進行乳房保留手術，必須將乳房整個切除才行。

單純性全乳房切除術

切除乳房而保留胸肌，較適合在意外觀或擔心復發的人。

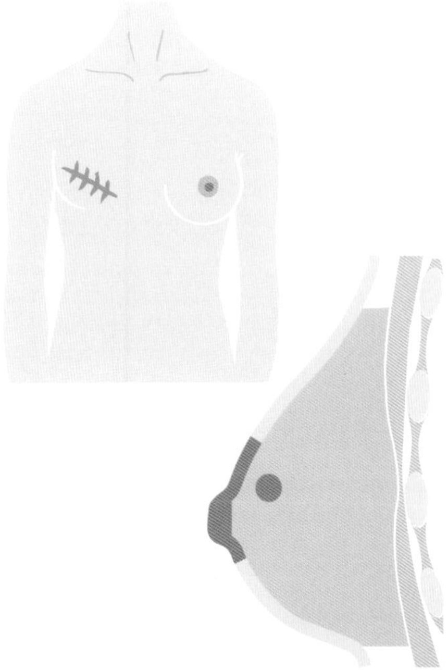

這是一種切除乳房及腋下的淋巴腺，而保留胸肌的手術。不像根除型乳房切除術切除後會露出肋骨，手術後遺症也比較少，不過還是會出現手臂動作不靈活、浮腫、麻痺等現象。因為整個乳房都被切除所以不必擔心再度復發，不過癌細胞有可能在切除部位的傷口復發。另外，乳房畢竟已經切除，即使沒有露出肋骨，還是會有美觀問題與心理建設的困擾。

聽取醫師說明時需要確認的幾個重點

●建議進行哪一種手術？
●不同方法的優點與缺點？
●還有其他的治療方法嗎？
●手術後，外表看起來如何？
●手術後，會出現什麼後遺症？

乳癌手術後的關懷

即使做完手術，治療也還未結束

接受乳癌手術的住院天數各不相同，單純性全乳房切除術約兩週左右，乳房保留手術大概一週。

手術結束之後並不代表治療就已經結束。即使用手術將乳房及腫塊切除，但是癌細胞還沒有完全根除。因此，出院後為了預防癌細胞復發或轉移，還必須整合其他方法繼續進行治療。這些方法包括放射線療法、抗癌劑藥物療法、荷爾蒙療法等多種治療法。

除了上述的治療方法，手術後的復健治療也必須共同進行，不可忽略。

為了避免造成手臂活動力變差的後遺症，最好從早期就開始進行復健治療。復健大概進行一、兩個月左右，手臂的活動力就可以恢復到不影響日平常生活的狀態了。

選擇自己能夠理解並願意接受的治療法

面對癌症病患，難免會面臨是否要告知病情的問題。由於考慮到對患者本身的精神打擊，有時患者的親人會選擇不告知患者病情。但像是乳癌或子宮癌、卵巢癌等跟女性生殖有關的癌症，選擇告知通常不會成為問題，除了會告知患者本人之外，還會讓患者自由選擇治療的方法。

若罹患的是乳癌，情況更明顯，因為有沒有保留乳房差別很大。如果患者本人在還沒有充分瞭解某種治療法的各項優點之前就做出決定，事後很可能會非常後悔。

接受乳癌手術後十年間再復發的可能性非常高，所以才會有乳癌手術後十年才能完全治癒的這種說法。要跟這類不易根除的「長命型」癌症和平相處，沒有其他訣竅，除了與醫師之間建立信賴關係之外，更要選擇一個自己認為「這個的確不錯」的治療法。

乳癌相關機構

- 中華民國乳癌病友協會
  http://nbca.womenweb.org.tw/default.asp
- 中華民國婦癌醫學會
  http://www.vghtpe.gov.tw/~go/index.htm
- 台灣婦科腫瘤醫學會
  http://www.tago.org.tw/
- 財團法人乳癌防治基金會
  http://www.breastcf.org.tw/
- 乳房腫瘤關懷團體・彰化基督教醫院
  http://www.cch.org.tw/
- 台灣醫學會
  http://fma.mc.ntu.edu.tw/medicial_data/taiwan01.htm
- 乳癌學術研究基金會
  http://www.breast.org.tw/main.asp
- 奇美醫院乳房篩檢中心
  http://www.chimei.org.tw/page05/department/7699/9017_4.htm
- 台灣癌症臨床研究發展基金會
  http://www.vghtpe.gov.tw/~tcfund/frame.htm
- 財團法人天主教康泰醫療教育基金會
  http://www.kungtai.org.tw/

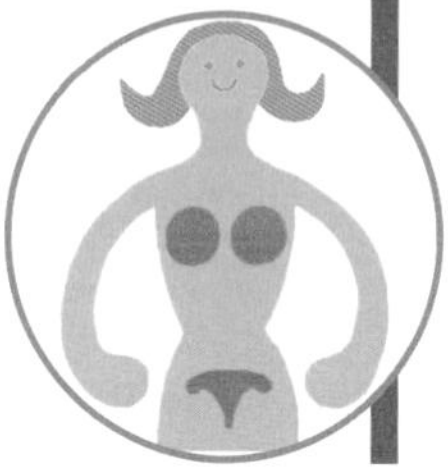

放射線治療法

讓復發率降低百分之二十至三十

進行乳房保留手術後，一定要進行放射線治療法。因為在保留乳房的情況下，沒切除乾淨的癌細胞四處殘留的可能性很高，所以必須利用放射線遏止癌細胞的成長。

外科醫師進行手術，而放射線治療法則是由放射線科醫師進行。實際進行的療程，約是手術後兩個月內，在五週中合計做二十五次左右的照射治療，住院或是往返醫院都可以進行。

進行放射線治療會有的副作用，包括稍微容易感到疲倦、皮膚顏色變紅或變黑、有搔癢感等，不過絕大部分的症狀會在幾個月後消失，恢復正常。

與其他的癌症相比，放射線對於乳癌治療的效果特別好。研究指出，與沒做放射線治療的患者相比，經治療的患者乳房內的癌細胞復發率下降了百分之二十至三十。

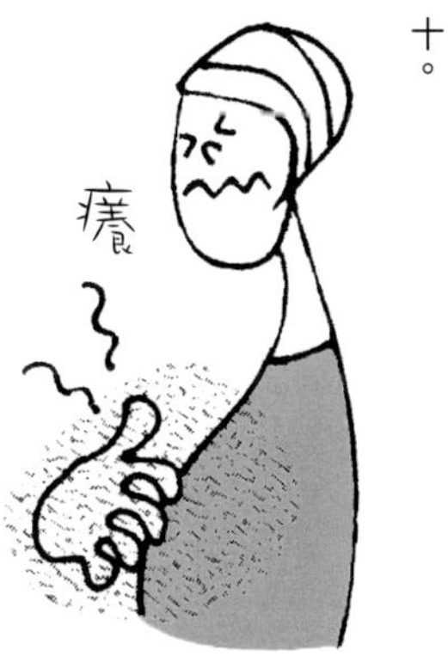

抗癌劑藥物療法

會出現掉髮、頭痛等副作用

抗癌劑是抑制癌細胞成長，破壞癌細胞的藥劑。抗癌劑藥物療法的目的，是將手術前可能會在體內四處游移的細微癌細胞給予打擊，抑制它的復發性並將腫塊縮小，讓手術容易進行。另外，為了防止乳癌復發，在手術後也會一起進行放射線療法。

抗癌劑會單一使用，同時也會進行複數抗癌劑與注射或點滴式的雞尾酒療法。

不過抗癌劑不只攻擊癌細胞，正常的細胞也會連帶受到影響。因此，依據治療內容以及持續時間的差異，患者會出現掉髮、噁心、反胃、頭痛等強烈的副作用症狀。

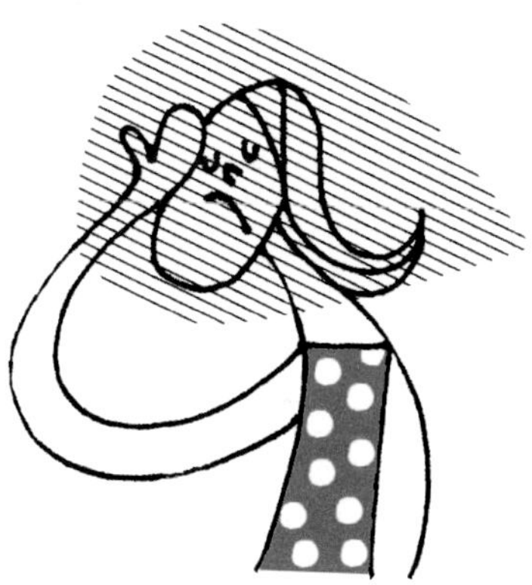

荷爾蒙療法

達到影響濾泡荷爾蒙作用

有研究指出，乳癌與女性荷爾蒙有密切的關係，事實上，濾泡荷爾蒙的動情激素的確有可能促使癌細胞發育。

因此，可以將手術切除的乳癌組織做切片檢查，如果確定罹患的乳癌類型是受到動情激素的影響，可以使用藥物來影響動情激素的作用，這個方式便是荷爾蒙療法。

使用抗動情激素藥劑會有頭昏及臉潮紅的副作用，也會出現類似更年期障礙的不正常出血現象。另外，罹患血栓症及子宮體癌的患者使用這類藥劑的風險性也會比較高。

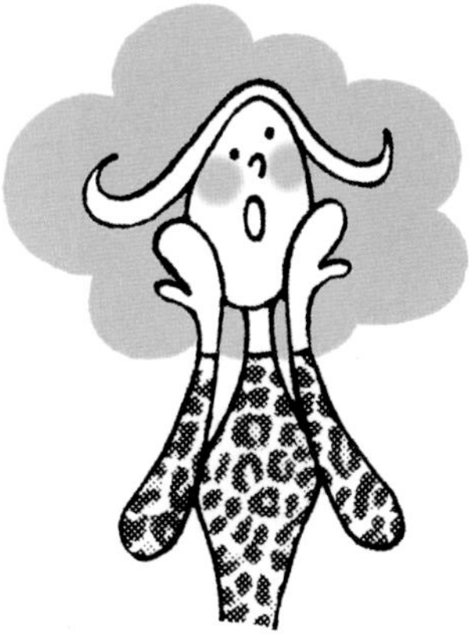

乳房常見的四種疾病

乳腺症

最具代表性的乳腺疾病，主要症狀是乳房上出現的腫塊

乳腺疾病中最具代表性的就是乳腺症。好發於三十歲~五十歲左右的女性身上。乳房上的腫塊是主要症狀，單邊乳房或是雙邊乳房上會出現大小不一、數量頗多的腫塊。用手指壓壓看，會發覺腫塊與周邊組織界線不清，具有彈性、表面呈現凹凸不平。

腫塊在月經來前會變大，月經結束後會變小，乳房也會伴隨出現繃脹及疼痛的現象。

有許多人自己發現腫塊時會認為是乳癌而感到不安，其實絕大部分這類情況都是乳腺症。乳腺症是良性腫塊引起，不會由乳腺症轉移成乳癌。不過，也有乳癌與乳腺症合併出現的病例，像這類狀況就要小心注意了。

產生乳腺症主要是荷爾蒙失調、紊亂，尤其是動情激素分泌過多造成的影響。

一般使用觸診、超音波檢查、乳房造影等方式診斷乳腺症，如果症狀不是非常嚴重，就不必特別做治療。有強烈疼痛感時可以服用荷爾蒙劑或中藥來減輕疼痛。

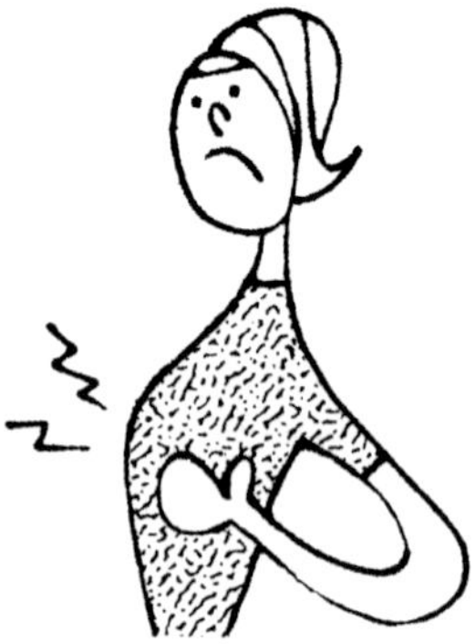

囊腫

積存液體的良性腫塊

在乳房上長出內部積存液體的良性腫塊就是囊腫，特徵是沒有疼痛感、表面摸起來光滑。

由於與乳腺症發病時一併出現，所以也可以把它當作是乳腺症症狀的一部分，就算不理它也沒有太大的問題，如果仍舊很在意，可以用針筒將裡面的液體抽取出來。

乳腺纖維腺腫

乳房的良性腫塊

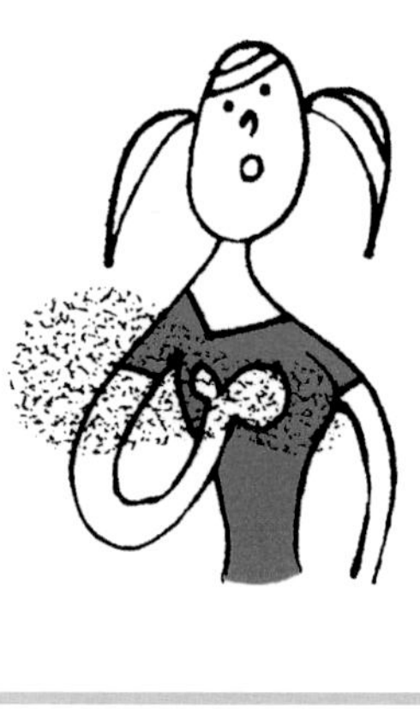

這是一種好發於十五~三十歲左右年輕女性乳房上的良性腫塊，產生乳腺纖維腺腫的主要原因，是製造乳腺的纖維組織與腺組織增生所引起。這一種表面光滑、堅硬有彈性的腫塊，以黃豆到鵪鶉蛋般大小的居多，數量有時候只有一個，有時候也會出現好幾個，並不會出現疼痛的感覺。

只要經過檢查就可以知道，這種腫塊與癌症沒有關係。一公分以下的腫塊就沒有特別的問題，只要觀察一陣子就可以了。如果有慢慢開始長大的情況，最好利用手術將它切除。這是一個簡單的小手術，把皮膚切開二、三公分，將腫塊取出而已，狀況不嚴重，不需要住院治療。

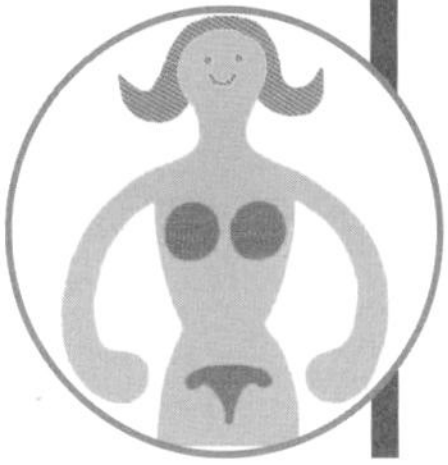

乳腺炎

代表性症狀是生產後因為乳汁阻塞乳腺引起的發炎

這是乳腺引起發炎症狀的疾病，有急性症狀與慢性症狀的區別。急性乳腺炎又分為急性滯留性乳腺炎、急性化膿性乳腺炎兩種類型。

急性滯留性乳腺炎是生產後因為乳汁阻塞乳腺引起的發炎症狀，好發於第一次生產的女性。生產後乳汁被大量製造出來，但是運送乳汁的乳管卻沒有充分打開，加上新生兒還不太會吸吮乳汁，所以大量的乳汁便會累積在乳腺中。結果造成乳房出現發硬、紅腫、發熱、觸摸時十分疼痛的發炎現象。

治療的先決條件就是讓瘀積的乳汁順暢地排出來。將乳房熱敷再施以按摩，乳管便會打開，使乳汁容易流出。還有一個辦法就是忍住疼痛讓小嬰兒吸吮乳汁，然後在哺乳結束以後，使用吸乳器將剩餘的乳汁全部吸取出來，讓乳房中沒有殘餘任何一滴乳汁，這也是預防乳腺炎的方法之一。

另外一種急性化膿乳腺炎，是乳房中因為葡萄球菌及鏈球菌等細菌侵入引起感染的發炎症狀。有時惡化的急性滯留性乳腺炎會轉變成急性化膿乳腺炎。這是因為小嬰兒咬破乳頭，細菌從乳頭傷口侵入而引起發炎的現象。

急性化膿乳腺炎的發炎症狀遠比急性滯留性乳腺炎來的嚴重，不但會發高燒還會伴隨出現惡寒、顫抖等症狀，乳房也會出現嚴重的紅腫疼痛，嚴重時連乳汁都會夾雜著膿液及血液。

如果出現這種情況，首先要停止哺乳，使用吸乳器等工具將瘀積的乳汁吸出，然後用貼布或冰敷等方式，讓乳房消熱降溫。若有高燒現象則服用抗生素或消炎劑，通常治療急性化膿乳腺炎約一～二週就可以痊癒。

為了預防罹患急性乳腺炎，產婦應該避免乳汁累積阻塞，乳頭若有傷口要及早治療，經常清潔防止細菌感染，這些都是非常重要的事情。

慢性乳腺炎是非產褥期引起的乳腺炎，如果急性化膿乳腺炎沒有好好治療就會轉變為慢性乳腺炎，這是跟哺乳毫無關係的疾病。其症狀不會比急性乳腺炎嚴重，如果出現疼痛及紅腫現象可以服用抗生素治療。

乳房的變化以及因懷孕而引起的變化

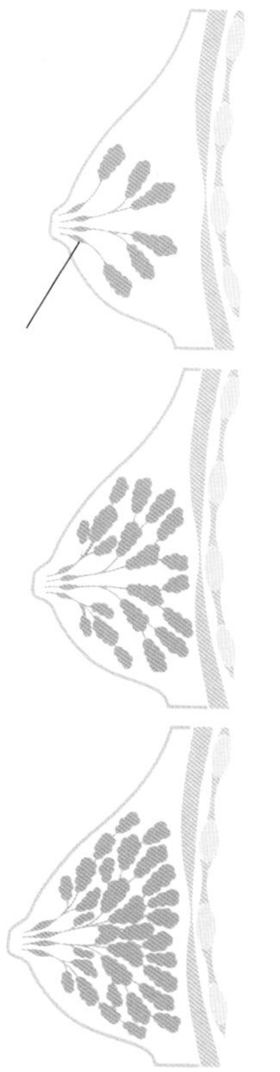

●沒有懷孕時
乳管是正常的粗細

●懷孕時
乳管開始分枝，
乳腺小葉更加發達
開始囤積初乳。

●哺乳時
乳汁開始大量分泌，
乳房內部都被乳腺佔據了。

子宮・卵巢疾病自我檢查

CHART

子宮與卵巢出現問題

不正常的出血現象是子宮發出的預警徵兆，可不要忽略了。卵巢的問題比較不容易發覺，要盡最大努力做好定期的檢診。

無初期症狀，只能靠檢診來發現病症。

不正常出血 → 五十歲以上已經停經了 → **子宮內膜增生症**

下腹部出現腫塊 → **卵巢囊腫**（→120頁）

●腫塊柔軟
●變大時會有壓迫感
●下腹部疼痛、腰痛、排便痛

下腹部出現腫塊 → **子宮肌瘤**（→106頁）

經痛・經量過多・不正常出血・性交疼痛 → **子宮肌瘤**

經痛・經量過多・不正常出血・性交疼痛 → 不孕・容易流產 → **子宮內膜症**（→98頁）

巧克力囊腫

經痛・經量過多・不正常出血・性交疼痛 → **子宮腺筋症**（→99頁）

子宮腺筋症大部分會合併肌瘤及內膜症出現。症狀與肌瘤類似，有腺筋症時經痛會很劇烈，主要症狀是月經過多。

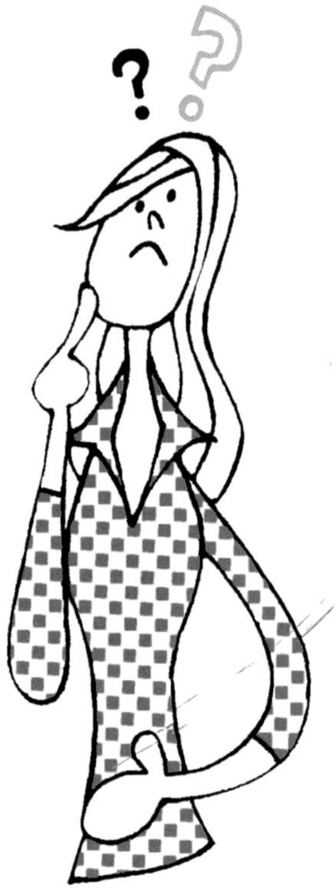

卵巢癌（→122頁）

因動情激素分泌過剩所引起，風險因子與子宮體癌相同。因為是所謂的「沉默臟器」，若有症狀出現時，應該立即接受檢診。

病症加重時

- 便祕
- 頻尿
- 腹脹
- 腰圍變粗

子宮頸癌（→114頁）

人類乳突狀瘤病毒是起因，年輕時性交次數多的人、與多數男子擁有性愛關係的人、懷孕、生育次數多的人容易罹患此症。就算年紀還輕但是風險高的人也應該儘早接受檢診。

病症加重時

- 性交時不正常的出血
- 分泌物增加
- 下腹部疼痛
- 血尿
- 血便

容易合併罹患子宮體癌
- 肥胖
- 糖尿病
- 高血壓

子宮體癌（→114頁）

因動情激素分泌過剩引起的月經不順、無排卵性不孕症者、無懷孕、生育經驗的人容易罹患此症。若發現有不正常出血現象時盡快到醫院接受診療。

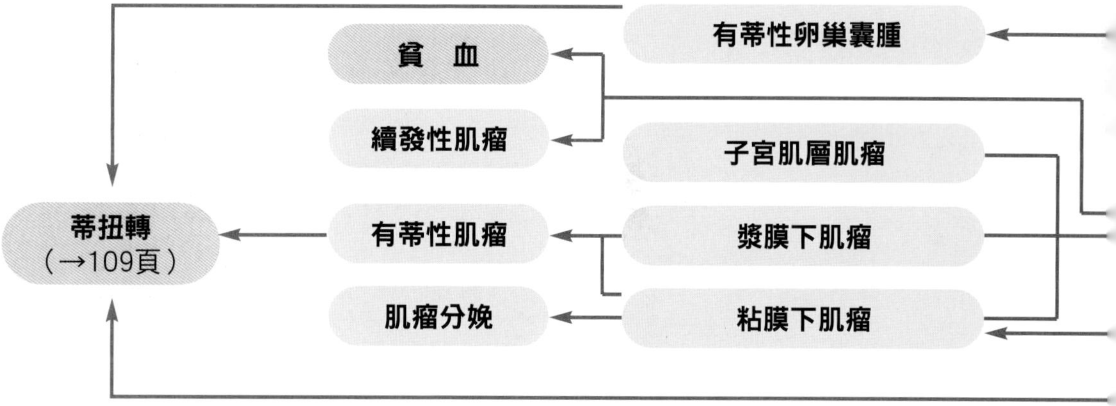

子宮內膜異位症

有月經的女性，十人中有一人會因子宮內膜異位症而苦惱。想征服它的話，須先徹底了解它。

子宮內膜容易附著到其他部位，且增生快速

子宮內膜是指覆蓋在子宮內側的一層膜，這個內膜會配合每個月的月經週期，依女性荷爾蒙的作用增生成肥大柔軟的狀態。這是為了讓受精卵著床所做的事前準備，如果沒有受精，就會自動剝落形成所謂的月經。

子宮內膜如果一直安分地待在原本位置，發揮應有的作用，就不會出現任何問題。但很令人頭痛的是，它卻會跑到子宮腔以外的地方，像飛散的火花般四處增生，例如子宮肌層或卵巢、輸卵管、子宮周圍、腹膜、腸管、膀胱…等，甚至連肺部、肋膜、腹膜、肚臍等這些地方也會出現異位的子宮內膜。有些女性竟在月經來時出現血痰，經過檢查後才發覺是位在肺臟的子宮內膜異位引起的，這種病例真令人覺得不可異議。

最容易發生子宮內膜異位的位置是腹膜、直腸與子宮之間的道格拉斯凹陷（Douglas pouch）、卵巢等地方，其各自的病名為腹膜病變、道格拉斯凹陷病變、巧克力囊腫等等。

為什麼子宮內膜組織會跑到子宮腔以外的地方呢？這是個到現在還未解開的「謎」。原因眾說紛紜，有「腹腔內的漿膜產生變化成為子宮內膜」的說法，有「經血逆流所造成」的解釋，還有「子宮內膜藉由淋巴液及血液被移植到他處」、「直接跑進去子宮肌層」等等的推論，但是到現在還無法確定究竟哪一種才正確。最近還有一種講法認為，免疫機能衰退與子宮內膜異位的關係非常密切。

就像是分公司與總公司的關係

打個比方來說，如果原來的子宮內膜是總公司，移轉到別處的子宮內膜就是分公司。分公司與總公司幾乎是以完全相同的制度進行活動，一旦卵子沒有受精，異位的子宮內膜也一樣會自動剝落形成月經。也就是說，移轉過去的每一個部位，都會出現迷你型月經。

但是這些月經血液卻沒有排出體外的出口，再加上月經每個月都會產生，因此老

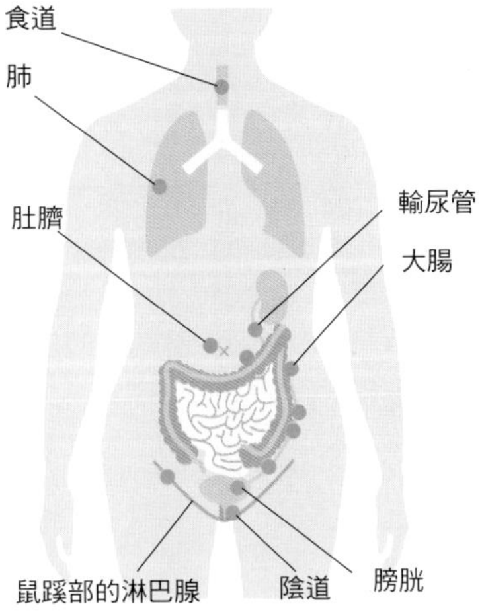

有可能發生子宮內膜症的地方

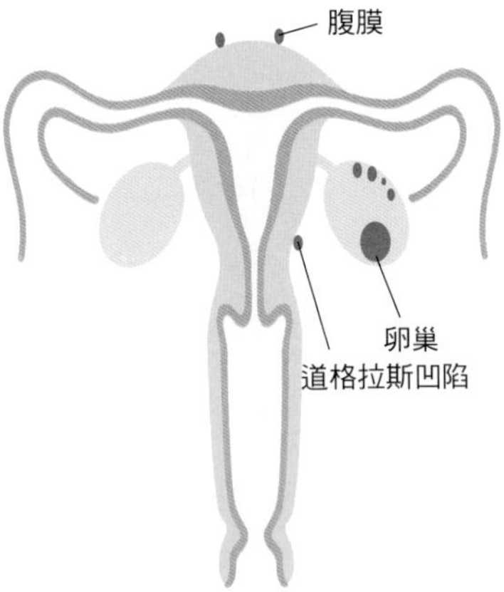

有可能發生子宮內膜症的地方

舊的血液就一次次囤積在身體裡，變成大大小小的血塊或囊腫了。

最具代表性的就是腹膜病變與卵巢的巧克力囊腫，血腫瘤或囊腫破裂後具有沾黏周遭臟器的特徵。另外，四處亂竄的內膜在每次月經剝落時，也會在剝落的傷口部分引起沾黏現象。沾黏的情況若是擴大，有可能造成不孕。還有一點值得注意，內膜剝落的傷口，幾次以後便會結成粗硬的瘡痂，會導致疼痛及不舒服感。

目前為止，子宮內膜組織跑到子宮腔以外的地方增生、成長，引起許多痛苦的疾病，統稱為「子宮內膜異位症」。但最近產科婦人科學會提出，將應該發生在子宮肌層裡的「子宮腺肌症」卻發生在骨盤外其他臟器上的情況，特別命名為「腹腔外子宮內膜異位症」，也就是把它由子宮內膜異位症中獨立出來，成為另外一種疾病。

因此嚴格來說，所謂的子宮內膜異位症應該是指「除了子宮腔及子宮肌層以外，在骨盤內（卵巢、輸卵管、骨盤腹膜等）所發生的疾病」。不過，因為都是子宮內膜異位所引起的疾病，就這一點而言，不管是「子宮腺肌症」、「子宮內膜異位症」、「腹腔外子宮內膜異位症」，一般還是都被看成是狀況類似的同類疾病。

因爲晚婚化・少子化所以有逐漸增多的傾向

子宮內膜異位症是一種與月經關係密切的疾病，所以月經次數愈多，發病率也就愈高。近年來，在初經年齡降低、女性晚婚的因素下，無懷孕經驗的年輕族群中罹患子宮內膜異位症的人急速增加。同時因為孩子生得少，更增加了女性月經的次數。專家認為今後的子宮內膜異位症患者會有愈來愈多的趨勢。

現在有月經的女性中，每十個人就會有一個人罹患子宮內膜異位症。有許多人抱持著「只不過是個月經嘛！」的想法，對於經痛始終採取忍耐的態度。但過度忍耐子宮內膜異位症引起的疼痛與不適，不但會使症狀惡化，最後還可能演變成子宮或卵巢必須切除的嚴重情形。所以，不該輕忽這項疾病，應盡快到醫院接受檢查，徹底了解自己身體的狀況。

很遺憾的，這個疾病只能使用根治療法（子宮切除術），而尚有月經時也很難完全治妥，是一種治癒後容易復發的疾病。因此要有長期抗戰的心理準備，來對付這種難纏的慢性疾病。

「子宮腺肌症」

「子宮腺肌症」的病名，最近廣為一般大眾所熟知。以往都稱它為「內在性子宮內膜異位症」，子宮內膜異位症也屬於這項疾病的一種。子宮內膜跑入子宮肌層中，配合月經週期，內膜在子宮肌層中反覆進行增生、剝落的動作，出血的部分會變硬，變得像如腫瘤一樣，病源也因此擴大開來，造成子宮逐漸腫起，使得子宮內膜也跟著擴大，容易引起月經過多或劇烈的經痛。以年齡層方面來說，好發於三十歲後半到四十歲左右有生育經驗的人。

「子宮腺肌症」與「子宮肌瘤」的性質、症狀十分類似，經痛較為嚴重是子宮腺肌症的主要特徵。與「子宮腺肌症」相比，「子宮肌瘤」子宮肥大的情形較為明顯，月經過多的症狀也比較嚴重。腺肌症很少單獨發病，大部分都跟內膜異位或肌瘤併發出現，因為病症重疊，所以很容易成為嚴重的疾病。

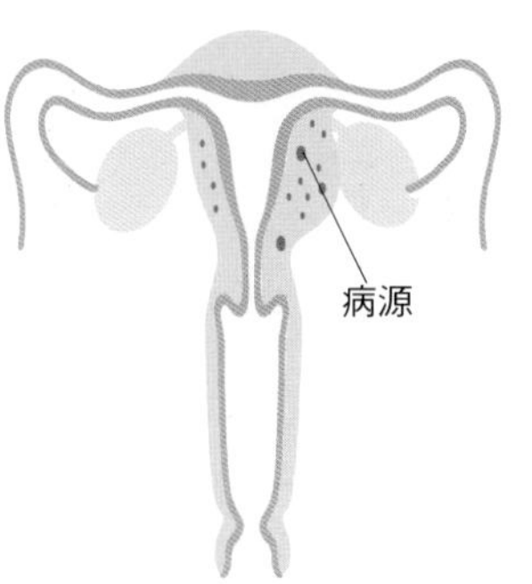

子宮內膜異位症的症狀

症狀依內膜發生的部位而有不同。早期發現早期治療，介紹下列九個重點當作確認的參考。

①月經痛

經痛越來越嚴重

跟以前比，每過一個月經痛的情形就越來越嚴重，此時就要注意了。即使疼痛的程度還能忍受，但是很可能已經罹患了子宮內膜異位症。

經痛是因為子宮劇烈收縮所引起的現象，而會引發異常收縮的是一種稱為前列腺素的物質。經痛劇烈的人，前列腺素濃度比較高，尤其罹患了「子宮腺肌症」更會導致前列腺素大量分泌。

②下腹部的疼痛

非月經時期下腹部也會疼痛

並非月經來潮，下腹部卻疼痛不堪，這種情況可能是沾黏所造成的。為了要治好子宮內膜剝落後所產生的傷口，身體的自我防衛機能會產生沾黏現象。如果出現沾黏，到處都會出現異常的痙攣現象，還會產生如撕扯般強烈的劇痛感。月經來的時候，經痛與痙攣重疊發生，當然會更加地疼痛難忍。卵巢中出現巧克力囊腫時也很容易引起沾黏現象，使下腹部、腰、背、大腿等部位出現疼痛。

③經血量增多

月經出血量異常得多

月經過多也可以說是子宮內膜異位症的其中一種症狀，另外，患有子宮腺肌症的人，出血量比一般內膜症還要多。子宮肌層中內膜反覆增生剝落造成腺肌症，因為子宮腫大使得內腔面積隨之擴張，子宮內膜變得更大，當然就易引起月經過多的現象。不但會拉長經期，經血中還會挾帶著凝結的血塊。

子宮內膜異位症、子宮腺肌症、子宮肌瘤這幾個疾病重疊併發的時候，大量出血的情況大概就像打開的水龍頭一般。

④不正常出血

月經以外的不正常出血

月經來前的二、三天前開始會有少量的出血現象，月經結束後也一定還會出血，衛生棉必須一直使用至少十天以上…，會出現這種上述的症狀。但是，月經與月經間排卵時的出血是一種被稱為排卵性出血的現象，所以不必過於擔心。

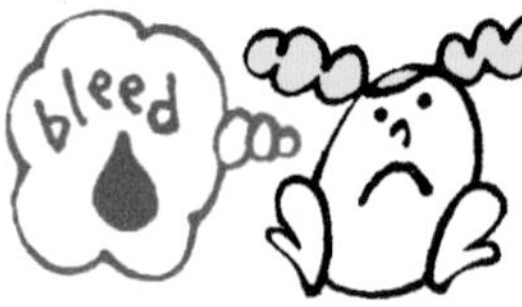

⑤性交疼痛

做愛時會有疼痛感

性交疼痛是子宮內膜異位症的代表性症狀之一，疼痛的原因是道格拉斯凹陷（直腸與子宮之間的凹陷部位）組織硬化，加上男性性器官的壓迫，會產生推擠般的疼痛感。當陰道深處產生劇烈的疼痛時，需要特別注意。

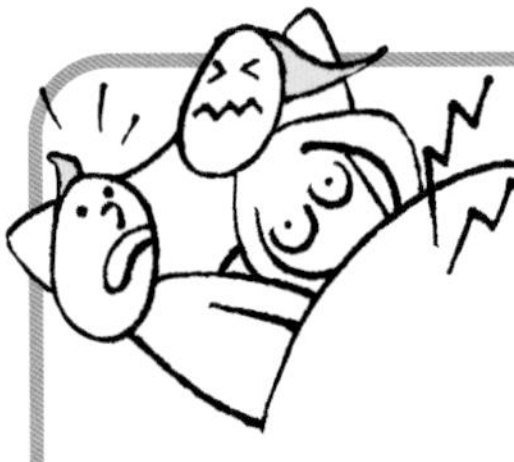

⑥肛門的疼痛

排便時肛門經常出現疼痛現象

如果在腸道中引起子宮內膜異位症，排便時就會因為受到強力的壓迫而疼痛不堪。這種疼痛很容易會被誤認為是痔瘡痛，疼痛的來源比痔瘡還要稍微深入一點是這個症狀的特徵。因為症狀跟直腸癌有些類似，所以最好去做個內視鏡檢查，鑑定一下是否得到癌症。

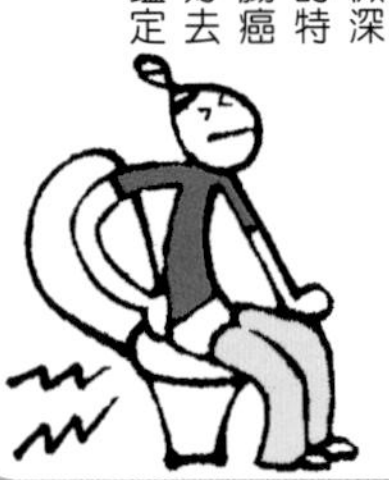

巧克力囊腫為什麼可怕？

卵巢內部如果發生了子宮內膜異位症，病源會製造出一個袋子，袋中會積存著血液。因為這些老舊血液的顏色像巧克力，所以被稱為巧克力囊腫。巧克力囊腫很容易與周圍組織產生沾黏，沾黏的程度越大經痛就越加劇烈。如果沾黏的情況加重，即使在非月經時期，也會引起下腹部的疼痛。

還有，因為巧克力囊腫會阻礙卵泡成長，也經常是引起不孕的原因之一。

更可怕的是巧克力囊腫還會引起卵巢蒂扭轉，那是種不知道什麼原因造成巧克力囊腫自轉一圈的現象，它會連接卵巢與子宮韌帶並與輸卵管扭結在一起，除了噁心反胃之外，還會引起強烈的劇痛感，有時還會使人陷入休克的狀態。

另外，巧克力囊腫也會發生自然破裂的現象，積存在卵巢中的老舊血液到處噴散在腹腔中，這項刺激也會引起腹部的劇烈疼痛。

使用藥物治療的效果並不明顯，多數的患者最後還是需要以手術治療（105頁），不過可以先觀察一下病症的演變情形再做決定。

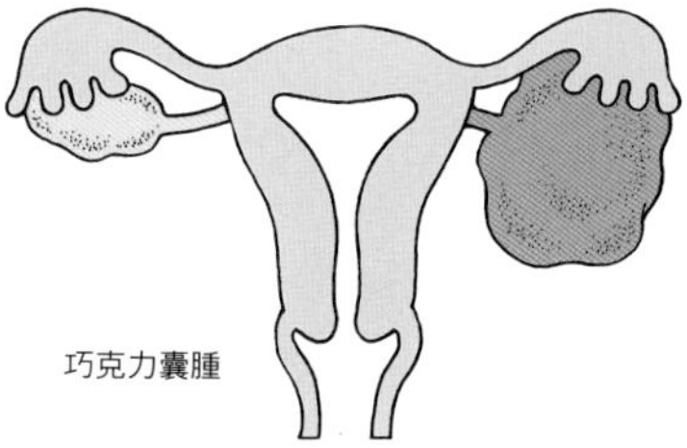

巧克力囊腫

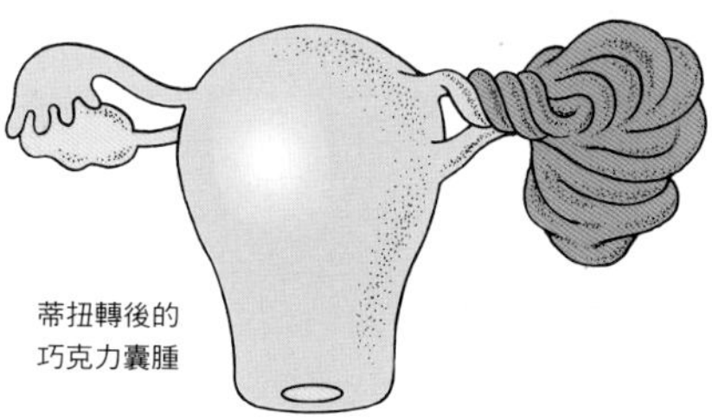

蒂扭轉後的巧克力囊腫

⑦腹部的膨脹感

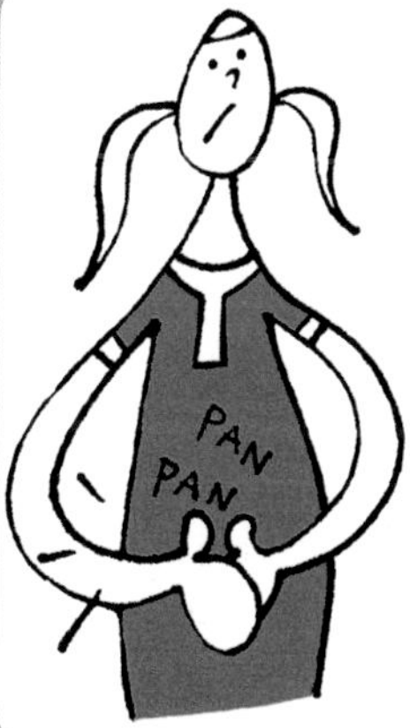

腹部會有膨脹感

月經前後各一週左右，腹部會感覺到膨脹。實際上腹部的膨脹並沒有像自己感覺般那麼大，不過如果身體裡有大型的巧克力囊腫，的確會讓肚子膨脹不少。

⑧不孕

很想要小孩卻遲遲無法懷孕

不孕也是子宮內膜異位症的症狀之一。有數據顯示，不孕的女性裡，三個人中居然就有一個患有子宮內膜異位症。

不孕與子宮內膜異位症的因果關係，至今尚未得到明確的證明。譬如說，輸卵管中若增生了子宮內膜，輸卵管就容易引起沾黏及阻塞的現象，這就是不孕或子宮外孕的原因。

另外，如果子宮肥大堅硬，受精卵便不容易著床。或是卵巢中有囊腫的話，會讓卵泡發育變差，使得懷孕無法成功。

⑨其他

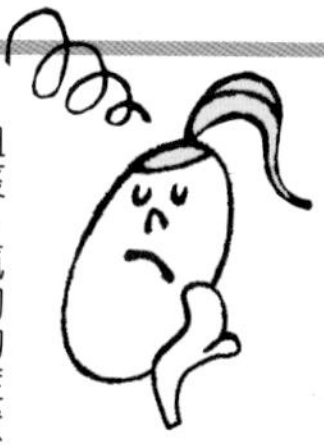

症狀隨著地點不同而有差異

在其他的症狀方面，會隨著內膜的移轉，而引發不同的症狀。如果跑到膀胱附近，就會引起頻尿、排尿疼痛的症狀。跑到肺臟，會出現血痰、氣胸的症狀。跑到直腸附近，會出現下痢、便祕症狀。有時也會出現發燒、噁心反胃的情形。奇怪的是，沾黏嚴重的子宮內膜異位症，有人卻完全不會出現症狀，一直到檢診時才發現自己竟罹患了異位症。疼痛的程度或症狀，在病況加重時的表現卻不見得相同，還真是個不可思議的疾病。

子宮內膜異位症的檢查

即使無法完全治癒，但仍有許多方法讓妳愉快地生活。仔細閱讀本篇，選擇最佳的治療方法吧！

詳細檢查，才能找到最適合自己的治療方法

擔心罹患子宮或卵巢疾病想要就診的時候，產科醫院並非是優先的選擇，最好是到以婦科疾病為中心，設有「外發性不孕症」門診的醫院就診較佳。

專門治療不孕症的醫院，對於可能造成不孕的子宮內膜異位症非常了解，臨床經驗也多，可以得到正確的診斷與適切的治療。「使用腹腔鏡進行檢查與手術」也是選擇的重點之一，如果能到這類醫院就診就更好了。

以改善不適症狀作爲治療重點

透過檢查知道診斷結果之後，便可決定治療方法。如果症狀輕微或者幾乎沒有症狀，也不急著懷孕的話，就不必使用積極的治療方法，只要定期接受診療，確認病情狀況就可以了。

子宮內膜異位症在月經週期，會不斷反覆地發作。去除風險且最符合實際的作法，是摘除子宮與左右兩邊的卵巢，藉此停止月經。

但是這種治療方法，對於以後想要懷孕生育的女性來說是絕不可行的，任何一位女性，對於進行手術摘除子宮或卵巢，總會遲疑，感到猶豫不決。所以治療子宮內膜異位症的重點，應該放在「清除病灶，改善不適感的對症治療法」。

子宮及卵巢的檢查

❶問診
醫師問診時會詢問許多項目，包括月經的狀態、經痛的程度、疼痛開始、結束的時間、有沒有性交疼痛、腰痛、有沒有流產或墮胎的經驗…等等。到醫院就診之前，可以先整理一份自己的生理資料，如果能帶基礎體溫表去更好。

❷觸診・直腸診
藉由觸診能夠了解子宮大小、軟硬度以及因為沾黏引起後屈等等的情形。直腸診則可以判斷瞭解道格拉斯凹陷的腫塊以及子宮後側到卵巢病變的狀況。

❸超音波檢查（Echo）
超音波檢查分為兩種，一種從腹部上方發送超音波，另一種從陰道發送的陰道超音波。特別是陰道超音波可以得到很清晰的影像，包括子宮大小、內膜異位的沾黏及硬痂、卵巢或輸卵管的病灶等等，還可以鑑定出腺肌症、肌瘤與癌症。

❹血液檢查
如果有大量出血的情形，可以檢查出有沒有貧血的現象。另外，利用一種稱為CA-125的腫瘤指數，可以檢查出有沒有子宮內膜異位症及子宮腺肌症。

❺MRI（核磁共振攝影診斷）
可拍攝骨盤的斷層照片，也可以查看身體裡面的狀況。從子宮或卵巢的扭轉狀況可以看出沾黏的程度。另外，MRI對於子宮腺肌症與肌肉層肌瘤的鑑別也非常精準。

★臨床診斷
由❶～❺的檢查結果所判別出的診斷稱為「臨床診斷」。臨床診斷對於是否罹患「子宮內膜異位症」具有很高的有效性。還有一種使用腹腔鏡檢查的「確認診斷」，可以百分之百確定是否罹患「子宮內膜異位症」。（參考下一頁）。

使用腹腔鏡檢查可確認病情

想要完全確認是否罹患了子宮內膜異位症，除了使用腹腔鏡檢查之外，似乎沒有其他的方法。

特別是伴侶有不孕的情況時，為了有助於懷孕成功，使用腹腔鏡的檢查，可以精準地確認出病灶的位置與狀態。另外，為了想保留將來還可以懷孕生子的生育能力，年輕的患者也可以使用這種方法來進行檢查。

腹腔鏡是內視鏡（Fiberscope光纖內視鏡）的一種，方式是全身麻醉之後，在腹部開一個小洞，然後將前端帶有鏡頭的內視鏡插入腹腔內進行檢查。一般腹腔鏡的直徑十分細微，大約只有五至十公厘而已，所以插入內視鏡時，也只需要開非常小的洞就可以了。

醫師可以將鏡頭拍攝的畫面傳回到螢幕上，直接看到腹腔內的狀況，以進行檢查，所以即使再小的病變也可以確實地掌握。如果檢查時，連手術器具也一起插入的話，可以同時進行剝除沾黏、切除病灶、雷射燒灼的第一線治療。

在歐美國家，內膜異位症百分之八十以上的患者都經由腹腔鏡來進行確認診斷，不過日本的普及率只有百分之十八。在日本，擁有腹腔鏡檢測這種高度技術的醫師不多，並不是每一家醫院都有能力來進行這種手術檢查。

台灣方面，目前還不是很普及，但大型醫院均有能力作此種手術，從事此手術者多以婦產科及婦科醫師比較多，像台大醫院在今年（2004）婦科手術約有百分之四十~五十是用腹腔鏡來完成的。

腹腔鏡手術可以辦到的事情

●高周波電流凝固

像腹膜病變一樣的細小病灶，可以使用電流熱力將它凝固作為治療。

●輸卵管通流

確認輸卵管是否暢通，並將卵管內清除乾淨。

●剝離沾黏

將沾黏狀況剝離。

●清洗腹腔

囊腫漏出的液體或血液會弄髒腹腔，使用生理食鹽水洗淨，可以減輕症狀，同時也比較容易懷孕。

●切除巧克力囊腫

如果是類似早期的切除手術（只摘除一部分病變部位），腹腔鏡手術也可以達到相同的效果。假使囊胞過大或沾黏情況太過嚴重，就必須進行剖腹手術。剖腹的時候，只需要在下腹部橫切開一條很小切開線，就可以進行手術了。

腹腔鏡檢查・手術的方法

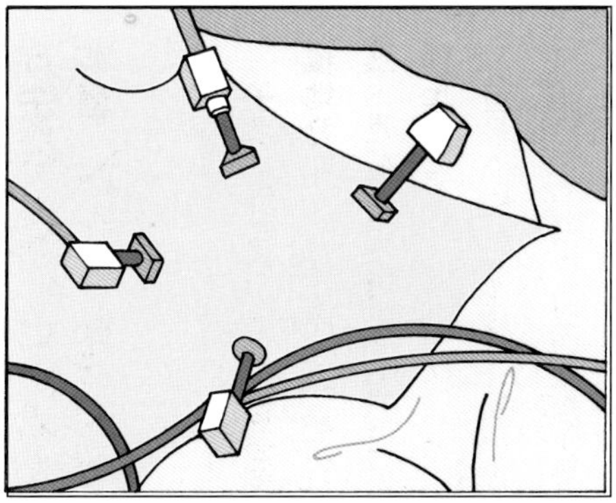
從肚臍下部將腹腔鏡插入，用三支鉗子就可以進行手術。

腹部內部

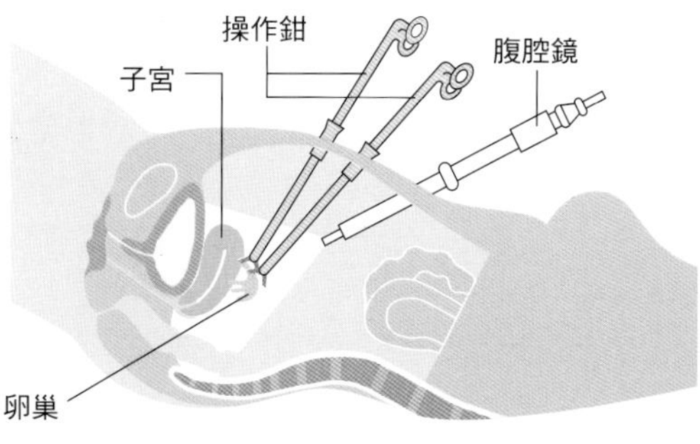

子宮內膜異位症的治療法

治療法是採用Case by Case的選擇方式。如果感到困惑，不妨聽取他人的意見作為參考。

1 觀察情況再做決定

有些在初期階段就被發現的子宮內膜異位症，不會馬上進行治療，而會先觀察情況，這就是所謂的觀察治療。

因為子宮內膜異位症並不是惡性腫瘤，如果沒有疼痛或不孕的症狀，就不會進行對身體造成負擔的治療，會暫時先觀察一陣子，然後再決定治療的方針。

雖然觀察治療沒有採取任何治療手段，但是它仍然是治療的一種方法，這與自己判斷後放置不理的情況全然不同。一旦被診斷為子宮內膜異位症，就要定期接受診察，因為在病情惡化前先行治療是整個療程中很重要的一環。

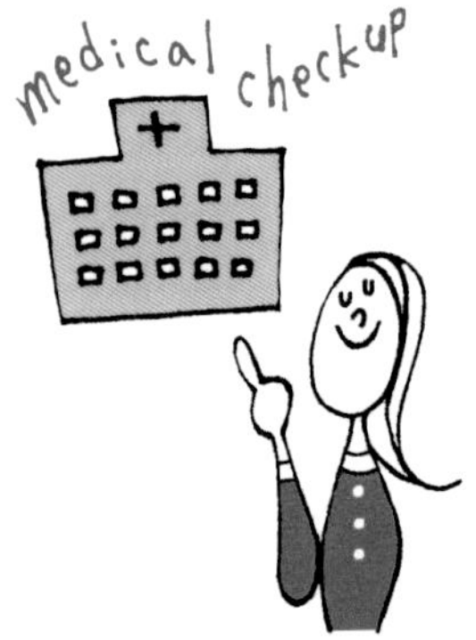

2 使用中藥或止痛劑來渡過難關

對於比較輕微的症狀，可以服用中藥或止痛劑來試試看。事實上，也有許多病例表示，疼痛減輕了，人也會變得比較輕鬆舒服。

中醫認為「瘀血」是造成經痛的原因，所以需要配合患者的體質開立「驅瘀血劑」的處方，供患者服用。實症的人使用「桂枝茯苓丸」，虛症的人可以使用「當歸芍藥散」等等。也使用如「核桃承氣湯」或「加味逍遙散」等多種藥方。如果想要嘗試純正的中醫治療，可以到對婦科疾病十分了解的中醫診所接受診斷，領取處方藥劑服用，這也是一個不錯的選擇。

在正確時機時服用止痛劑也具有很好的療效。比起忍痛到極點的時候才服藥，一開始感到疼痛時就提早服用止痛劑的效果更好。有些人對於過度服用止痛劑感到恐懼，不過這只在每月來經時服用一次而已，不必擔心會服用過度養成習慣。如果發覺止痛藥的效果降低了，不要隨意增加藥劑量，而要請醫師更換不同的藥劑。因為體質的關係，無法服用止痛藥的人，可以使用注射或坐藥的方式進行治療。

3 用荷爾蒙療法改善病狀

由於月經會引發內膜異位症發作。荷爾蒙療法是使用荷爾蒙劑以人工方式創造出無月經狀態，藉此改善症狀或抑制症狀加重的一種治療法。

女性只會在「停經」與「懷孕」這兩個時期停止月經，以人工方式創造出與這兩個時期相同狀態的治療法，稱為「假性停經療法」與「假性妊娠療法」。

如果女性快接近停經時期，就不必進行手術治療，只要偶爾服用荷爾蒙劑來緩和症狀，以類似停經狀態的方法，使病症不再出現就可以了。另外要特別注意的是，要經常確認骨質減少，這個副作用。最近也會看到合併使用一些中藥來創造假性停經狀態的治療方式。

（1）假性停經療法

使用荷爾蒙劑製造出暫時性停經狀態的一種方法。以使用一種稱為性腺促進激素加強藥劑（GnRH Agonist）的荷爾蒙為主。因為會產生骨質減少的副作用，因此手術前短期服用，會比起長時間持續服用要好。

●關於GnRH Agonist

GnRH Agonist可以抑制促使病灶增殖的濾泡荷爾蒙，暫時停止月經的活動。可以使用腦下垂底促性腺激素之抑制激素，例如藥名為「Buserelin」、「Nafarelin」藥名的

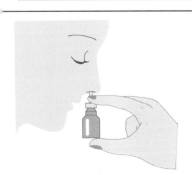

4 手術的目的是除去病灶

想要懷孕生子的人可以進行「保存性手術」

「使用對症療法或荷爾蒙療法進行治療，症狀卻一直沒有改善，想要早點有個小孩…不能再這樣下去了…」，如果有這種想法，建議利用手術將病灶除去。未婚、想懷孕生子的女性最適合這種重視生育力的「保存性手術」。這是保留子宮、至少留下單邊卵巢的手術。適合沾黏程度比較輕微或是病灶沒有擴大的人進行。

停經前的人可以進行「準根治手術」來保留卵巢

準根治手術指的是，切除子宮但至少留下單邊卵巢的手術方法。三十~四十歲前半段年齡層的人，與距離到停經前還有數年之久的人，如果將卵巢整個切除，會長時間持續出現卵巢缺失症狀（如更年期的症狀），對他們來說，儘可能設法保留住部分卵巢比較好。可以使用雷射燒灼來除去巧克力囊腫，保留住剩下的卵巢。不過，保留卵巢後，即使特地把子宮全部切除了，還是會出現子宮內膜異位症復發的現象，所以手術後的定期檢診則要特別重視及留意。

進行「根治手術」時「知情同意（Informed consent）」非常重要

病情嚴重又伴有子宮腺肌症的人，卵巢、輸卵管及腹腔內沾黏情況十分嚴重，經痛劇烈，藥物療法無效、馬上又復發、不需要生小孩的人等等，符合上列情況的患者，建議進行子宮與兩個卵巢全部摘除的根治手術。進行這種手術可以將患者由痛苦深淵中解救出來。但實際上，很少有病例需要進行根治手術，因為將子宮與卵巢全部摘除，需要相當大的決心，手術前必須先取得患者的Informed consent（說明與同意）。手術後因為會出現卵巢缺失症，所以也要進行荷爾蒙補充療法。

●根治手術與準根治手術的差別

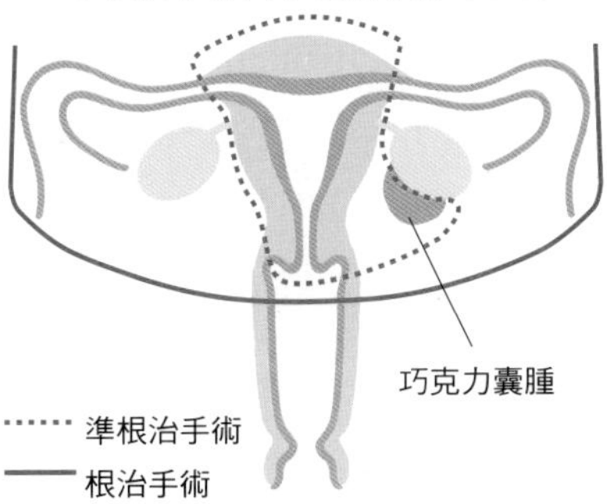

不需動刀剖腹，只用「腹腔鏡手術」就非常足夠了

手術有將腹部切開的剖腹手術，與在肚子上開個小洞插入腹腔鏡，在螢幕上觀看腹腔內情況並進行手術的腹腔鏡手術兩種。不管是哪一種，手術內容都相同，但是以傷口的大小及術後的疼痛情況來比較，對身體造成的負擔比較輕的腹腔鏡手術當然就成為主流。不過，腹腔鏡手術必須要有特殊的設備與技術，並不是任何一家醫院都能夠進行這項手術。

腹腔鏡手術可以辦到的事情

基本上可以辦得到與剖腹手術相同的工作，以下是它的主要工作。（詳細請參考102頁）

- 高周波電流凝固
- 輸卵管通流
- 剝離沾黏
- 清洗腹腔
- 切除巧克力囊腫

噴鼻藥噴在鼻子黏膜上。

另有一種名為「Leuprorelin（亮丙瑞林）」的注射藥劑，副作用與噴鼻藥相同，也會產生減低骨質的副作用。

通常將四~六個月作為一個治療進度，因為會有副作用，治療後半年必須暫停服藥。改善率高達百分之八十~九十，它的副作用，是會出現類似憂鬱症的更年期症狀，骨質也會減少百分之四~五。投藥六個月後暫停用藥，只要休息半年左右骨質減少的情況就會恢復，所以必須確實遵守用藥期與停藥期。

●也有使用男性荷爾蒙「Danazol（療得高）」藥品

在GnRH Agonist藥劑出現之前，治療子宮內膜異位主要使用名為Danazol的荷爾蒙劑。這是拮抗濾泡激素作用的類固醇製劑，是一種內服藥。使用三~六個月左右之後，必須要有半年左右的停藥期。這個藥劑不會出現更年期症狀及骨質減少的副作用，但是因為它屬於男性荷爾蒙系的荷爾蒙劑，服用時會出現像肥胖、長痘子、體毛茂密、腦栓塞、肝功能障礙等副作用，女性比較不喜歡服用。不過，與GnRH Agonist體質不合或是覺得Danazol（療得高）比較有效的人，較支持這種藥劑。

（2）假性妊娠療法

服用避孕藥等的口服避孕藥時，會停止排卵及月經，使得子宮內膜萎縮，症狀便會減輕。

子宮肌瘤

要做出切除子宮與否的正確判斷，一定要對典型的婦人病「子宮肌瘤」有正確的認識與概念。

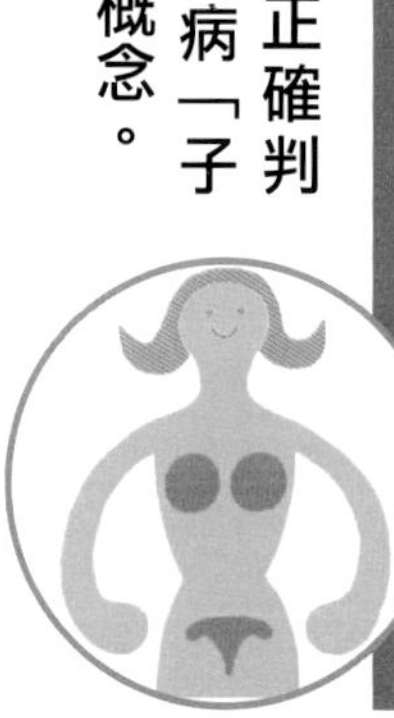

35~55歲的女性每五人就有一人罹患肌瘤

肌瘤就是子宮裡長出的良性腫瘤（子宮肌瘤），這是一種不會危及生命的疾病。不過腫瘤的特性各不相同，有良性腫瘤也有惡性腫瘤，當然也有那種安安靜靜待在妳的身體裡，即使變大也不會出現症狀，與妳共生一輩子，可以輕鬆相處的腫瘤。但是，依腫瘤大小與長出地點的不同，也有會引發不適症狀的腫瘤。有的會導致女性無法生育，或者必須動手術摘除全部子宮，所以絕對不能小看它們。有數據指出，身體裏有腫瘤的成人女性（包括小型的腫瘤）約有百分之三十的比率。我們無法得知這些腫瘤何時會發生暴動惡性化，所以應該要預先想好應付的對策才行。

近年來，初經年齡已經降低，十幾歲年齡層的人也會有肌瘤問題，不過主要的罹患者還是以中年女性為主。三十五歲~五十歲的女性佔罹患肌瘤人口的百分之八十，是發病率最高的族群。

肌瘤尺寸大小不一，有的像成人頭部一樣大，有的又像黃豆一樣小。在人體中的數量多少也不一定。有的是一個發育龐大的肌瘤，有的是在子宮四處隨意亂長的多發性肌瘤，數量有時還會多到十~二十個呢！

子宮肌瘤是大眾熟知的典型婦女病，但是它到底是如何形成，至今原因仍然不明。有一種比較有力的說法認為，女性身體中都存在著一個腫瘤芽，濾泡激素分泌過剩與腫瘤芽發育的關係密切；濾泡激素會使肌瘤細胞增生，並促進增生因子產生，而是否病發又與免疫力的強弱有緊密的關係。

事實上也真的是如此，因為在濾泡激素分泌最旺盛的中年時期，肌瘤會有頻發、增大的現象，而到了停經時則會有縮小化的傾向。

依出現的部位，肌瘤區分爲三種

雖然我們稱呼在子宮體部產發的肌瘤為「體部肌瘤」，在頸部發生的肌瘤為「頸部肌瘤」，不過，百分之九十~九十五的肌瘤都發生在體部。不同種類的肌瘤，疼痛感、症狀也有差異。還有一種會產生在許多地方的多發性肌瘤。

經過一段時間，肌瘤的外觀與組織也會改變

子宮肌瘤會因為時間更迭，引起外觀及與組織的變化，稱為「續發性變化」。「玻璃化變性」、「鈣化」、「紅色變性」、「脂肪變性」是其中幾種最具代表的變化。

①**玻璃化變性**：屬於柔軟型的肌瘤，因為血液循環障礙，變性成如玻璃一樣的堅硬。

②**鈣化（子宮結石）**：常見於停經後的女性肌瘤，因為血液循環障礙引起鈣質沉澱，肌瘤會變成像牙齒或骨頭一樣的堅

硬。

③紅色變性：肌瘤內引起出血現象，變色成紅褐色，這是懷孕中的肌瘤引起的急性變化。

④脂肪變性：肌瘤中積存了黃色脂肪。

肌瘤與肉腫是完全不同的腫塊

惡性腫瘍的肉腫與子宮肌瘤非常相似，兩種症狀在病況演變的最初階段，非常不容易區別。因此以前肉腫經常被誤解為肌瘤續發性變化的一種，因為肉腫成長變大的速度很快，現在已經可以判別肌瘤與肉腫是完全不同的腫塊。在二千個病例裡大概只有一個病例會出現子宮內發生腫塊的情形。

肌瘤的種類

❶肌肉層肌瘤

發生在子宮肌層之中，佔全部肌瘤種類的百分之七十，屬於最常見的肌瘤。大小尺寸不一，有的只有一個拳頭的大小，有的體積介於黃豆與雞蛋之間，卻長了許多個。肌瘤越小，越不會出現症狀，也不會有疼痛感，但是如果變大，就會妨礙子宮收縮，並導致月經過多。

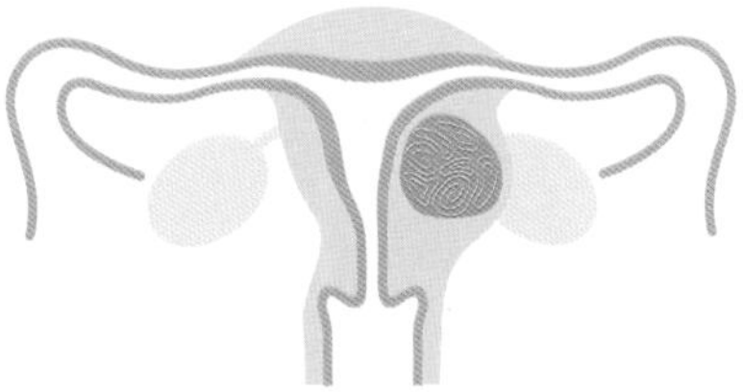

肌肉層肌瘤

❷漿膜下肌瘤

產生在子宮表面覆蓋的漿膜底下，是一種在子宮外側像腫塊般向外突出的肌瘤。其中有一種「有蒂性漿膜下肌瘤」外型長得像菇菌類植物還帶有蒂頭。有些只有一、二個，有些像是鈴鐺般一整串，有的則是粗粗大大的塊狀。因為它們不會引發症狀，所以是一種體型長得很龐大後才容易被發現的一種肌瘤。

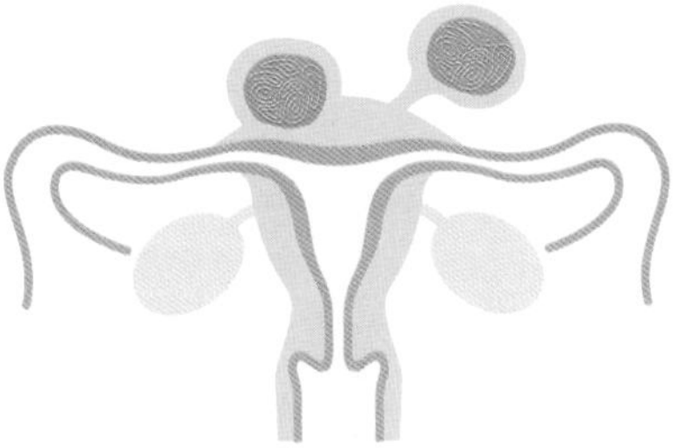

漿膜下肌瘤

❸粘膜下肌瘤

是一種朝向內部發育，從覆蓋著子宮壁的黏膜底下產生的肌瘤。這種肌瘤也帶有蒂頭，稱為有蒂性黏膜下肌瘤。肌瘤的蒂會像櫻桃般往下垂。肌瘤蒂如果發育得更長，肌瘤便會從子宮口垂落到陰道中，這個現象我們稱為「肌瘤分娩（Delivered Myoma）」。子宮判斷出肌瘤為異物時便會開始收縮，然後會像分娩胎兒般的將肌瘤排出子宮外。這種肌瘤在月經來時會導致不停出血，因為這樣造成貧血的病例還不少呢！

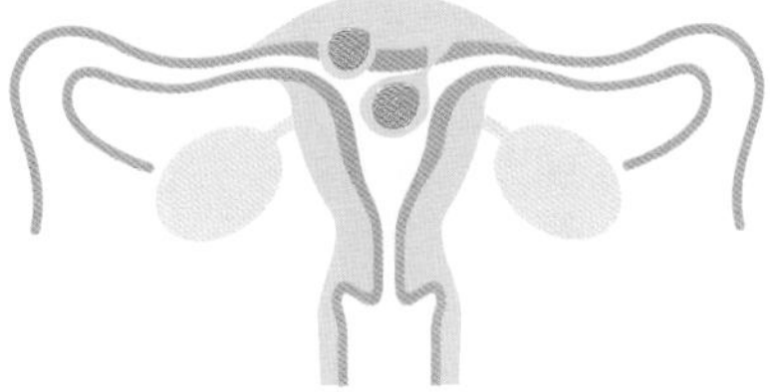

粘膜下肌瘤

●多發性肌瘤

在一個子宮中產生了許多不同種類、數量又多的肌瘤，特別將它稱為「多發性肌瘤」。這一類的肌瘤一般都混雜了三種肌瘤，更會長出十~二十個以上的腫瘤。不過肌瘤原本就是良性腫塊，不會像肉腫般惡化，所以並不會對生命造成威脅。

子宮肌瘤的症狀

月經過多、頻發性月經等，可能會引發貧血，要特別注意。而衛生棉的使用量突然增加時也要小心。

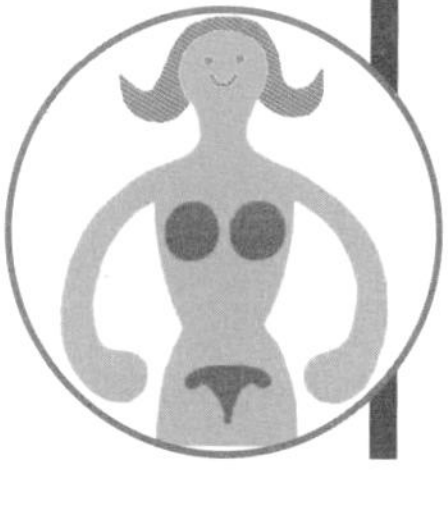

①月經過多

●肌瘤的代表性症狀

子宮肌瘤最多、最常見的症狀就是「月經過多」。月經過多是指月經週期正常，但是在月經來潮時出血量會異常增多，經期也隨之拉長（持續十天以上）的「月經過長」現象。另外，還有月經週期很短（一個月甚至有二、三次月經）的「頻發性月經」，多次月經總合的出血量也非常多。

因為肌瘤引起月經量多的原因，到目前為止還不清楚，不過有兩種有力的說明可供參考。

①因為肌瘤成長過大，妨礙了子宮收縮，所以無法停止經血。（肌肉層肌瘤符合這項條件）

②肌瘤在子宮裡突出長大，所以使子宮體變大，導致月經來時，剝落的內膜也隨之增加，而形成月經過多。（黏膜下肌瘤及肌肉層肌瘤符合這項條件）

不過漿膜下肌瘤幾乎不會壓迫子宮內腔，也不會改變子宮體的大小，因此肌瘤變大也不會出現月經過多的症狀。

●月經過多的標準

經血的量無法與別人比較，所以有些人不會發覺自己有月經過多的現象。不過若是墊了兩塊夜用型的衛生棉還會弄髒內褲、棉條與衛生棉併用也不敷使用、月經來時根本不敢外出等，有上述情況那就是明顯的月經過多。

另外，經血中夾雜類似豬肝的血塊（凝血塊）也可能是月經過多所造成的。經血經過一種酵素（纖維蛋白分解酵素）作用會變得與水相似，而容易排出體外。但是如果酵素的分解作用趕不及出血量，尚未分解的血塊就會夾雜在經血內一併排出體外。另外，子宮肌瘤也會在非月經時期引起不正常的出血現象。

②貧血

●因為出血量多而引起貧血

月經過多、不正常出血的情況長久持續下去的話，會造成慢性缺鐵性貧血。特別是粘膜下肌瘤，腫塊雖小但是會造成月經出血量大增，是一種很容易引發貧血的肌瘤。

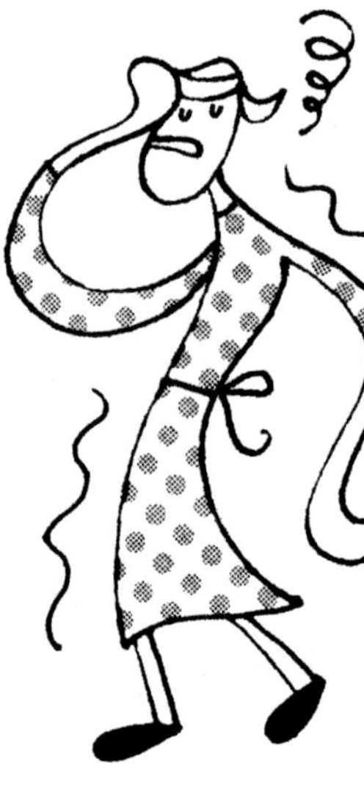

即使沒有肌瘤的問題，女性原本就容易因為月經的關係，而有輕微的貧血現象，肌瘤出血更會助長貧血的情形，對身體引發各種影響，如頭昏、蹲下起身時產生暈眩、倦怠感等等。如果症狀加重，心臟為了要讓血液循環變好，會自然地過度工作，此時對身體的不良影響就會出現。由此可見，肌瘤與這些狀態有很大的關聯。

③沒有非常嚴重的經痛

●一般經痛並不會那麼嚴重

如果因為肌瘤使肌肉層變厚，就會引起經痛，特別是粘膜下肌瘤更會引發劇烈的疼痛感。

不過一般肌瘤造成的經痛並不會非常嚴重，肌瘤會引起劇烈的經痛，通常都是因為併發了「子宮腺肌症」。

肌瘤使得分泌物增加，並出現水性分泌物造成的瘀血，就是劇烈經痛的主要原因。因為肌瘤壓迫了骨盤內的血管，使得血液循環變差，陰道瘀血使得分泌物增加。

另外，動情激素分泌過剩也會引發黏稠性的分泌物。黏膜下肌瘤若引起發炎，也會出現茶色的膿狀分泌物。

④下腹部膨脹

●下腹部膨脹，體型也變了

隨著肌瘤發育、子宮整體也一併變大，下腹部就會膨脹起來。平躺時摸摸腹部會有堅硬腫塊的感覺。特別是漿膜下肌瘤，如果長得比小嬰兒的頭還大，用手摸下腹部就會感覺到硬硬的腫塊，會明顯感覺到有膨脹感與腫瘤感。

⑤排尿、便時感覺到有異狀

●肌瘤壓迫子宮周圍

肌瘤使得子宮變大，也會一併壓迫到附近的臟器，直接影響到膀胱、尿道、直腸等器官。子宮壓迫到膀胱會造成頻尿，壓迫到尿道便會造成排尿時感到疼痛不適。便祕、排便疼痛也是因為子宮壓迫到直腸所引起的。另外，神經被壓迫、血液循環變差的話，就會出現不舒服的腰痛現象。

⑥不孕及流產

●肌瘤引起不孕的比率高達百分之二十五～三十

依據不同肌瘤產生的部位，有可能造成早產、流產，而且也常是不孕的原因之一。肌瘤患者發生不孕的比率高達百分之二十五～三十，如果兩年以上無法懷孕，非常有可能就是肌瘤所造成的。因為子宮內膜凹凸不平，受精卵不容易著床，即使著床了也很容易流產。

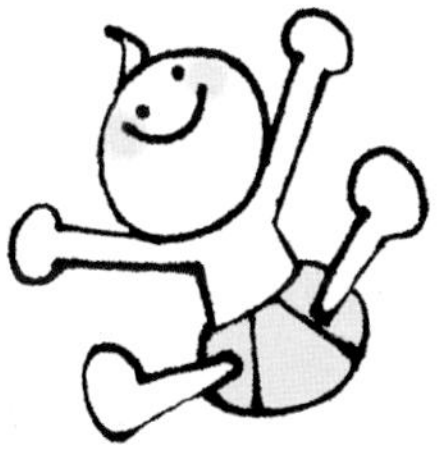

⑦蒂扭轉

●肌瘤長出的蒂發生扭轉

離開子宮，長出像菇菌類一樣蒂頭的肌瘤，有蒂性漿膜下肌瘤與有蒂性黏膜下肌瘤兩種，這種肌瘤最可怕的地方是會產生肌瘤的蒂扭轉現象。肌瘤因為一、二次的迴轉使得蒂頭扭結，會使人體出現噁心、嘔吐並伴隨著下腹部劇烈疼痛、血壓下降的症狀，有時還會失去意識。如果結在一起的部分因為血液循環停滯而形成壞死狀態，就必須進行手術將壞死組織的肌瘤或子宮切除。

⑧肌瘤分娩

●大量出血與劇烈疼痛

粘膜下肌瘤蒂如果長得太長，肌瘤便會從子宮口垂落到陰道中，這個現象稱為「肌瘤分娩」。子宮判別肌瘤是異物之後，便開始收縮將肌瘤排出子宮。這個時候，大部分都會出現大量出血、伴隨陣痛般的疼痛症狀，但是也有病例完全不會有疼痛感，彷彿只是經期拉長，完全沒有發覺身體出了問題。多數的病例都會因為大量出血導致貧血，所以當務之急便是先將貧血治療好，再進行手術治療。

子宮肌瘤的檢查

若只是良性的子宮肌瘤就有很多治療法可供選擇。由自己來決定能理解並願意接受的治療法吧！

針對各種症狀，必須進行的檢查也會不同

治療肌瘤首先要從檢查開始。問診、腹部觸診、內診、超音波檢查等等都是屬於基本檢查。

若是很大的肌瘤在觸診時就會發現了。利用觸診的方式可以檢查出子宮及卵巢的大小、有無肌瘤、位置、軟硬度、沾黏的程度等等，如果要進一步確認，可以進行超音波檢查（經由腹腔或經由陰道）。如果進行經由陰道的超音波檢查，可以精確的診斷出肌瘤本身變化的可能性，包括肌瘤與子宮腺肌症的辨別或是兩者是否合併為一等等的診斷。

肌瘤被發現以後，必要時可以再做一些補助檢查，透過像血液常規檢查、CT掃瞄、MRI（核磁共振攝影）、子宮輸卵管造影、子宮探針診（Sonde）、子宮內膜診等等的方法來進行檢查。MRI能夠確實掌握肌瘤與子宮腺肌症、子宮內膜異位症合併的狀況。

子宮肌瘤進行的檢查

●血液常規檢查（血球計算）

因為肌瘤引起貧血的問題，所以必須進行血液檢查。抽血後調查紅血球、白血球、血紅素的數值，有時候也會看情況檢查血清、鐵質。

●子宮輸卵管造影

以含有碘的造影劑由陰道注入子宮腔，再用X-光攝影骨盤的部分。這種檢查可以了解子宮腔的大小形狀的變化與卵巢的通暢狀況。對於鑑別黏膜下肌瘤與肌肉層肌瘤，或對想要找出不孕及容易流產原因的人，都是不可或缺的檢查方法。

●子宮鏡檢查

子宮鏡是一種類似胃鏡機械裝置，可以深入到子宮腔的細部直接觀察。對於粘膜下肌瘤與肌肉層肌瘤的鑑別是不可或缺的檢查法。有一種稱為「Hysteroscopy」的最新內視鏡，對於發現黏膜下肌瘤非常有效。另外，使用「硬性子宮鏡」，最適合用來觀察有蒂性黏膜下肌瘤的蒂頭變化情況。

●子宮探針診

將稱為「Sonde（探針）」金屬棒放入子宮中，只要檢查子宮腔的長深度、大小、朝向，就可以了解有沒有肌瘤或是辨別出肌瘤的種類。運用這種檢查方式，可以非常清楚地判別出黏膜下肌瘤。

●子宮內膜診

在檢查中將一種稱為「刮匙」的器具放進子宮，採取子宮內膜組織並加以檢查。可以區別出癌症等惡性腫瘤。

第二意見

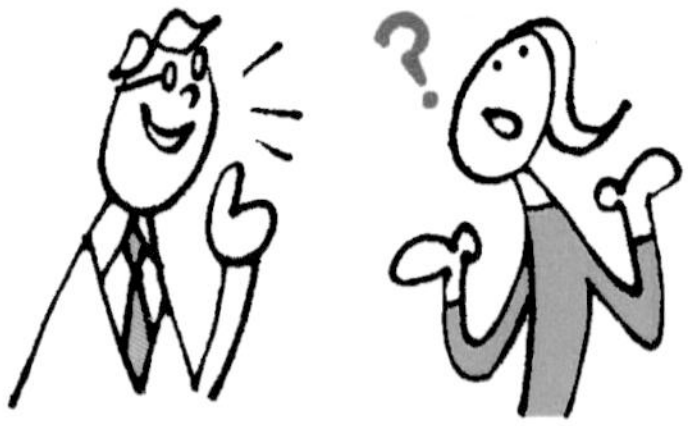

所謂的第二意見，是指除了正在進行診療的相關醫師之外，再參考其他醫師的診斷，然後再次討論哪一種治療法比較妥當。

對肌瘤診斷、檢查、手術的醫師說明無法理解接受的時候，可以去尋求第二意見當作參考。

在第二家醫院就診時，最好也要誠實地告知醫師，自己正在尋求醫療的第二意見。哪一家醫院的治療說明可以被自己充分理解，就選擇那家醫院繼續進行診斷與治療。

一旦決定要動手術，最好與伴侶一起聽取醫師的說明。肌瘤雖然不是會危及生命的疾病，不過這關係到男女之間的互動情形，所以讓伴侶也能夠理解並得到對方的支持，也是很重要的。

三種子宮肌瘤主要治療法

想要完全根治好子宮肌瘤，除了進行全摘除手術之外別無他法。雖然，這並不是會致人於死的疾病，但因為它發生在對女性來說非常重要的子宮上，所以先理解適合自己狀態的治療方法，最後再做選擇，是近年來的趨勢。建議女性患者在選擇治療方法之前，要充分瞭解自己的現狀，考慮清楚未來是否有懷孕生產的計畫，然後再與醫師好好的商量。

治療方法有觀察治療、藥物治療、手術治療三種類型。肌瘤不大的話，可以選擇觀察治療。如果不想進行手術，但是肌瘤卻長得很大而且症狀嚴重，可以使用荷爾蒙劑或者抑制症狀的止痛劑等藥物治療法。不過，藥物治療法對於抑制肌瘤的效果有限，最多也只能算是對症療法中一種。

在手術治療方面，依照摘除的方法分為兩種手術類型。一種是只摘除肌瘤保留子宮的「子宮肌瘤摘除術」，另外一種是將子宮全部切除的「子宮全摘除術」。當然如果進行全摘除手術，症狀會全部消失，不過也不可能懷孕、生產了。

子宮肌瘤的治療法

觀察治療

即使知道已經有了肌瘤，但是若有以下的狀況，不妨暫時先觀察再做決定。不過所謂的觀察並不是放著不管，必須每三個月接受一次診察，以確認肌瘤的狀態。

●肌瘤的尺寸大小比拳頭還小一些，月經過多、下腹部疼痛的症狀比較輕微。
●不久後有結婚、懷孕、生產的計畫。
●對日常生活沒有影響。
●在懷孕期間發現肌瘤。
●接近停經的年齡。
●有心臟病、糖尿病、高血壓、慢性腎臟炎、膠原病等併發症。

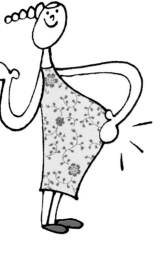

藥物療法

藥物治療是使用荷爾蒙劑促使女性荷爾蒙分泌減少，使子宮肌瘤變小的方法。另外也有使用中藥或止痛劑來減輕、緩和疼痛的做法。

1 想讓子宮肌瘤變小

Buserelin（腦下垂體拮抗體）療法（假性停經療法）

這是一種手術前的準備，或者為了減輕症狀所進行的荷爾蒙療法。為了在手術前將肌瘤縮小，從左右兩邊的鼻孔噴入藥霧。不過使用這種藥劑會出現類似更年期的副作用，所以必須要遵從醫師指示使用。

2 想要改善子宮肌瘤的症狀時

以對症療法的方式，對有貧血的人投予造血劑或鐵劑。有殘尿感、排尿痛的膀胱炎患者，如果症狀不停反覆發作，則投予抗菌劑，沒有膀胱炎的人則使用中藥處方治療，月經過多與經痛者也可使用中藥或止痛劑來改善症狀。

子宮肌瘤的手術

子宮肌瘤的復發率很高，如果決定進行手術，必須選對時機。

手術

手術分為子宮肌瘤摘除術以及單純性子宮全摘除術兩種。另外，摘除子宮也有兩種方式，一種是從陰道進行的陰道式手術，一種是藉由剖腹的腹部式手術。

如果有以下的狀況發生，醫師也會建議進行手術。

①已經生產完，而且肌瘤大到有嬰兒的頭部。

②月經過多或經痛劇烈，貧血狀況嚴重到連藥物跟飲食都無法治癒。

③肌瘤是引起不孕、流產、早產的原因。

④蒂扭轉引起壞死現象，疼痛到陷入休克狀態。

⑤肌瘤發生第二次變化，並會產生劇烈的疼痛。與大小無關，當肌瘤引起玻璃化變性、鈣化、紅色變性或是出現肌瘤分娩的現象時也應該進行手術。

「子宮肌瘤摘除術」

子宮可以保留，但復發率太高

這是只摘除肌瘤保留子宮的方法，對於想要懷孕生產的人來說，這是可供選擇的最後方法。近來，有許多已經生完小孩的人也採用這種摘除手術，不過如果肌瘤的百分之五十併發出現子宮腺肌症，摘出術會變得難以施行。還有，如果肉眼看不到的小小肌瘤芽孢多到摘都摘不完，即使做過手術，只要過個幾年就會再度復發，具有每三人就有一人復發的高比率。遇到這種情況，可以考慮暫時先進行應急的子宮肌瘤摘除術，而子宮全摘除術延後幾年再進行。

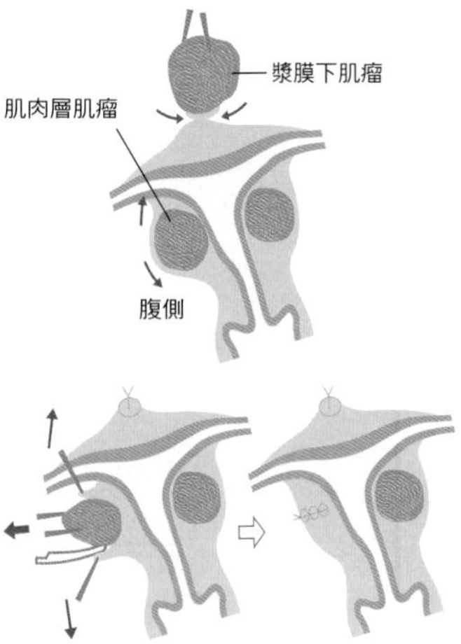

★子宮肌瘤摘除術的進行方法

肌肉層肌瘤的摘除方式，是將發生肌瘤的部分與子宮壁切開，使用線或是像拔紅酒軟木塞的螺旋狀器具將肌瘤往上拉起，慢慢的使肌瘤與子宮肌肉分離。

摘除黏膜下肌瘤也使用與肌肉層肌瘤一樣的分離方式，然後用雷射刀將其切除。有蒂性肌瘤則將蒂頭的部分用手術刀切除。

漿膜下肌瘤是將肌瘤往上拉起，儘可能在接近肌瘤的地方用手術刀將它切除，然後用會溶化的肉線縫合切口。

如果是多發性肌瘤，因為要將肌瘤一個一個切除，出血量也會比較多，所以必須要由技術十分熟練的醫師進行手術。

手術的方法

◆陰道式

不進行剖腹，而是利用腰椎麻醉使陰道伸展鬆弛，從陰道取出子宮的一種手術方式。肚皮上不會留下手術疤痕，恢復得也比較快。不過並不是所有的肌瘤都適合進行這種手術，如果是大型肌瘤就不易從陰道取出，必須將肌瘤切成數塊再慢慢取出。而有沾黏情況、子宮活動不良時也無法進行這種手術。

另外，在進行手術時因為可見範圍窄小，發生異常狀況時的對應處理也會比較困難，發生過在進行手術時，隨即變成剖腹式手術的病例，所以必須是具有純熟技術與豐富經驗的醫師，才適合進行這種手術。

◆腹部式

因為可以充分確認腹腔內的狀態，所以手術可以很確實的進行，也不必太擔心手術安全的問題。

進行剖腹時，有縱切開與橫切開兩種方式，縱切開較能順利地將腫瘤取出，沾黏部分也可以看的很清楚，成功率非常高。但是會在肚皮上留下傷口疤痕，所以有些人會抱怨無法穿比基尼泳衣。橫切開剖腹具有美觀上的優點，不過只限於腫瘤不會太大、卵巢無沾黏現象的人，才可以進行此種手術。

子宮全摘除術

切除了一部分，卻還不足以治療時所適用的手術

這是將陰道以上的子宮全部摘除的手術方法。通常只有在肌瘤併發子宮腺肌症，即使切除一部分子宮也無法妥善治療，或是頻發性肌瘤，用摘除術只會讓子宮變得到處都是傷口時，才會進行這種單純性子宮全摘除手術。

問題在於卵巢該如何處理，以往為了預防卵巢癌，有許多病例會連卵巢也一併摘除。但是，現在在考量QOL（Quality Of Life・生活品質）之餘，很多人的想法又會改變，認為至少應該留下單邊的卵巢，有些離停經還有幾年的人也都這麼想，多數都會選擇留下卵巢。然而子宮與卵巢出現沾黏現象或者兩者都非常腫大，不得已必須將子宮及卵巢一併摘除的例子也不少。所以，應該在手術前與醫師做好充分的溝通。

子宮與卵巢都被摘除，會出現如更年期般的症狀（卵巢缺失症候群），所以要進行荷爾蒙補充療法。因為子宮全被摘除，當然就不會再出現復發的情形，月經也會隨之停止，自此就可以從月經過多、月經痛或貧血的痛苦深淵中被解放出來。不會再懷孕，也不必擔心子宮癌的問題。所以，比起失落應該以積極正面的態度思考這件事情。

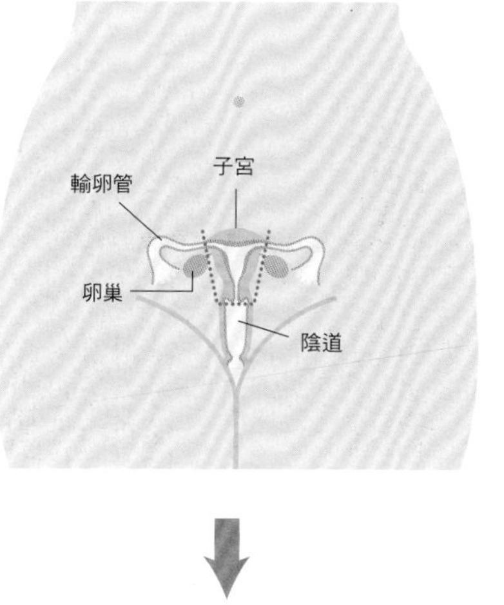

●手術後的腹腔內部狀況

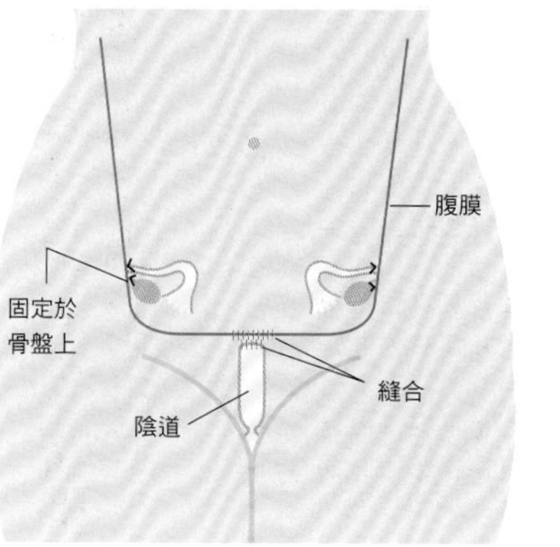

子宮癌

早期是不治之症，現在是可以治癒的疾病。早期發現・早期治療是重點。只要有子宮就要去做檢診。

早期發現的子宮頸癌治癒率居然是百分之百

子宮癌分為在子宮的頸部（子宮入口部）發生的「子宮頸癌」與在內部子宮體內膜發生的「子宮體癌」兩種。

以前只要說是癌大概就是不治之症，到了今天，這種印象已經完全一掃而空了。早期的子宮頸癌在今天的治癒率高達百分之百，即使到了第Ⅳ期的子宮頸癌也有百分之二十痊癒率。子宮體癌的治癒率也不輸給子宮頸癌，早期癌症有接近百分之八十的治癒率。所以說，現在這個時代，子宮癌只要早期發現、趕緊治療，就可以完全治癒。而提升治癒率最大的功臣，就是「檢診」的普及。

子宮頸癌、子宮體癌是性質完全不同的癌症

「子宮頸癌、子宮體癌」這兩種癌症，在日本經常並稱為「金花婆婆、銀花婆婆」，它們是在子宮這個房子的玄關入口與客廳出生的。

也許妳認為它們是雙胞胎，其實不然，它們的個性、體質完全不同。從發生的原因、發生方式、發生後的擴大、癌細胞的構造、造成風險的原因、到容易發生的年齡等多項因素，都是完全不一樣的癌症。

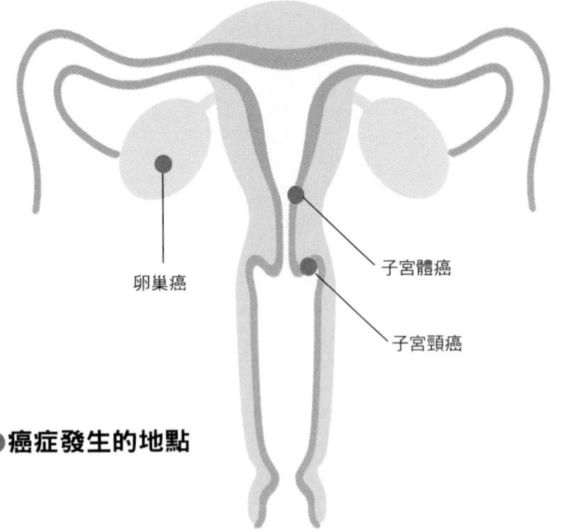

●癌症發生的地點

有性經驗的人，即使只是十幾歲，最好也去接受檢診

到了三十歲時，衛生所會寄來子宮頸癌的檢診通知單，年輕的族群如果已經結婚，或是擁有固定性關係的伴侶，都建議接受子宮頸癌的檢診。進一步說，如果是未婚而且也有性交經驗的人，即使才十幾歲也希望能夠接受檢診。

因為造成子宮頸癌最大的原因，是人類乳突狀瘤病毒（HPV）。沒錯，人類乳突狀瘤病毒的感染源就是性交。

因為男性生殖器的髒汙或分泌液中的HPV，會隨著性交感染到子宮頸部，造成子宮頸部細胞轉化成癌細胞。「處女不會罹患子宮頸癌」的說法就是由此而來，這也說明了性交與子宮頸癌間的因果關係。

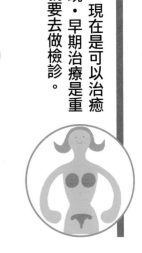

相反的，年輕時性交次數頻繁、與眾多對象性交、懷孕及生產次數眾多等等，都會成為罹患子宮頸癌的風險因素。事實上，最近十~二十歲年齡層的年輕女性

間，也發生了不少「細胞病變（子宮頸癌的癌症前身）」的病例，所以，HPV感染的說法應該具有一定的根據。

只要還擁有子宮，就去接受癌症檢診吧！

除了年輕族群的檢診，高齡族群也務必要接受檢診。癌症檢診是沒有年齡上限的。一些五十歲以後已經停經的女性們可能會這麼說，「都這麼一把年紀了還去婦產科…」，千萬不能有這種想法喔！因為只要還擁有子宮跟卵巢，就無法保證一定不會罹患癌症。

因為子宮頸癌病變進行速度很慢，也許是因為遙遠記憶裡某一次性交，便導致了子宮頸癌發生的可能性。「都這個年紀了…」在妳這麼想而不去接受檢診的時候，或許子宮頸癌已經進行到第四期了，這是真實發生過的病例。

還有一件事情請千萬記住，五十歲以後容易罹患子宮體癌，所以一定要定期檢診。如果上一次檢查沒有異常，檢診間隔的時間基本上是一年一次。

近幾年來子宮體癌的病例增加了不少

以前只要是提到子宮癌，百分之九十都是子宮頸癌。但是最近發現，子宮頸癌約佔七成、子宮體癌則佔了三成，子宮體癌正在慢慢增加之中。

容易罹患子宮體癌的人，大概都是接近停經、或者是已經停經，年紀在五十歲以上的女性族群。子宮頸癌的問題來自性交，而子宮體癌是發生在子宮內膜的癌症，跟動情激素（濾泡荷爾蒙）及黃體激素（Progesterone黃體荷爾蒙）有密切的關聯。

動情激素分泌過剩，容易導致子宮頸癌

在月經正常的時期，每個月子宮內膜會自動剝落、自動再生，即使內膜中躲藏著子宮體癌的芽細胞，隨著內膜剝落也很難轉化成癌症。但是如果接近停經時期，每個月不會固定排卵、月經也會不順，狀況就開始起變化了。而到了真正停經的階段，不但月經停止、也不再進行排卵，女體一旦不再排卵，黃體激素也就不會分泌。但是動情激素卻不管有沒有排卵，都會在卵巢以外的地方繼續製造、不斷分泌。

沒有了黃體激素，動情激素以分泌過剩的狀態在子宮裡不停作用，於是子宮內膜就不斷增生，引發「子宮內膜增生症」，這就是子宮體癌進行的過程。

因為是停止排卵才引起的癌症，所以在五十歲（停經後）以後發病的人最多。子宮體癌的風險因素正好與子宮頸癌相反，如：

1. 以前沒有懷孕、生產經驗的人。
2. 月經不順、無排卵的人。
3. 更年期以後的族群。

光看這些風險因素就能夠了解，月經、排卵、女性荷爾蒙都跟子宮體癌的產生，有著密不可分的深切關係。

另外，子宮體癌是一種很容易併發肥胖、糖尿病、高血壓的疾病。飲食習慣的西化使得肥胖、糖尿病、高血壓者增加，而肥胖的人又比瘦的人會製造分泌更多的動情激素，也就促使子宮體癌的產生。這樣就能夠理解為何罹患子宮體癌的人會愈來愈多了。

子宮癌的症狀

子宮癌有子宮頸癌與子宮體癌兩種，症狀各不相同。

●子宮頸癌

子宮頸癌早期不會出現症狀，除了檢診沒有其他方法可以發現。

子宮頸癌的演變進行如下圖，分為0～IV期的五個階段。而第I期～第III期更區分為a、b兩期。

0期的癌細胞發生在子宮頸部的上皮層，幾乎沒有自覺症狀，頂多只有性交時會有接觸性出血的程度而已。第I期的癌細胞只發生在子宮頸的入口處，第II期則擴展到子宮頸與陰道三分之一以下，這個時期會出現褐色或粉紅色的分泌物，或是性交後在排尿時會出現不正常的出血現象。到了第III期時，癌細胞已經擴展到骨盤或是陰道壁的三分之一，加上不正常出血、分泌物異常，壓迫骨盤壁沿線神經，下腹部、腰、腳等部位都會感到疼痛。還有，壓迫到尿管時就使得排尿不暢，如果病症加重的話就會引起尿毒症。到了第IV期，癌細胞已經擴展到陰道的三分之二以上，也移轉到其他的臟器上了。會出現排血尿或血便的症狀。如果膀胱或直腸壁被侵蝕出小洞，會引起尿瘻或糞瘻，尿覆糞便會流到陰道去。

●子宮體癌

不要放任不正常出血的現象，這是對抗子宮體癌的訣竅。

子宮體癌從第I期擴展到第IV期，每一期也區分為a、b期或是a、b、c期。與子宮頸癌不同的是，子宮體癌的第0期還不是癌症，只是一種「子宮內膜增生症」的狀態而已。從第I期開始才算成為癌症。

罹患子宮體癌的人，都是因為不正常出血到醫院檢查才發現的，沒有一個例外。出血狀況有千百種，最引人注意的情形，是從停經前開始到停經後結束，滴滴答答、斷斷續續的出血症狀。很多人會誤以

子宮頸癌病症進行狀況

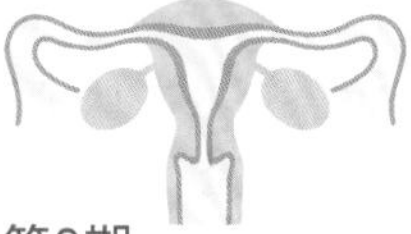

第0期
癌細胞聚集在子宮頸上皮層內

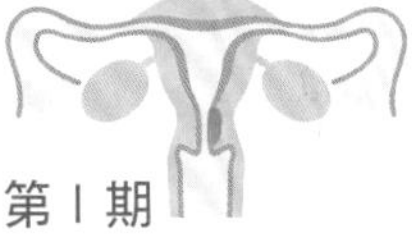

第I期
癌細胞已經擴展到黏膜，但仍聚集在子宮頸

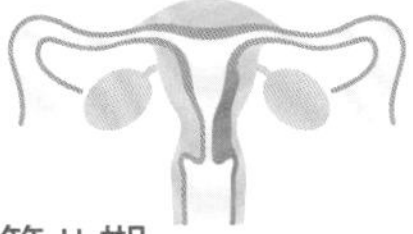

第II期
癌細胞擴展到陰道及子宮周邊的組織

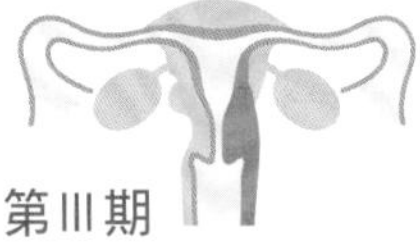

第III期
擴癌細胞展到陰道壁及骨盤壁內部

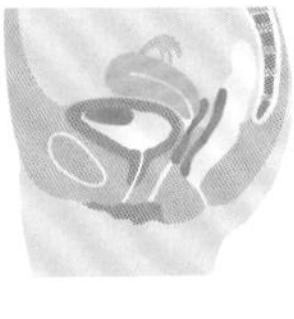

第IV期
癌細胞已經擴展到膀胱及直腸的黏膜，有移轉到全身的可能性

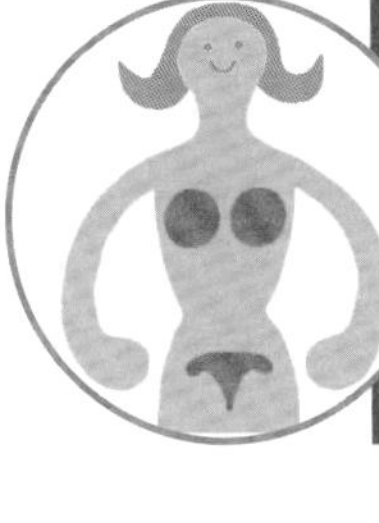

為是停經前的月經不順，就放著不去理會。外行人就會自以為是地判斷說「生理期快要結束時都會這樣的啦！」，所以很容易錯失了即時就診的機會。

因為完全停經後的出血，量再少也很容易被發覺，所以有許多人會去醫院接受檢查。夾雜在分泌物中的出血或是點狀的輕微出血現象，可能也是子宮體癌的前兆。不管是什麼情形的出血狀況都不可以小看，無論如何還是到醫院就診較讓人放心。

除了出血的現象，也有些人會出現分泌物增加的情形。如果子宮體癌病情加重，分泌物會變化成血性膿性的水樣狀態，不但量很多，而且會帶有惡臭。再惡化下去的話，子宮腔裡就會囤積血液、膿液或分泌物，而引起發燒、惡寒、下腹疼痛等症狀。

有出血現象時，要趕緊接受檢查

有些人發生出血現象卻不想接受檢查，這種想法大錯特錯。一般人在生病、身體不舒服的時候就會想到醫院就診，只有好好確認身體出現的症狀才是最好最正確的做法。出血的情況也是一樣，從哪裡出血的、什麼程度的出血、什麼狀況的出血等等，如果想要確實地讓醫師了解，自己的身體究竟出了什麼問題，有出血現象發生時就到醫院作檢查，才是最正確的做法。

子宮體癌發現出血後，再接受治療都還來得及

「癌症只要出血就太遲了」，這雖然是常識，不過子宮體癌在出血後馬上就診治療，並不會太遲。子宮體癌是「子宮內膜增生症」的病變惡化，癌細胞會需要花很長的時間慢慢成長，就算出血後再就診都還算是早期發現，並不會延誤了治療的黃金時期。從過去的例子中也可以知道，幾乎沒有出現過本身毫無症狀的人因接受檢診而發現子宮體癌的例子。因此，沒有出現症狀的人其實沒有必要做子宮體癌檢診，所以會出現子宮體癌檢診的標準，例如「五十歲以上，或是停經後（五十歲前也算在內），有不明出血現象的人」。衛生所不會主動進行子宮體癌的檢診，必須自行前往婦產科檢查。就像是文章一開始所提到的，現在的子宮體癌是早期發現便能治癒的癌症。所以，不要害怕、不要怕麻煩，鼓起勇氣去醫院接受檢診吧！

子宮體癌的病況演變

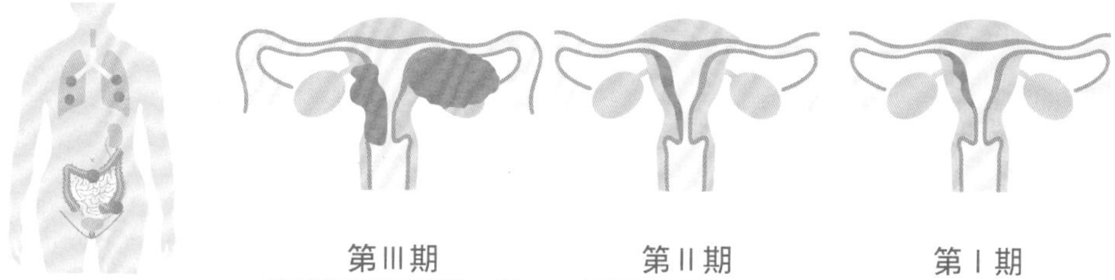

第Ⅰ期
癌細胞聚集在子宮體內部

第Ⅱ期
癌細胞已經擴展到子宮頸

第Ⅲ期
癌細胞擴散到陰道、卵巢、骨盤內

第Ⅳ期
癌細胞已經擴展到膀胱及直腸的黏膜，有移轉到全身的可能性

子宮癌的治療法

由於考慮到日後的生活品質，癌症，現在已成為能夠選擇治療法的時代了。

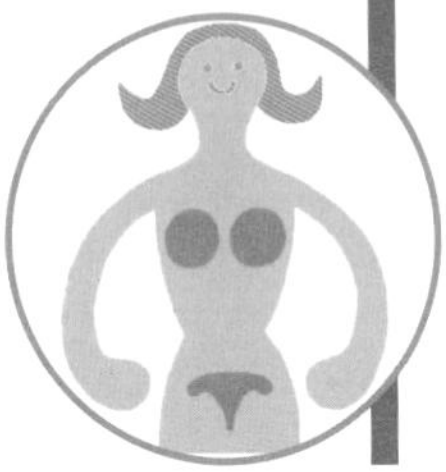

診斷癌症必需的「細胞診」與「組織診」

等級分類

等級Ⅰ	正常
等級Ⅱ	因炎症引起細胞的變化，屬於良性
等級Ⅲ	邊界型
Ⅲa	良性邊緣
Ⅲb	懷疑細胞惡性變化的邊緣
等級Ⅳ	高度懷疑細胞惡性變化，有可能是癌症的初期
等級Ⅴ	很明顯的是癌症

經由問診、觸診、直腸診等等的基本檢查，再加上子宮癌特有的細胞診、組織診之後，如果真的被診斷為癌症，還可以使用超音波、CT、MRI、直腸鏡／膀胱鏡檢查、淋巴腺／腎造影攝影、腫瘤標記等多種檢查，再決定治療法。

細胞診是將分泌物的細胞採樣，經過顯微鏡觀察後所下的診斷。觀察後如果懷疑是惡性，再進行組織診。

●組織診（切片檢查）

以細胞診檢查出細胞異常後，為了確定診斷可以再進行更精密的「組織診」。組織診可以了解細胞病變的程度、癌症類型、浸潤的狀態、治療法等等的細節。

●子宮內膜的採樣法

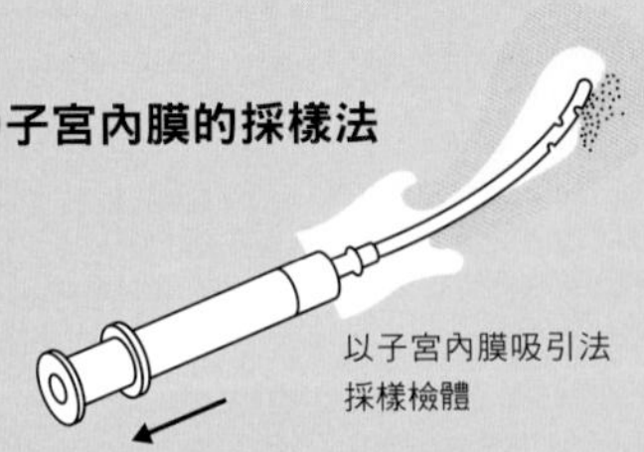

以子宮內膜吸引法採樣檢體

檢查子宮頸癌時的情況

以陰道擴大鏡檢查是否有異常的組織後，用切除鉗將有異常的組織採樣切下，以顯微鏡檢查。

檢查子宮體癌時的情況

以前都是使用一種稱為刮匙的刮取器具來削取子宮內膜組織，會讓患者非常疼痛。不過現在已經併用麻醉，可以減輕患者的疼痛負擔。若是以細胞診診斷出惡性細胞但組織診卻沒有相同的診斷結果時，可以使用子宮鏡再進一步觀察子宮體部。

●細胞診（抹片檢查）

從患部作細胞採樣，用顯微鏡觀察細胞後再下診斷。採集到的細胞在顯微鏡下觀察就可以馬上了解是否為異常核細胞或癌細胞。

診斷這個細胞的狀態後，加以等級分類再通知患者。這個等級分類是細胞診斷，並不是癌症的變化階段，可不要搞錯了。等級分類的Ⅰ、Ⅱ相當於癌症進行階段的第0期。等級Ⅲ以上的人需要進行「組織診」。

檢查子宮頸癌時的情況

首先先用專用器具刮取子宮頸部的細胞並採取陰道內的分泌物。接受這個檢查前不要刻意在家裡清洗陰道，依平常的樣子受檢就可以了。

檢查子宮體癌時的情況

以吸引法採樣子宮內膜細胞。將前端有許多小洞的注射器插入子宮，因為要採集細胞，需要深入內部採樣，與子宮頸癌的檢查相比，子宮體癌的檢查會比較疼痛。

現在，癌症屬於可以治療的疾病

考量生活品質之後再選擇治療方法

癌症已經不是以往所謂的不治之症了，現在的治療，是為了讓癒後的生活可以更加舒適愉快，所以會相當慎重地選擇治療方法。所以現在Informed consent（知情同意）的做法十分盛行。

舉例來說，在之前的年代，女性如果不需要再生小孩，且又不幸罹患了癌症，為了換取生命，幾乎都是進行將生殖器全部摘除的手術。但是現在，一想到日後還有很長久的人生路程，為了顧及生活品質（QOL，Quality Of Life），當然就會一併考慮可以保持生殖機能又能治癒癌症的手術方法。

子宮癌的代表性治療法

●雷射療法

進行雷射療法不必將腹部切開，它是一種使用雷射光線由陰道將子宮頸部組織切除的方法。高能量的雷射光線可以將腫瘤燒除，細胞病變、0期、Ⅰa期的子宮頸癌治療法以此種方式為中心。手術進行時間大約20分鐘左右，不需要住院，在外科就可以直接進行。

廣泛性子宮全摘除術

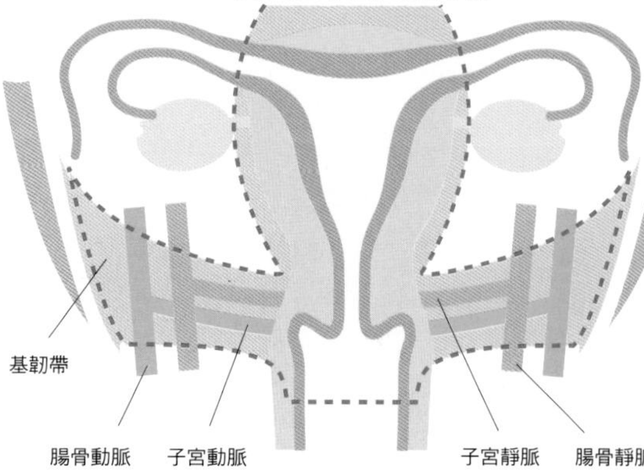

●單純性子宮全摘除術

不管在哪一個時代，只有子宮全摘除術可以100%根治癌症。以0期~第Ⅰa期的子宮頸癌而言，已經不要再生育小孩的人、併發子宮肌瘤，以及罹換早期子宮體癌的人都適合進行這種手術。子宮頸癌大部分都只有摘除子宮而已，但子宮體癌因為與荷爾蒙有關，所以有不少病例必須同時將卵巢一併摘除。

●廣泛性子宮全摘除術

第Ⅰb期與第Ⅱ期的子宮頸癌，以及第Ⅱ期以上的子宮體癌可以進行這項手術。這個時期因為浸潤狀態加重，轉移到淋巴腺的可能性很高，所以必須同時進行「淋巴腺廓清」手術，將周圍的組織也一併做大範圍的切除。

●放射線療法

對於第Ⅲ期~第Ⅳ期的子宮頸癌，使用強力放射線集中照射癌細胞病灶，可以使癌細胞死滅、破壞並縮小病灶。癌症的浸潤性嚴重或是已經擴散開來、無法進行手術的人、或是高齡者、肥胖者、有心臟併發症的人，都比較適合這種治療方法。在副作用方面，會有下痢、噁心反胃、食慾不振、膀胱或直腸出血，與摘除卵巢後一樣，也會引起荷爾蒙失調的現象。

●化學療法

子宮癌的治療，很少會在一開始就進行化學療法，剛開始會先使用抗癌劑讓癌細胞變小，然後再進行手術。不然就是因為手術進行時沒有清除乾淨較小的癌細胞，所以在手術後會使用抗癌劑繼續治療。

●荷爾蒙療法

子宮體癌是因為黃體激素分泌不足所造成。這是一種大量、長期使用黃體激素來治癌症的新方法，還想要懷孕生產的年輕子宮體癌患者可以採用這種療法。

卵巢囊腫

屬於良性腫瘤，但因為沒有自覺症狀常會被忽略。有時還會長到像溜溜球一樣大時才被發現。

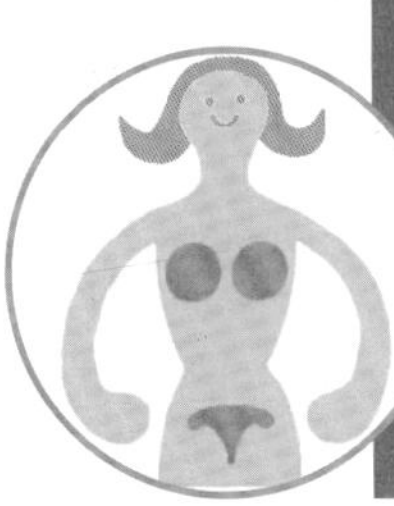

幾乎都是良性，不過有些囊腫會突然轉變成惡性

卵巢的大小與大拇指第一節差不多，但卻是身體中最容易發生腫瘍的地方，其中百分之九十的腫瘍是良性腫瘍，即「卵巢囊腫」。剩下的百分之十是一種稱為「充實性腫瘍」的腫瘍，包含了卵巢癌等惡性腫瘍。簡單來說，囊袋裏面充滿了像果凍般的液體就是卵巢囊腫。依囊袋的內容物，可以分為皮樣囊腫、黏液囊腫、漿液囊腫三種類型。

定期檢診＋自覺症狀就可以早期發現

卵巢屬於身體的沉默器官，即使發生囊腫，在囊腫還小的時候，完全不會出現任何自覺症狀。因此很難早期發現，而且即使是良性囊腫也無法預測何時會轉變成惡性囊腫。

除了利用定期的檢診、內診或觸診、超音波、CT掃描、腫瘍標記之外，沒有其他方法可以掌握腫瘍的變化。另外還要特別注意的是，排卵期成熟卵泡與排卵後的黃體，會膨脹變大到四公分左右。而實際上五公分以下的卵巢，都可能屬於自然性的漲大，需要暫時觀察一陣子，才能夠區分出是否為真正的腫囊。

所謂觀察治療並不是放置不理，而是在排卵前會反覆地做檢查，三個月左右必須進行各種觸診、超音波、腫瘍標記等的檢查。另外，懷孕時會因為荷爾蒙的緣故而使得卵巢脹大，如果是在懷孕初期時發現囊腫的話，則在懷孕第四個月之內先暫時做觀察治療。

囊腫大到像拳頭的時候，才會出現自覺症狀

當囊腫長到像雞蛋與拳頭之間的大小或者更大時，就會開始出現症狀。身體削瘦

卵巢囊腫的種類

產生於卵巢上的腫瘍，有硬實型的充實性腫瘍與水軟型的卵巢囊腫二種。水軟型的卵巢囊腫又分為皮樣囊腫、黏液囊腫、漿液囊腫三種。

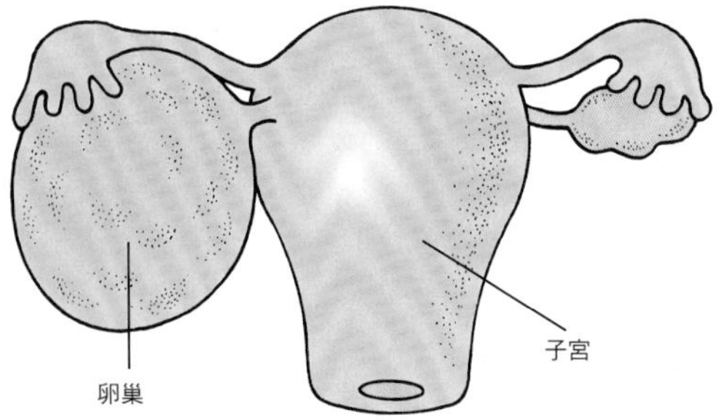

的人只要平躺在地上或床上，觸摸腹部側邊就可以感覺到腫塊。

另外，囊腫會壓迫到周圍的組織與血管，此時就會出現頻尿、便祕、腰痛，以及非月經時期的下腹部疼痛等症狀。有時自己會發覺，身體沒有發胖，肚子卻變大了，還會出現腹水囤積、不正常出血、分泌物呈水性的症狀。甚至引起營養失調，出現體重減輕的現象。

「蒂扭轉」時必須進行緊急手術

囊腫的尺寸不管是大是小，都會因為不明原因而自己做出迴轉動作，使連接卵巢與子宮的韌帶、輸卵管扭轉在一起。我們將稱為「蒂扭轉」。如果出現這種情況，不論是良性還是惡性的囊腫，一定要趕緊進行緊急手術。一旦產生蒂扭轉，就會出現非常劇烈的疼痛，並伴隨嘔吐現象，嚴重時還會導致意識不清。

下列幾種情況必須進行卵巢囊腫手術：

1.惡性腫瘍的可能性很高
2.引起蒂扭轉
3.囊腫大小超過六公分以上

因為腫瘍一旦長得太大，就容易引起蒂扭轉。原則上，如果發現腫瘍，最好還是儘早將它摘除會比較安心。只摘除腫囊通常情況較為單純，但假使因為腫囊長得太大，很可能必須連同卵巢、輸卵管一併摘除。如果恰好正在懷孕期間，大部分要等過了懷孕三個半月後到四個月的安定期後，才可以進行手術。

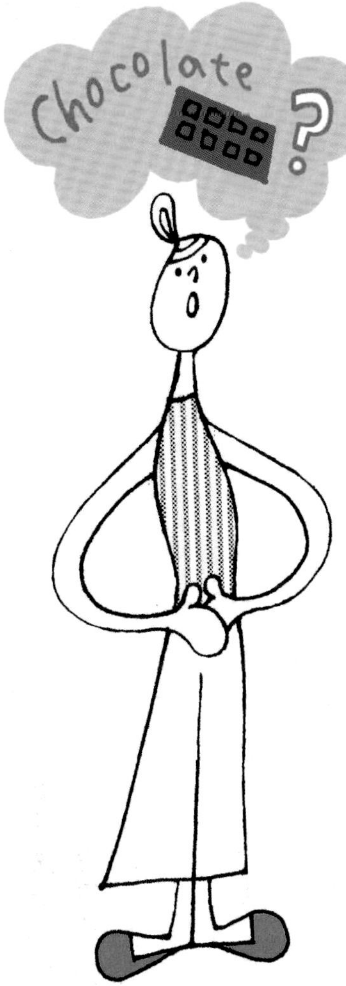

皮樣囊腫

佔卵巢囊腫的百分之十～十五左右，懷孕時特別容易產生皮樣囊腫。囊腫中會呈現出像粥一樣的黏稠狀態，裡面還包含有脂肪、毛髮、牙齒、骨頭、眼睛、肌肉等組織。

形成這種特殊液體的原因雖然還不清楚，不過可能是在剛出生的時候，就有製造人類臟器的胚葉細胞跑進卵巢中去。皮樣囊腫大部分都屬於良性，只有極少數會出現中間至惡性的囊腫。這些囊腫無關大小尺寸，幾乎都會進行手術摘除。

黏液囊腫

是一種充滿了黏稠性黏液的囊腫，大部分都產生在單側卵巢上，屬於良性腫瘍。佔卵巢腫瘍全部的百分之十～二十左右，好發在更年期女性身上。黏液囊腫在人體產生的腫瘤中屬於最大型，會大到如成人頭部那麼大。

漿液囊腫

是卵巢囊腫中最多的種類，佔卵巢囊腫全部的百分之三十。囊腫中充滿了水性透明的黃褐色液體，大小約在雞蛋與拳頭之間。幾乎都屬於良性囊腫，偶爾也會變性成惡性。其中，許多人都是腹部膨脹到極大時才發覺腫瘍的存在。此外，只有一個的單房性腫囊，也有像葡萄般連成一串的多房性腫囊。多房性腫囊在增生時也可能變化成惡性腫囊。

卵巢癌

卵巢癌有逐年增加的趨勢，要早期發現並不容易，但只要定期檢查，就能發揮最大的防治效果。

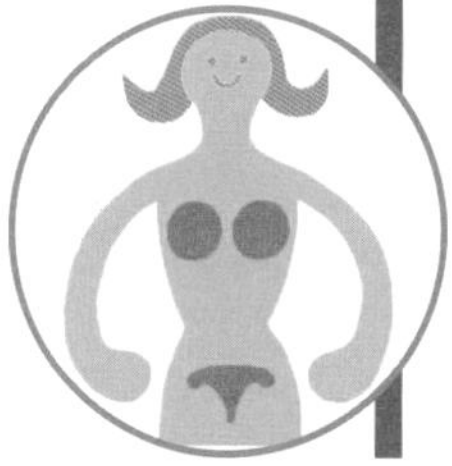

沒有到一定程度不會出現症狀的安靜型癌症

卵巢是女性的身體中最容易發生腫瘍的地方。大多數卵巢腫瘍都是良性的，但其中，卵巢癌就像個準備掀起風波的黑影，掌控著卵巢的動靜。

全部的卵巢癌當中，腺癌佔了百分之六十。不光只在卵巢上產生的原發性癌症，轉移到胃或乳房的轉移性癌也佔了百分之二十左右。卵巢癌是一種安靜的腫瘍，沒有演變惡化到一定的程度，自覺症狀就不會出現，等到發覺的時候，癌症可能已經進行到第III期、第IV期了。卵巢癌癌細胞轉移的速度也很快，以前卵巢癌是死亡率最高的癌症，現在因為檢診普及，已經讓死亡率大幅減低。在腹肚的阻隔下，即使進行細胞診、組織診也很難發現卵巢癌。就癌症早期發現、早期治療的立場而言，卵巢癌算是最難發現的一種癌症了。

引發卵巢癌的誘因，有肥胖、糖尿病、高血壓、抽菸習慣、動物性脂肪攝取過量等因素。就年齡層分析，三十~五十的人較容易罹患卵巢癌。有統計數據指出，懷孕次數、生產次數較多的人罹患卵巢癌的機率較低，尚未懷孕、尚未生產的人罹患機率較高，也就是說懷孕能力低弱的卵巢比較容易產生卵巢癌。以卵巢癌病例而言，如果母親罹患過卵巢癌，女兒罹患卵巢癌的機率會比罹患其他癌症來得高。像這種帶有危險因子的人，最好多用點心做好檢診。

使用婦產科超音波或影像診斷的檢查方式，對於卵巢癌的變化可以判定到某種程度。腫瘍標記對判斷是否復發也有極大的幫助。因此不要認為早期發現非常困難，就死心放棄不做檢查。建議檢診子宮癌等其他疾病時，也一起接受定期的卵巢癌診查。子宮檢診時可以告訴醫師「卵巢方面也請一併檢查一下。」正確地將自己的想法讓醫師知道。只要定期接受檢查，在病症惡化之前，應該可以預測到它的存在。

卵巢癌進行的階段

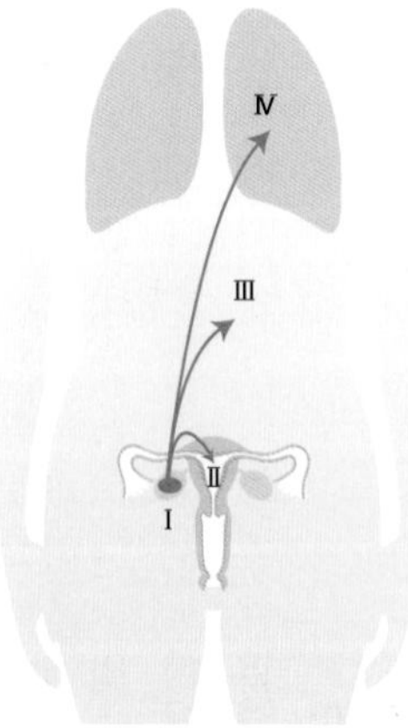

第Ⅰ期
只有單側或是雙側卵巢上有癌細胞存在

第Ⅱ期
癌細胞已經擴散到子宮、輸卵管等骨盤中的狀態

第Ⅲ期
癌細胞已經擴散到肝臟、腸的表面，或已蔓延到整個腹腔

第Ⅳ期
癌細胞已經移轉到肺臟等其他的臟器上

衣服尺寸如果變大就要當心了

雖然卵巢癌初期沒有自覺症狀，但是有些人還是會有腰圍變粗、骨盤有壓迫感、腹部膨脹…等等的症狀。

大部分女性對於自己有出血或肚子變大的現象會覺得不要緊。裙子的尺寸從九號變成十一號、十三號時，「除了中年肥胖之外是不是還有其他的原因呢？」對於自己身材上的變化最好重新檢討一下原因比較好。說不定其中隱藏了癌症，或者囊腫、腹水等一些意想不到的疾病。

腫瘍成長過大時會壓迫膀胱或直腸，引起頻尿或便祕、不正常出血、腹水等症狀，有些人也會有發燒、體重減輕、倦怠感等情形。就像123頁圖示中從第I期進行到第IV期一樣，卵巢癌會在腹腔中像播種般的擴散開來，播種性的癌細胞轉移，是卵巢癌的一個特徵。除了在居住環境優渥、營養狀態又好的骨盤中努力散播之外，癌細胞會在短短的時間內激增並擴散開來，還會以驚人的速度往第III期、第IV期演變前進。

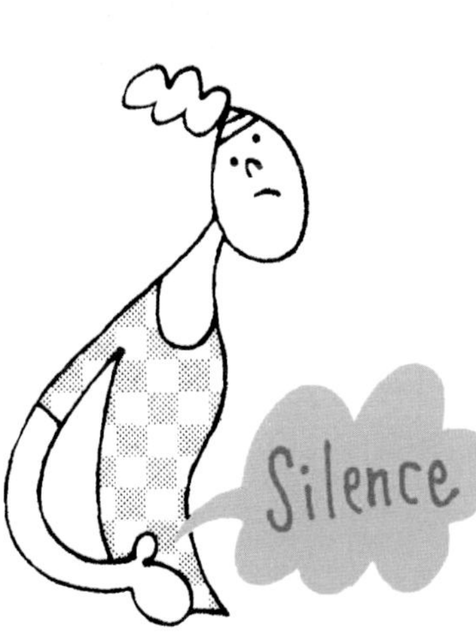

許多患者利用手術及抗癌劑，都能夠長期存活

基本的治療方法是進行切除手術，儘可能利用手術將癌細胞組織切除，除此之外，也要一併進行抗癌劑的化學療法。卵巢癌是癌症中使用抗癌劑治療最具效果的疾病，這一點可說是唯一可救之處。

在初期就發現癌細胞，而將來還打算懷孕生產的人，只要精確檢查癌細胞性質，也可以只切除有病灶的卵巢、輸卵管。即使拿掉一個卵巢，只要保留另一個健康的卵巢，就還能夠懷孕。

如果症狀已經加重，不但是兩邊的卵巢、輸卵管，連子宮與淋巴腺也必須全部切除。兩邊的卵巢都切除後，因為女性荷爾蒙的分泌突然減少，年紀輕的人也會出現如更年期般的症狀，這時候就要進行荷爾蒙補充療法。像播種般四處飛散的癌細胞因為無法使用手術摘除，因此以化學療法為中心進行治療。暫時先進行開腹手術，確認腹腔裡的情況，再使用化學治療做組合治療。只要癌細胞變小了，就可以再進行一次手術。

化學治療最重要的一件事，是找尋適合患者的藥物。如果可以進行「抗癌劑感受性試驗」，醫師也會感到比較安心。

實際的作法是在培養皿中放入不同的抗癌劑與患者的癌細胞，調查試驗哪一種抗癌劑最適合治療，如此可以提高治療的效果。

現在治療卵巢癌的抗癌劑以CISPLATIN（鉑）為主，再併用數種抗癌劑來提高效果。開發CISPLATIN的確使卵巢癌延命率提高了不少，不過光靠化學療法還是無法完全治癒它。

另外，常常聽到越有效的抗癌劑，副作用就越大的說法，CISPLATIN同樣也有噁心、嘔吐、掉髮、腎功能障礙的副作用。不過，現在已經開發出新型具制吐效果的治療藥劑，同時也緩和了不少副作用。由於長時間使用抗癌劑的結果，長期生存者已有增加的趨勢。

性器官・其他的疾病①

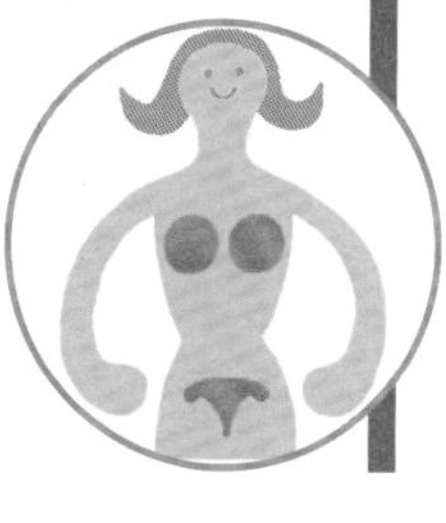

細菌引起的陰道炎

非特異性陰道炎

因為陰道本身具有自淨作用，在正常狀態下細菌不會繁殖。但是，如果體力衰退、加上荷爾蒙分泌失去平衡，就會使陰道的自淨作用減低，就容易使細菌繁殖，引起發炎症狀。

非特異性陰道炎並不是毛滴蟲、披衣菌、念珠菌、淋菌等特定病灶菌或病灶性微生物所引起，而是由大腸菌、葡萄球菌、連鎖球菌等一般性細菌而引起的陰道發炎症狀。

非特異性陰道炎的症狀，包括分泌物增加，分泌物變成黃色或茶褐色、分泌物帶有惡臭，陰道腫脹、搔癢等。

將陰道內部洗淨，放入抗生素陰道坐藥後，大約一、二週便會痊癒。陰道或外陰部不潔、悶熱、下半身衣物過緊等也很容易引起陰道發炎。另外，也要盡量避免忘記取出棉條、衛生棉或衛生墊片長時間沒有更換、塑身內褲或貼身牛仔褲穿著過緊這類事情。

黏膜潤澤度減少引起的

萎縮性陰道炎（老人性陰道炎）

這是一種女性在更年期以後，常會發生的陰道炎。當停經之後卵巢機能衰退，動情激素的分泌減少，卵巢、子宮以及陰道的黏膜全會萎縮變薄，潤澤度也會隨之減少。

因此，只要一點點的刺激就很容易受傷，性交時也容易感到疼痛或出現出血。因為自淨作用減低了，造成細菌容易繁殖，有時還會產生出血性的淡粉紅色分泌物或茶褐色分泌物。

月經不順或是無月經的人、減肥中的人、經常累積壓力的這些人，即使年紀輕輕也會因為卵巢機能衰退而引起萎縮性陰道炎。

在治療方面，除了補充荷爾蒙劑的動情激素之外，同時也使用陰道坐藥。如果需要長期使用荷爾蒙劑時，則必須定期進行子宮癌及肝功能檢查。

出現像鮮乳酪（Cottage Cheese）的分泌物

念珠菌陰道炎

這是一種稱作念珠菌的真菌在陰道增殖所引起的發炎症狀。發作時外陰部會有強烈的搔癢感，同時還會增加像鮮乳酪般白色的渣渣狀分泌物。

造成念珠菌陰道炎的真菌平常都住在我們的身體裡面，當身體抵抗力變弱、服用抗生素後陰道自淨作用降低、或是因為懷孕使得荷爾蒙分泌失調時，就容易引起病症發作。

治療的方式是將陰道洗淨後，使用抗真菌劑陰道坐藥或是軟膏來治療。通常只要治療三、四天之後，搔癢感就會減緩，但如果中途停止治療的話，就會馬上復發，而且還會比之前更難治療，所以在分泌物中的真菌完全消失之前，一定要持續不斷的進行治療。

另外，有性伴侶的人有可能會傳染給對方，所以最好一起去醫院檢查並接受治療。

子宮頸管瘜肉
子宮頸管一部分的增生

「瘜肉」是指子宮頸管上皮細胞的一部分增殖，會長出像蘑菇狀的肉粒。從子宮口往下垂大約有二、三公厘左右的大小，有時候也會長到一公分左右。通常都是有一個而已，偶爾也會出現數個瘜肉的例子。

子宮頸管瘜肉好發於三十~四十歲年齡層的女性身上，有很多病例是在懷孕時發現的。發生的原因可能是子宮頸發炎的影響，不過正確的原因還不清楚。它的主要症狀是稍微受到一點點刺激就容易出血，性交後也經常會出血。

瘜肉幾乎都屬於良性腫瘍，只有少數會變性成為惡性子宮頸癌。一旦發現有子宮頸管瘜肉，為了安全起見還是做個組織檢查會比較好。如果有變大的現象，在外科就可以用簡單手術予以摘除。

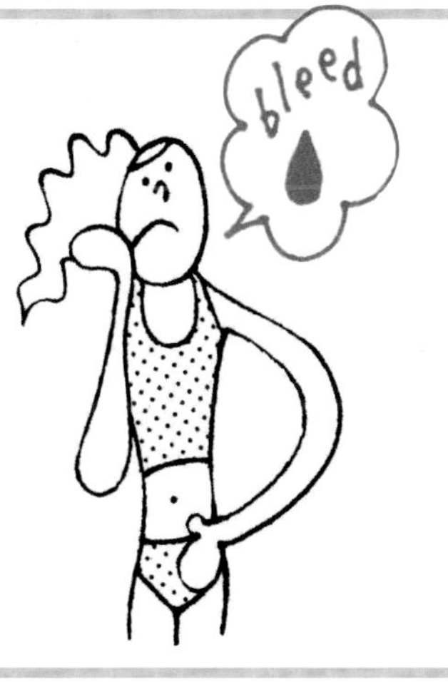

外陰炎・萎縮性外陰炎
外陰部的發生病症

外陰部位置正好在肛門及尿道口附近，因此很容易因為分泌物、尿、糞便引起不潔。再加上又經常處在潮濕的狀態，很容易受到衛生棉或內褲的刺激而受傷，引起發炎成為外陰炎。主要症狀是濕疹紅腫，伴隨著強烈搔癢感以及刺痛感，排尿或性交時會感到非常疼痛。

外陰炎可分為二種，一是感染性外陰炎，一是非感染性外陰炎。感染性外陰炎是因為不潔或粗暴性交時被弄傷的傷口所引起的細菌感染。非感染性外陰炎則是由內褲摩擦或是肥皂、藥品所引起的過敏，或是肥胖導致的大腿磨擦、糖尿病等原因所引起。

另外，在更年期以後，動情激素分泌開始減少的人，其外陰部或會陰、肛門周邊會萎縮變薄，並因為乾燥引起搔癢。搔癢過度所引起的發炎現象，就是萎縮性外陰炎。

在治療方面，如果查出產生感染性外陰炎的病菌種類，就可以服用抗生素或抗維他命劑、消炎劑等藥劑來做治療。除此之外，肇因病菌一經去除，也可以使用止癢的藥膏或是副腎皮質荷爾蒙劑等藥劑進行治療。

但不論如何，症狀起因不同，使用的藥劑也會不一樣，最好不要自行判斷病因，直接到藥局購買藥膏塗用。

為了預防外陰炎，平時要經常保持外陰部清潔，排便後用附沖洗的便器以溫水清洗、由前往後擦拭，如果內褲被分泌物弄髒，記得馬上更換乾燥、乾淨的內褲，這些都是很重要的事情。

子宮頸糜爛
頸部的糜爛

糜爛就是潰爛的意思，子宮頸糜爛有假性糜爛與真性糜爛兩種。所謂的糜爛幾乎都是子宮頸管內部黏膜層往陰道方向外翻，看起像是紅腫潰爛般的假性糜爛。

成熟期的女性八、九成左右都有子宮頸糜爛的症狀，有些人完全沒有自覺症狀，有些人是在性交之後會有輕微的出血現象。糜爛其實並不需要特別去做治療，如果偶爾會有出血現象的話，可以使用藥物、電燒法、冷凍治療、雷射治療等外科治療。

另外，因為糜爛部分是子宮頸癌發生的地方，如果有子宮頸糜爛的人最好每半年去醫院接受檢查，比較讓人安心。

性器官・其他的疾病②

外陰潰瘍
出現在外陰部的潰瘍

所有出現在外陰部的潰瘍都稱為外陰潰瘍。有許多原因會造成外陰潰瘍，最代表性的就是性器官皰疹（參考74頁）與貝西氏症（Behcet's Disease）引起的潰瘍。性器官皰疹是水泡破裂引起的潰瘍，主要特徵是劇烈的疼痛感。

其他年輕的未婚女性或體弱多病的人也常出現原因不明、非感染性的急性外陰潰瘍。這是一種在外陰或陰道底部出現圓形或是橢圓形，表面覆蓋一層黃灰色皮膜的潰瘍。

基本治療以藥物療法為主。很多急性外陰潰瘍都會自然痊癒，不過容易再復發，所以必須小心注意。

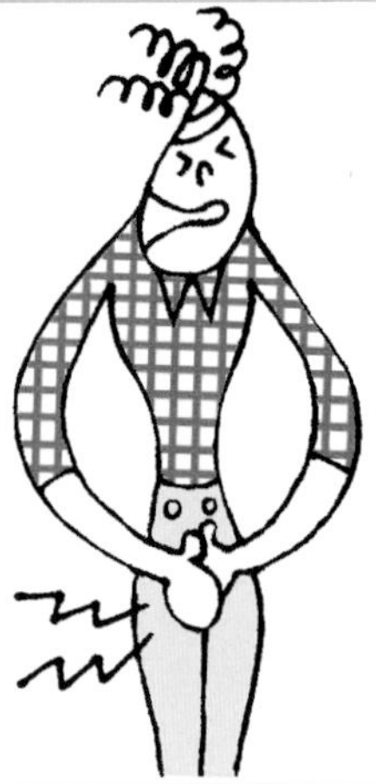

甲狀腺機能亢進症
Basedow病（又稱葛瑞夫茲氏病Graves disease）是代表性症狀

位於頸部喉結下方的甲狀腺會分泌出代謝、調節人體機能的甲狀腺荷爾蒙，荷爾蒙如果分泌過盛會引起甲狀腺亢進症，其中最具代表性的就是Basedow病。

Basedow病的主要特徵在於二十~三十歲的年輕女性會經常出現心悸、呼吸困難、手顫抖、體重減輕、脖子腫、眼球突出、頻發月經等症狀。這是淋巴球攻擊自己的甲狀腺組織而引起的自體免疫疾病。發生這種情況真正原因至今還不清楚。

不過，根源是在體質方面，如果母親或家族中有人得過這種病，通常也比較容易罹患相同的疾病。但是並不是每一個遺傳體質的人都會罹患此症，有時候也會因為生產、壓力或一些不明的原因而引發病症。

在治療方法上，以服用抗甲狀腺劑、將一部分甲狀腺切除、或使用放射性碘等為主要的治療方法。

甲狀腺機能低下症
經常會與更年期障礙搞混

這與甲狀腺機能亢進症相反，是一種甲狀腺荷爾蒙分泌不足的疾病。與甲狀腺亢進症好發年齡層相比，此症多見於四十~五十歲年齡層的人。症狀方面有容易疲倦、手腳冰冷、變得怕冷、皮膚乾燥、便祕、頻發月經、意志力變低等等，這些症狀經常會與更年期症狀搞混。

它也屬於自體免疫疾病，問題大部分還是來自遺傳性體質，不過真正的原因還是不清楚。

甲狀腺機能低下的代表症狀，是一種被稱為「橋本病」的疾病。大部分罹患橋本病的人都不需要治療。除非症狀加重，甲狀腺機能發生異常時才會進行治療，治療的方式是服用甲狀腺荷爾蒙劑以補充不足的量就可以了。

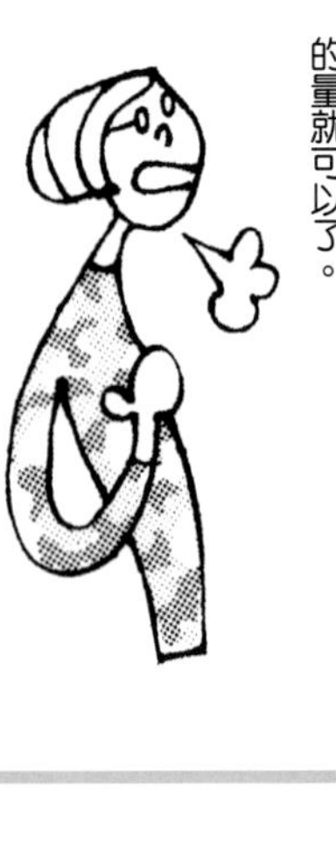

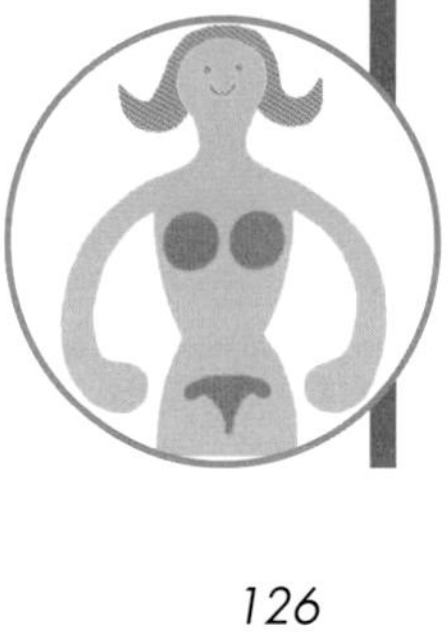

青春期

Part ● 3

青春期

青春期是人一生中身心最富戲劇性變化的時期，太過激烈的變化還會讓人不知所措。

男女的性別在受精的一瞬間就已經決定

從嬰兒出生開始往前追溯，男女的性別其實在受精瞬間就已經決定好了。女性性器官或男性性器官的原基早在懷孕初期的胚胎時就已經製造，懷孕中期以後外性器官則開始發育。到了懷孕第十三週，在女性胎兒的卵巢裡很快的就已經開始形成原始卵泡了。

誕生以後，經過乳兒期、幼兒期，性別特徵方面還沒有出現很大的變化。

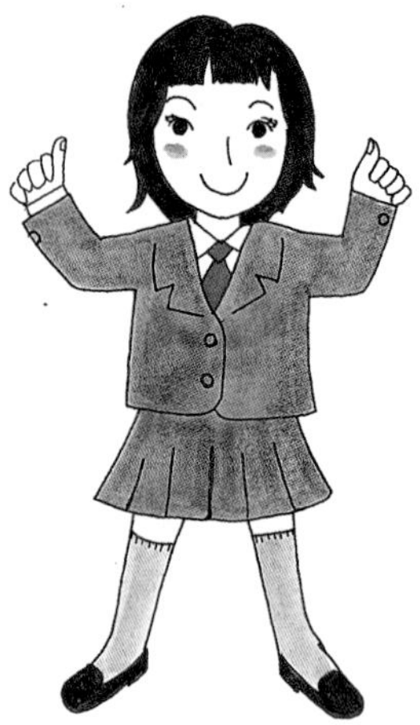

轉變成大人的階段

女生比男生轉變的時間要稍微提早一點，大概在過了八歲以後，身高會急速竄高，不久後胸部便會開始隆起，恥骨附近也會長出稀稀疏疏的陰毛。

同時卵巢也開始活動，子宮等器宮也開始發育。卵巢開始分泌出荷爾蒙，皮下脂肪開始囤積，慢慢的身體開始圓潤起來並具有明顯的曲線，外表看起來已經變得比較有女生的樣子了。像這樣明顯表現出女性特徵的現象稱為第二性徵。第二性徵後的第一次月經（初經，也稱為初潮）就來報到了。月經是女性在性方面已經成熟的一個見證。雖說如此，不過，這個時期的月經大都是屬於無排卵性月經，所以不見得一定就會懷孕。第二性徵出現，初經來訪的這個時期也就是青春期。青春期有個體差別，大約都在八~十八歲左右。

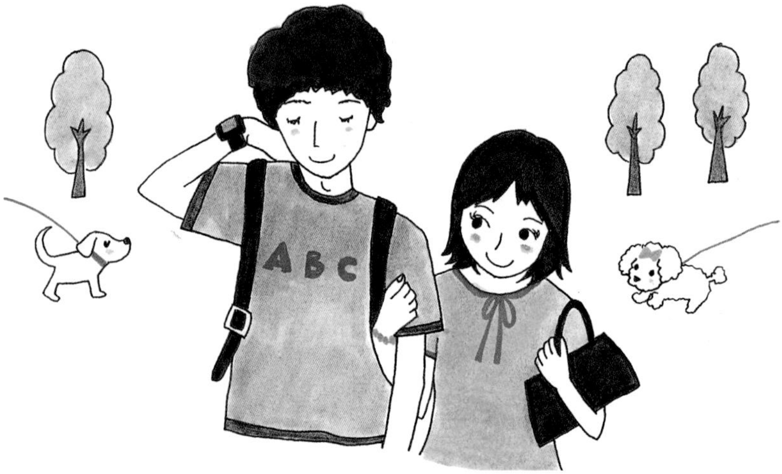

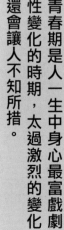

戀愛的經驗與對性的興趣

女性荷爾蒙帶來第二性徵及初經，這個時期會萌芽出孩童時代不曾表現出來的人類本能即「性」。開始對異性產生興趣，看到喜歡的男孩子會臉紅心跳，會想去體驗愛情的苦悶滋味，這都是進入青春期的正常反應。其實女孩子也有性衝動，只是不像男孩子那麼強烈而已。

自我認同的確立

身體雖然成熟，但精神方面還未成熟，這種身心雙方的拉鋸是青春期的另一個特徵。在青春期時，一方面對週遭事物都覺得不滿，但另一方面，想要擁有什麼、想要被了解、被接受的欲望會越來越強烈。身心無法平衡、糾葛不清會讓人出現反抗性，即非常極端的行動。雖然說這些行動都是一些無意識的行為，但是「我到底是什麼樣的人？到底想要成為什麼樣的人？」卻是這個時期的青少年心中拼命追尋的渴望，這也就是確立自我認同（Identity）的渴望。青少年經過不斷地追求探索之後，都可在糾葛混淆之中尋獲答案，並確立自己的價值觀，安然度過青春期。

青春期的主要特徵

●身體的變化

胸部隆起，腰身膨脹，整個身體開始圓潤起來。腋下長出腋毛、陰毛也開始出現。月經開始來訪，逐漸從女孩轉變成女性。同時也對皮脂的分泌過剩，造成青春痘等皮膚問題感到煩惱。

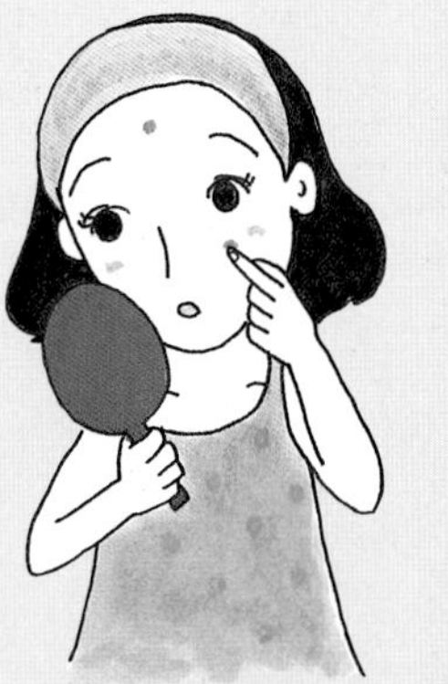

●自我的確立

隨著人格特質的益發明顯，漸漸發展出自立性、自發性、勤勉性、自我中心性。為了形成自我價值觀，開始移轉方向尋找個人的存在感。這個時期的青少年，與家族之間的關係開始出現變化，出現了所謂的「親離（從父母身邊離巢而去之意）」現象，這並非要將家族關係完全從自身拔除，而是把自己從家族中分離出去。但對與自己相關的人事物，又無充分瞭解，所以會常感到徬徨苦惱。

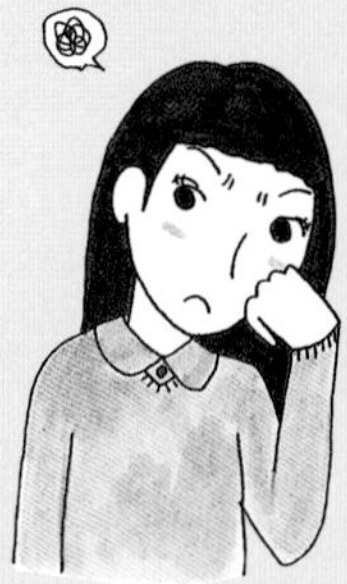

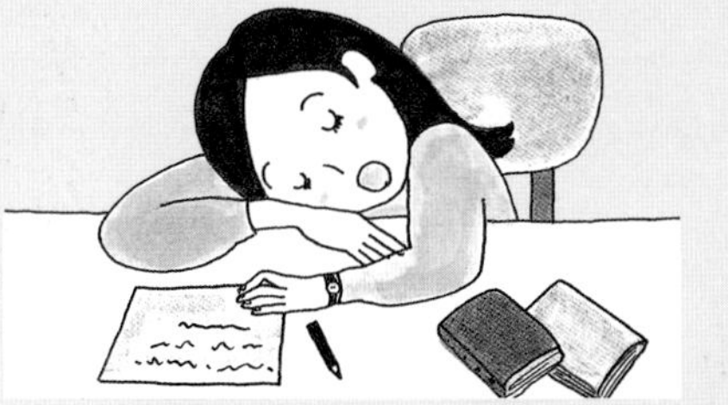

●入學考試等等的壓力

8~18歲左右的青春期，也正是因為入學考試壓力很大的時期。來自入學考試的壓力再加上睡眠不足與疲勞，有時會出現無月經的現象。另外遇到像搬家這類巨大的變化，也會造成青春期的壓力。

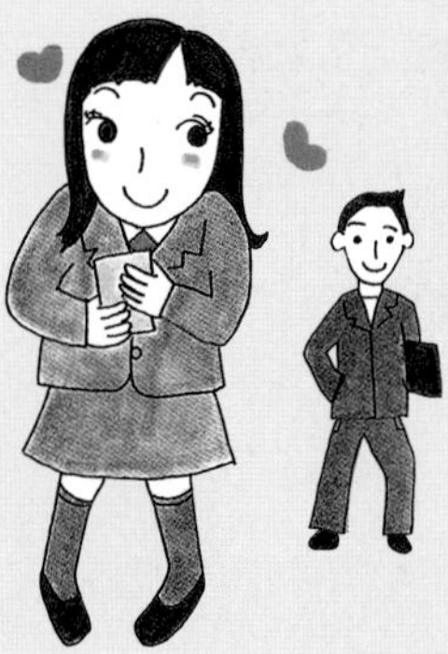

●對異性產生興趣

比起孩童時期，從這個時候開始會很清楚地意識到異性的存在。性慾開始萌芽、開始有了初戀的經驗。發育良好的身體根本追不上男女間微妙情緒的變化，所以經常會因為雙方想法的分歧，感到困惑不已。

青春期身體的變化

扁平胸部開始隆起，腰身的曲線也變得明顯。開始對青春痘感到煩惱。

胸部隆起，整個身體開始圓潤起來

從迎接初經那一天開始，胸部就慢慢的圓鼓了起來。在之前都是扁扁平平的胸部，現在開始變大了，對於這種變化，很多女孩子應該不是感到高興，反而會覺得有點不好意思。甚至會因為在意胸部的變化經常以彎腰駝背遮掩，連體育課也都不太想去上。

跟初經一樣，胸部隆起、身體圓潤這些變化，是要轉變為成熟女性的第一步。乳房扮演哺乳嬰兒的重要角色，所以，應該配合成長的速度去選擇、準備好胸衣，克服不舒服感及不安感。

還有一種情況，是周圍的朋友胸部都已經變大了，卻只有自己的胸部還像小孩一樣小小的，讓自己懷疑是否發育不良。其實青春期的成長程度各自不同，有人是先長高，有人是胸部先變大，有各式各樣的表現方式。

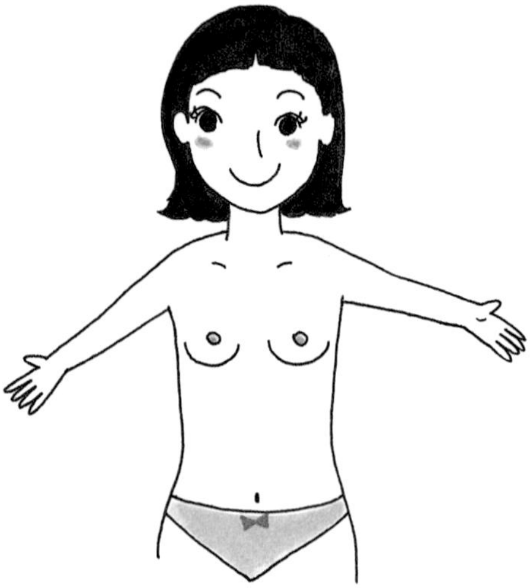

性器官開始成熟，腋下及性器官上開始長出體毛

到了青春期，子宮及卵巢等內性器官開始成熟之後，外性器官也跟著成熟了起來。因此，性器官的形狀就會開始產生變化。其中，稱為大、小陰唇的部分會很明顯的成熟變化。陰毛開始生長、性器官周邊的顏色開始變濃。

另外，有許多女生會暗自煩惱不知道自己的性器官是否與別人不同，其實小陰唇的大小與形狀擁有很大的個體差異，即使小陰唇的形狀不一樣，也不會有什麼問題。大陰唇會向外突出是正常的，這點也不需要擔心。

腋下以及性器官附近長出體毛也是很自然的事情。去游泳池時可能會比較在意腋下的毛，如果很在意的話就把它剃掉吧！不過，剃掉之後要小心不要讓病菌侵入了。

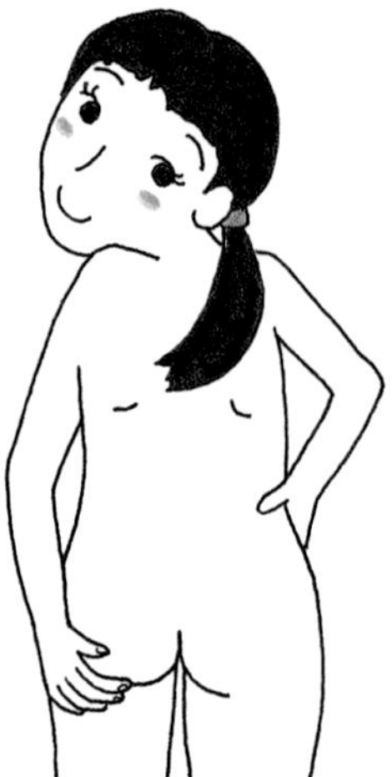

青春痘的煩惱

青春痘有「象徵青春」的說法，這是青春期一定會碰到的問題。

當覆蓋在身體表面的皮膚毛細孔打開後，會分泌出稱為皮脂的油分。到了青春期，男性荷爾蒙開始大量活動，皮脂的分泌也變得十分活躍。因此，皮脂很容易堵塞在毛細孔中引起發炎現象。特別是臉上或背部的皮脂分泌會大幅增加，所以那些部位特別容易長出青春痘。

還有，月經前或是有精神壓力時，青春痘也會變得比較嚴重。這是因為那個時期動情激素分泌會減少，而男性荷爾蒙活動比較頻繁的緣故。

青春痘的預防

青春痘最有效果的治療、預防方法就是洗臉，保持臉部清潔。在體育課或是社團活動等之後，臉上夾雜著汗水與髒污，記得要仔細地將臉部清洗乾淨。不過，也不需要太神經質洗過頭，早晚各洗一次，有點在意時在學校再洗一次，一天共計三次左右就行了。

清洗的時候，盡量揉出大量泡沫，輕輕的搓揉清洗臉龐即可。絕對不要以摩擦刷洗的方式用力洗臉。

在飲食方面，盡量避免過於油膩或是刺激性、甜的食物，以免刺激青春痘生長。

對已經長出的青春痘，儘可能不要去理它。如果硬是要去擠弄會引起發炎，而且還會留下青春痘的痕跡，所以，絕對不要去擠痘痘。

影響皮脂分泌的男性荷爾蒙分泌也會被精神壓力所影響。如果經常煩惱青春痘的事，反而會製造出更多新的青春痘。所以，只要用輕鬆自在的心情，抱持著「馬上就會痊癒」的想法來看待青春痘才是最有效的。

另外，如果出現紅腫、化膿等惡化的情況時，可以去皮膚科接受診療。

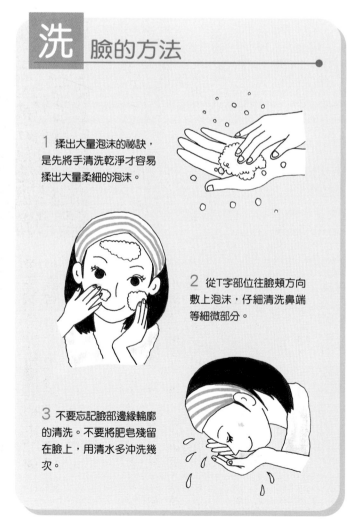

洗臉的方法

1 揉出大量泡沫的祕訣，是先將手清洗乾淨才容易揉出大量柔細的泡沫。

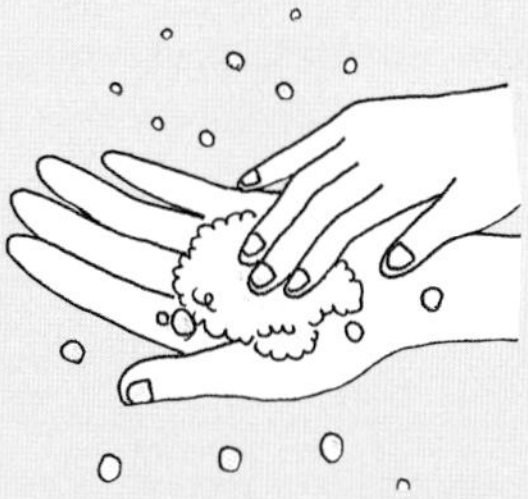

2 從T字部位往臉頰方向敷上泡沫，仔細清洗鼻端等細微部分。

3 不要忘記臉部邊緣輪廓的清洗。不要將肥皂殘留在臉上，用清水多沖洗幾次。

關於初經

胸部隆起、身體變圓潤之後，緊接著就是突然來訪的第一次月經。這是身為女性的一個成熟印證。

初經的時間每個人都不一樣

女性青春期身體最大變化就是月經的來臨，迎接初經可是一件大事。初經來訪時期的平均年齡大約都在十二、十三歲左右，也就是小學六年級到國中一年級之間，不過，當然這還是有個體差異的。有的人會早一點，八歲初經就來了，也有人會晚一點，到了十六歲月經都還沒有來。

安定月經週期需要三年左右的時間

即使初經已經來潮，剛開始的月經週期並不穩定，而且也不是每個月都會排卵。不過，慢慢的週期就會穩定下來，每個月也會開始正常的排卵。這段適應期，一般都需要花上三年左右的時間。加上青春期時因為對環境變化十分敏感，只要身心上有一些小麻煩與困擾，也會馬上引起月經不順等狀況出現。

月經結構與荷爾蒙作用

月經是子宮內膜週期性剝落所引起的出血，正常月經是以二十五~三十八天為一個週期，並在一定的規律下反覆進行，大約持續三~七天左右。這個週期產生的背景十分複雜，是以視下丘—下垂體—卵巢的交互結構存在的。

●性腺機能與荷爾蒙

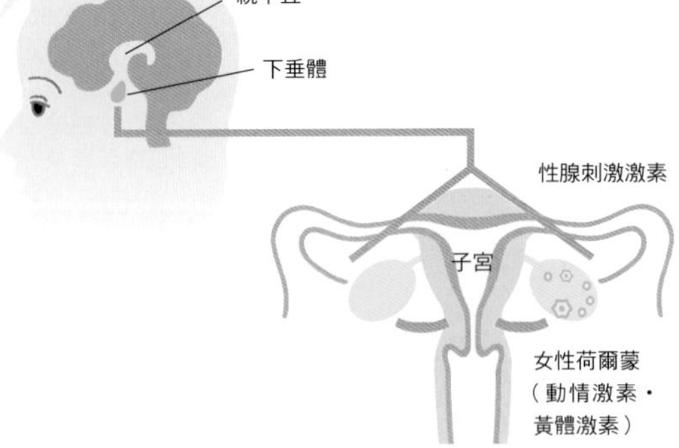

◆連動之後釋放出荷爾蒙

月經的產生，是因為卵巢週期性分泌出的濾泡荷爾蒙（動情激素）、黃體荷爾蒙（黃體激素）所引起。濾泡荷爾蒙、黃體荷爾蒙是由下垂體分泌的性腺刺激激素所控管。而下垂體是被視下丘所分泌的性腺刺激激素釋放出的荷爾蒙所控管。視下丘—下垂體—卵巢之間釋放荷爾蒙的控管流程，會互相影響對方，視下丘能檢測出血中的荷爾蒙濃度，就好像溫度自動調節器，有自動控管的作用。

爲初經準備的東西

會被突然出血嚇到的大概就是自己吧！所以，最好先有心理準備了解初經的一些相關事情，儘可能以輕鬆心情面對初經的來臨。還有只要預先將基本物品準備好就不會手忙腳亂了。

包括衛生棉二、三片，生理褲，還有放這些東西的小包包，整套整理好之後，放在經常使用的包包中以備不時之需。

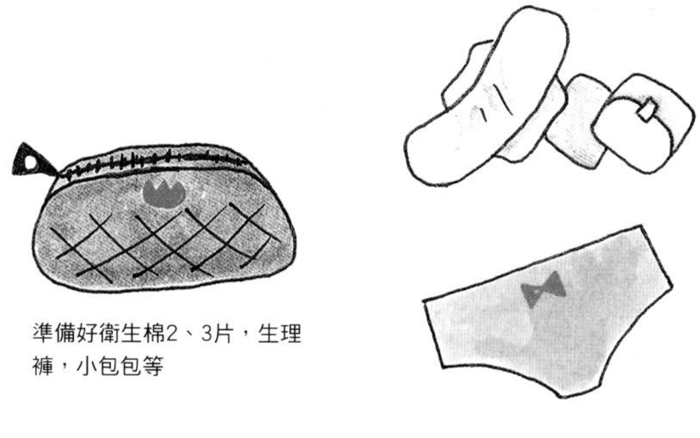

準備好衛生棉2、3片，生理褲，小包包等

◆壓力也會影響到視下丘

受到強大壓力時會使月經不來，這是因為壓力造成神經刺激從大腦皮質傳達給視下丘的緣故。

這種刺激會使視下丘的活動紊亂，下垂體—卵巢系之間的荷爾蒙規律連動也會產生不協調，因此就會引起月經週期異常或無月經的現象。過度減肥，或者精神痛苦也會引起無月經現象。

另外，受到視下丘—下垂體—副腎系荷爾蒙，或者甲狀腺系荷爾蒙的影響也會使得月經的規律情況產生紊亂。

◆促發排卵的荷爾蒙結構

女性在一出生時卵巢中就擁有一百萬~二百萬個原始卵泡（濾泡）。從下垂體分泌出來的性腺刺激激素中包含了濾泡刺激激素（FSH）。傳送到卵巢的FSH會刺激原始卵泡，被刺激的原始卵泡裡的其中一個便會開始成熟，在月經來臨的二星期前會成長到最大。

在卵泡分泌的濾泡激素會在子宮內膜發揮作用，使得子宮內膜開始增生，這是為了受精卵著床所做的準備。

當濾泡激素的分泌量達到最高峰時，從下垂體便會分泌出大量的黃體荷爾蒙（黃體激素LH）。LH傳送到卵巢後，就會刺激已經非常成熟的卵泡，使卵泡中的卵子往外排出，這就是排卵。

◆卵子無受精時便引起月經

從卵巢排出來的卵子，經過輸卵管往子宮方向前進。途中如果遇到精子，進行受精如果成功就會成為受精卵。不過，受精沒成功的卵子會大約在二十四小時內死去。

另一方面，排出卵子的卵泡會變化成黃體，分泌出大量的黃體激素以及少量的濾泡激素。若是受精卵還存活，黃體也會變得很大，子宮內膜會保持著厚實又柔軟的狀況。

如果卵子死亡，從排卵起大約二個星期左右，卵子就會萎縮，黃體激素以及濾泡激素的分泌量便會急速的減少。

因此，變厚的子宮內膜就會溶化剝落而出血，這就是月經。

月經的苦惱問題

青春期因為月經週期尚未穩定，常會出現一些麻煩的小事。

月經週期因人而異

從月經開始的日子算起，到下一次月經來的前一天為止，稱為月經週期。月經週期的正常範圍是二十五~三十八天左右。不過，身體尚未成熟、荷爾蒙的分泌也不穩定的青春期，要多花上一些時間，使月經變得規則，所以在這段期間內，即使月經週期不在正常範圍裡也無須太過擔心。只要身體的機能調和好，月經自然就會開始規律進行了。

月經會持續幾天，每個人的情況都不一樣。一般而言三~七天都屬於正常範圍之內，不過在青春期還是會比較不規則。剛開始的時候，會有二天左右就結束、經量也很少的狀況，相反的也有持續一個星期以上的經期，如果不會造成貧血的情況，就不需太過擔心。

經血量很多，而且又一直出現斷斷續續的出血現象時，可能會引起貧血，這時最好與專門醫師檢查討論一下會比較安心。

月經量也有很大的差異

月經時的經血量無法與他人比較，所以較容易引起不安感，平均的經血量大概一個星期約五十公克（大約三大匙半左右的量）。少量一點大概約二十公克，多量時大約一百六十公克，差別相當大。有些人的月經量會比較多、有些人的月經量會比較少，所以不需太過擔心。不過，如果在經血中發現血塊，身體感覺不舒服，就要趕緊到醫院給專門醫生診察清楚比較好。

一般人經血量的變化在第二天達到最多，然後會慢慢減少，不過也有些人是會持續五天相同的量。

出現這種狀況時要特別注意

雖說青春期的月經經常會發生不順的情形，但其中還是有一些最好與專門醫師商討的病症。如果出現以下的症狀時，最好到婦產科接受檢查。

① 已經16歲了還沒有來經。

② 上次的月經來後已經過了2個月還沒有來經。

③ 每一次的月經週期都持續10天以上，量也很多。

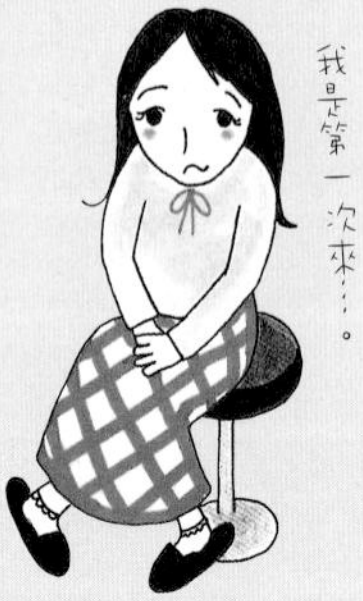

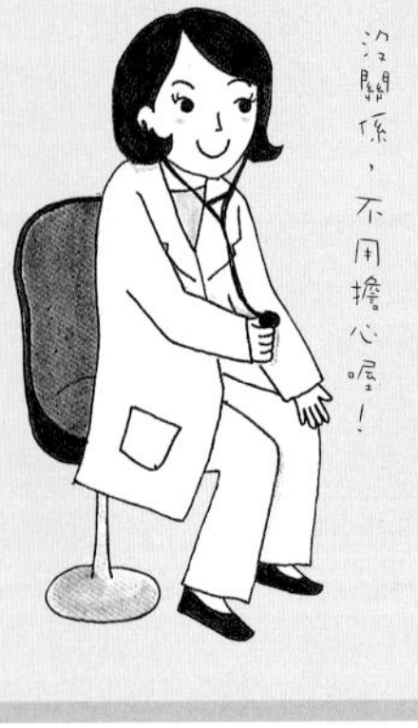

④ 經血量很多，還夾雜著一些果凍狀的血塊。

⑤ 經痛劇烈到必須請假不上課。

月經來時陷入憂鬱

月經期間，每個人遇到困擾的程度各不相同，不過每一個人都容易出現情緒低落、懶散倦怠、下腹疼痛等等的麻煩問題。這是月經中荷爾蒙狀態與平常不同引起的，算是生理上的小問題。特別是在青春期，因為荷爾蒙的平衡尚未穩定，這些症狀就會更明顯。只要荷爾蒙的分泌開始穩定的話，就比較不容易引起腹痛或腰痛的症狀了。

月經來前的焦躁不安

因為每個人的體質不同，月經前也會出現許多不同的症狀，這就是所謂的經前症候群。

月經來前的十~三天前左右，會有情緒憂鬱、躁慮不安的情形出現。偶爾也會出現頭痛或腰痛、浮腫、頭昏、便祕等的症狀。這些都是因為荷爾蒙影響所引起的生理方面的小問題。所有的病例幾乎都會在月經來後的數小時內，症狀減輕或消失不見。

對貧血的症狀要特別當心

女性因為月經會失去一定量的血液。加上青春期的發育鐵質是必要的養分之一，所以很容易引起貧血的現象（36頁）。

貧血最典型的症狀，是心悸或喘不過氣、頭昏眼花、身體疲倦、眼瞼及牙齦血色或變淡等等。不過，貧血病不會突然出現，大部分的症狀都是循序漸進產生的，如果身體已經習慣了貧血，就不太容易發覺。

如果是貧血，用簡單的血液檢查就可以判斷出來了，假如有上述的一些症狀，而且經血量又很多，就要趕緊到醫院接受診療。

青春期時特別容易引起經痛

月經來時伴隨著疼痛狀態稱為經痛或生理痛。青春期的經痛幾乎都屬於這種沒有病因的疼痛。

月經是子宮內膜剝落往體外排出的一種週期性動作，當這個動作開始時子宮會收縮，然後將子宮內的東西往外推擠排出，青春期時會對這種收縮感到特別的疼痛。再加上雙足及腰腹受寒、骨盤內嚴重的瘀血，全身的血液循環就會變差，使月經痛的情況更加劇烈。有劇烈疼痛的時候，最好去婦產科接受診療比較好。另外，在無排卵的月經時期，這些症狀會比較輕微。也就是說，會覺得經痛時也就是有排卵。

經痛的對策

首先，最重要的就是不要讓身體受寒，不要增加腹部及腰際的負擔。

當然，這不只是月經來潮時才要做的保護，平常生活要規律，盡量避免熬夜、睡眠不足，均衡飲食、適當的運動等等，這些都是對付經痛很重要的環節。尤其是游泳或是健走之類的適度運動，可以讓體內的血液循環變好，也可以消除身體內的瘀血。

經痛嚴重到無法忍耐時，也可以服用藥局購買的止痛劑。「月經痛用」的止痛劑裡含有降低子宮收縮的成分，會讓疼痛的症狀減輕。只要遵守服用的規定，在必要時才服用的話，就不必擔心會有副作用的問題。

減肥・壓力所引起的無月經症狀

在青春期的階段，常會因為壓力等因素而造成無月經的症狀，此時須儘早處理。

減肥的陷阱

從孩童時代邁向成熟期的青春期階段，因為個人差異大的緣故，老是認為自己與別人不同，很多人還會煩惱自己是不是太胖了。再加上羨慕身材纖細的人、被喜歡的男孩子嫌「太胖了」等等的原因，想要減肥的女性就不斷地增加。

想要瘦下來，最簡單的方式就是限制食物的攝取量。以一個高中女生的例子來說明強制減肥對月經的影響。她每次用餐的飯量只有一小碗，配菜也都是量非常少的豆腐或蔬菜，這樣的飲食方式持續了四個月後，原本一直都很正常的月經突然間就停止不來了。

像這樣因為強制式減肥所引起的減食性無月經，在青春期女生裡有增加的趨勢，而且還有很多人根本不知道自己月經停止，是因為強制性減肥引起的。

持續發生的無月經症狀

◆關於續發性的無月經症狀

因為懷孕或哺乳等因素所引起的無月經症狀，稱為生理性無月經。相反的，非生理性的因素而導致月經停止的狀態，則稱為續發性無月經。續發性無月經是指視下丘—下垂體—卵巢間沒有正常活動的意思。

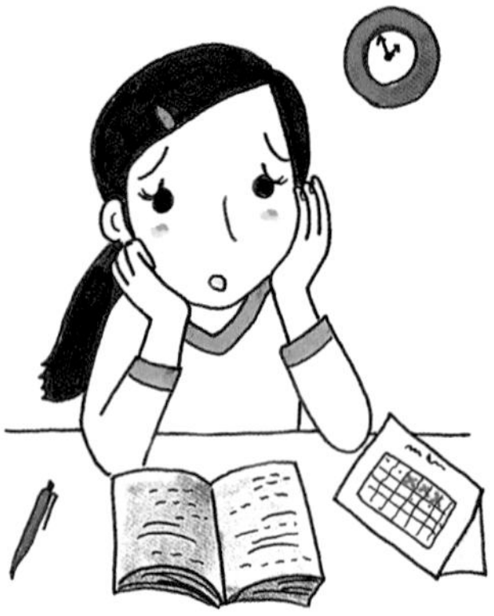

①精神壓力導致的無月經（壓力性無月經）

壓力對視下丘有非常大的影響，月經簡直可說是精神壓力的晴雨測量器。入學考試、就職、單身赴任，以及失戀、搬家等等因素所引發的壓力，經常會引發無月經症狀的出現。

②減肥所引起的無月經（減食性無月經）

減肥也會引起無月經症狀，在我們的身體中有許多維持生命的器官在活動，其中最重要的就是心臟及肝臟這類的器官。不過，生殖機能跟維持生命並沒有直接關係。因此當只有少量營養進入身體時，最先吸收這類營養的是心臟及肝臟這類器官，之後才輪到生殖機能，因此就會引起生殖機能的相關障礙，最先受到營養不足影響的就是性腺機能。而且不只是減肥，

儘可能早一點接受治療

減肥所引起的無月經症狀，最直接的原因就是荷爾蒙失調。其中屬於比較嚴重的症狀，是荷爾蒙中樞視下丘引起的無月經症狀，如果出現這種病症，無論如何一定要趕緊去接受治療。尤其是青春期的身體，因為性腺機能正處在成長發育的階段，如果不提早治療好，將來很有可能會導致不孕。

雖然只有幾個月的減肥時間，但是卻有可能使生殖機能產生重大障礙而危害一生。

入學考試導致的無月經症狀

青春期這個階段正好與入學考試時期重疊，因此很容易因為入學考試的精神壓力導致月經不順或出現無月經症狀。

大部分睡眠不足或疲勞所引起的壓力，因為基礎體力下降的緣故，除了月經問題之外也會出現許多不同的症狀。有些人在入學考試結束後月經會再度來潮，而有些人則會引發一些重症問題而延害將來。所以，無月經症狀如果持續出現，一定要儘快到婦產科與醫師商討並進行治療。

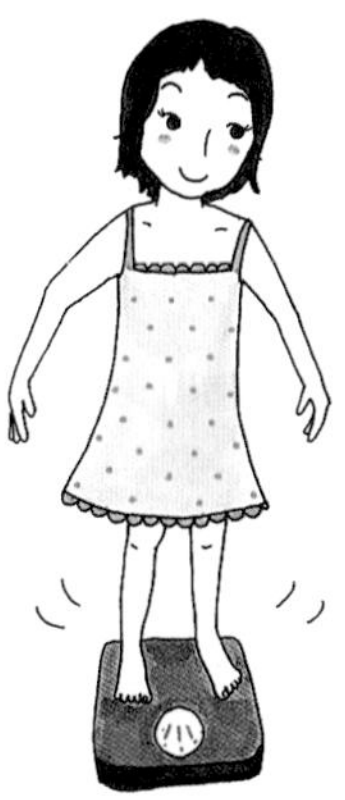

過於激烈的運動，使得體重減輕也會引起無月經症狀。

③其他的病因所導致的無月經

出現無月經症狀除了下述原因之外，可能還隱藏著其他疾病。

- 高催乳激素血症
- 甲狀腺異常
- 子宮方面的疾病

◆要怎麼樣才能痊癒？

最近許多壓力很大的女性，出現無月經症狀幾乎都是屬於壓力性無月經，有很多例子指出，一旦壓力解除，月經就會回復正常。如果壓力一直無法消解，或者壓力已經消解但月經還是不來，就可以使用荷爾蒙治療法進行治療。

減食性無月經也是一樣，在剛開始時只要好好攝取均衡的營養，月經就會正常的來。不過，如果長時間持續出現無月經症狀時，可能還是需要進行荷爾蒙療法，積極的進行治療。

◆兩個階段的荷爾蒙治療法

●一般性的無月經

因為濾泡激素還在分泌，所以只使用黃體激素來做治療。

●第二度無月經

長期性無月經而導致卵巢機能停止活動，必須共同使用黃體激素及濾泡激素兩種荷爾蒙進行治療。

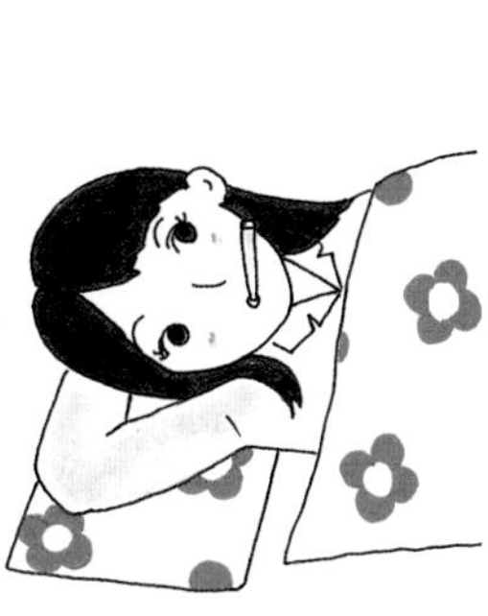

◆用自己的力量讓月經再度來訪

無月經狀態持續越久，就越難靠自己的力量讓月經再度來潮。如果再加上荷爾蒙分泌失調，卵巢就更無法用自己的力量讓月經再度出現。這時若要停止荷爾蒙治療，也應該在消解壓力、均衡攝食、培養體力上下功夫，月經才會再度出現。

青春期的煩惱心情

青春期正是追尋自我認同的時期，此時期經常會煩惱該如何表現出自我主張。

青春期障礙

自己的想法需求與社會的要求標準之間，橫亙著一條名為「青春期」的大鴻溝。身體已經完全成熟，心理卻非常矛盾，一方面想要獨立自主，一方面卻又想依賴雙親。討厭被束縛、一心一意想要追求自由奔放，但是卻無法信任自己的想法，暗地裡希望長輩給與方針或依賴著朋友。這種糾纏混亂的情緒，容易引起心理的問題。相信每個人都曾有過這樣的經驗，差別或大或小而已，在這裡特別舉出一些容易引起問題的症狀。

感覺統合失調症

在青春期發病最多的例子大概就是感覺統合失調症了。這是一種心理疾病，因為腦內活動產生障礙，會出現幻聽及幻視等等的幻覺，或是出現不知會被誰給殺了的妄想症。罹患此症會出現說話時無法一貫、情感表達變淡薄、意志力變低、將自己關閉在家裡等等的症狀。

造成這些症狀的原因到現在還不清楚，有可能是因為腦內化學傳達物質多巴胺（Dopamine）的過度作用，而引起腦內資訊處理產生問題。對這個疾病有療效的藥物有很多，大部分都是含有抑制多巴胺作用性質的藥劑。

這個疾病的行進過程會因人而異，重要的是儘可能早一點接受治療。如果發現的太遲，想要恢復正常可能會比較困難。

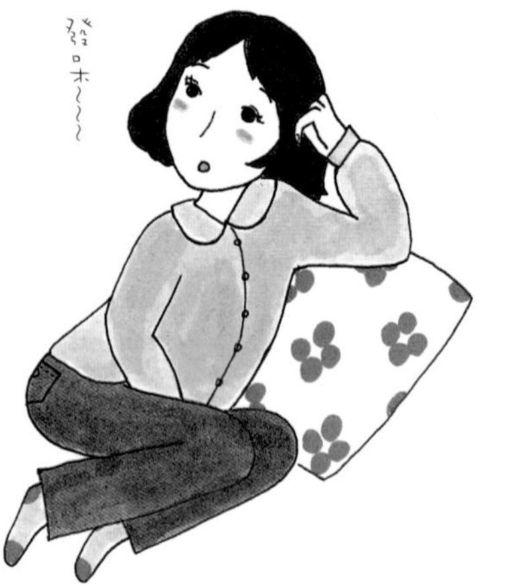

攝食障礙（拒食症與過食症）

青春期心理障礙問題中最具代表性的疾病應該就是攝食障礙（拒食症與過食症）。拒食症是一種極端性的不進食、不吃任何食物的現象。實際上，已經比標準體重還要輕了，本人卻完全不認為自己是瘦的，還想要讓自己更加的瘦下去。對於體重的增加有種強烈的恐懼感，即使已經出現無月經症狀，還是沒有危機感，完全沒有治療的意願。

過食症則是莫名的暴飲暴食。經常有女性會因為想要紓解情緒而決定好好的吃上一頓，但是過食症患者的情形，卻是無法停止吃的欲望。有些病例會在暴飲暴食後使用嘔吐、下痢的方式排出自己吃下去的食物。有些病況則會表現出過食、拒食兩者交替反覆出現的症狀。

攝食障礙者身處的家庭，通常都有一個

懦弱無力的父親與過度干涉、非常強悍的母親。另外，在立下高遠目標、努力不懈前進的這一類人身上，也常常看到這些症狀，因為在強烈的自尊心背後常深藏著挫折感或空虛感。

攝食障礙，特別是拒食，如果一直持續下去，不但體力、氣力會衰退，月經也會停止，容易造成體溫過低的現象。如果還無法停止拒食，最後只有走向死亡之路。所以，早一點到精神科或身心內科諮詢醫師的意見比較好。有些醫院也設有專門治療青春期相關症狀的門診，可以前去接受檢診。

適應障礙

適應障礙指的是無法面對壓力而因此陷入憂鬱，程度嚴重到連日常生活都受到影響。

對一般健康的人而言，對於升學、畢業或搬家等事件造成的精神壓力，很快就會因為習慣、適應了新環境、新狀況而跨越屏障。但是有些人會一直無法跨越，讓自己陷入憂鬱狀態，長久下來，便會出現不安、恐懼，將自己關在屋子裡等症狀。有時還會有心悸、頭痛或身體不調和的現象。

像這一類知道事情原因，而在發生事情後三個月內出現不適應症狀，就被稱為「適應障礙」。

適應障礙與個人資質關係密切。無法承受壓力或者心靈容易受傷的人，因為精神上尚未成熟，所以很容易引發這種疾病。不過，個人資質並不是造成適應障礙的唯一因素，通常是遇到了讓精神緊張的事件，才會引發症狀。雖然它會自然恢復，不過還是到精神科或身心內科，找醫師討論比較好。

精神官能症

並沒有出現很明顯的危險事件，但是卻對眼前的狀況感到強烈不安或恐懼，像這樣的心理障礙，稱為不安性障礙。是因為官能症反覆發作引起的障礙，屬於精神官能症中的一個症狀。只要發作過一次，就一直擔心會再度發作，會一直想像如果發作了，是不是因此就發瘋、死亡，進而造成行動改變的症狀。

官能症發作，是一種突然產生強烈恐懼感及不快感的狀態。會出現心悸、發汗、發抖、窒息感及暈眩等等的症狀，有時還會對死亡感到恐懼不安。

在治療方面，可以使用抗不安藥劑、抗憂鬱劑等藥物進行藥物療法，或進行行動療法。要消除不安情緒，一定要抑制官能症發作，因此藥物治療非常重要。

創傷後壓力症候群（PTSD）

經歷災難或事故等衝擊性事件，或者曾受過暴力、性侵害，因為心理創傷難以抹滅所造成的障礙。

比較典型的症狀，有記憶情景重現（Flashback）或迴避（躲避連接痛苦回憶的刺激）、情感麻痺等等。記憶情景重現（Flashback）是指引發心理創傷的事件，伴隨當時感受到的劇烈痛苦，不斷反覆在腦海中浮現的症狀。

從越戰歸來的美軍中有許多人出現精神障礙，PTSD這個名詞最早就使用在他們身上，因為捲入事故、災難、犯罪的人身上也出現同樣的障礙狀況，因此後來也使用PTSD來描述這類人的精神障礙。在日本，因為阪神淡路大地震，大幅提高了這個名詞的知名度。引發PTSD症狀的事件不會出現在平常生活裡，在自己或是在對自己很重要的人身上發生了危及生命的事件才稱為PTSD事件。

關於第一次的性經驗

不要急著認為「只剩下我還沒有經驗…」，第一次的性愛要十分慎重，確認好自己的想法才是正確的。

對異性有好感是一種自然情感

從迎接青春期開始之後，男孩與女孩就開始意識到異性的存在。在這個時期會喜歡異性是一件正常又自然的事情。在這之前對於原本一直玩在一起，沒有什麼特別感覺的男孩子，到了青春期連見個面都會感到臉紅心跳，即使剛剛才分開就會馬上想再看到對方，像這類的經驗相信很多人都曾有過吧！

在青春期會被異性吸引，是因為「性慾」開始萌芽的緣故。「性慾」是人類無法抹滅的一種本能，跟「食慾」及「睡慾」相同，是一種很自然的生理反應。不只是人類，許多動物也都會有慾望。

但是，只有人類擁有將這種生理性慾望昇華成愛情的力量。就因為這一點，人類跟其他動物才有差別。

戀愛關係是以愛為基礎所建立的，「相愛」對人類來說是不可或缺的，所以重視對方、為對方設想非常重要！

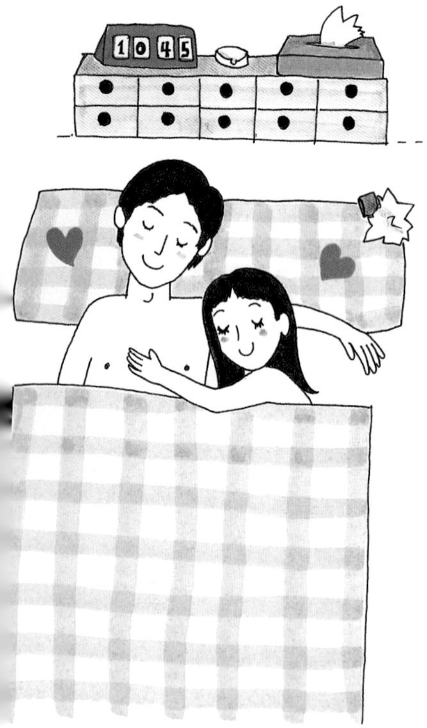

第一次性愛也可能懷孕

男孩子只要受到性刺激就會無法遏制自己的性衝動。舉例來說，女孩子認為「只要親吻就好」、「只要互相擁抱就好」，但是男孩子一旦產生性衝動，要他們在半路煞車就非常困難。常常見到雖然剛開始只想親吻一下，男性卻無法壓抑自己，到最後演變成發生性關係的例子。如果被男生脅迫發生性關係，請務必堅決地拒絕對方。如果根本沒發生關係的意願，也一定要很清楚的向對方說「NO」。如果對方將妳視為是很重要的人，一定會尊重妳的想法及意願。

每個有排卵性月經的女性，都有可能懷孕，只有一次的性愛很有可能就會讓自己懷孕。所以不要因為當時的氣氛，就放任情慾橫流，最好仔細想想自己想要的是什麼，以免將來後悔莫及。

青春期的男孩子

只要是健康的人都會有性慾，這是一種很自然的慾求現象，青春期的男孩子會有非常的強烈性慾，要以自己的意志力忍耐住不射精，對他們而言，確實是件很痛苦的事情。

為何男孩子在青春期會突然變得性慾非常強烈，這是因為男性荷爾蒙在這個時期大量旺盛分泌的緣故。女性在月經來潮時身體會開始準備育兒環境，相同的，男性性慾大增的現象，也正是為了要延續後代所做的準備。

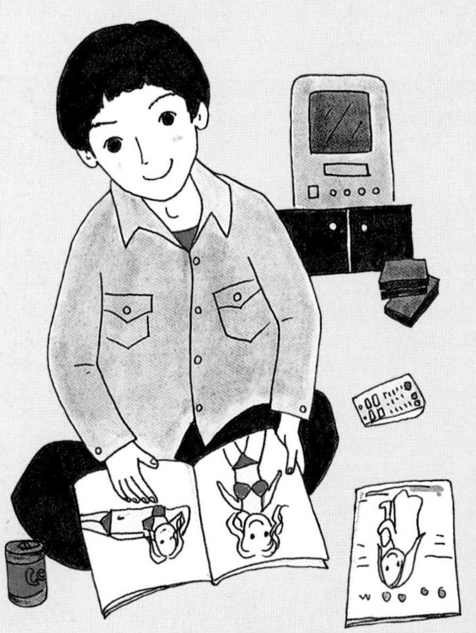

成熟男性在生活中，會理性控制自己的性慾，但是青春期的男孩子感受性慾需求的時間比較短，因此還沒有辦法成熟地控制自己的性慾。

主動採取避孕措施

第一次性愛也可能導致懷孕，如果沒有懷孕的期待或計劃，一定要正確瞭解有關懷孕、避孕的相關知識與注意事項，並且要確實地實行。

想要百分之百避孕成功，是非常困難的一件事。另外，不要認為男性都應該很清楚避孕的事情，而放心把一切都交給對方處理，其實他們之中有正確知識的人比妳想像中的還要少，其中又會真正實行的更是微乎其微。「我都交給男朋友去處理」當妳輕鬆地這麼說的時候，幾乎可以肯定避孕一定會失敗。

精子與卵子結合受精之後，受精卵在子宮內膜著床成功就是懷孕。因此，避孕就是為了防止精子、卵的受精著床行動，所進行的各種阻攔方式。

在台灣一般所進行的避孕方法，主要是使用保險套、基礎體溫表利用法、避孕膠膜、避孕藥等等。不過，除了避孕藥與避孕手術之外，不必太期待其他避孕法能夠發揮確實的效果。想要更確實的避孕，最好併用多種避孕法才會比較安全。（有關避孕→158頁）。

＊主要的避孕方法＊

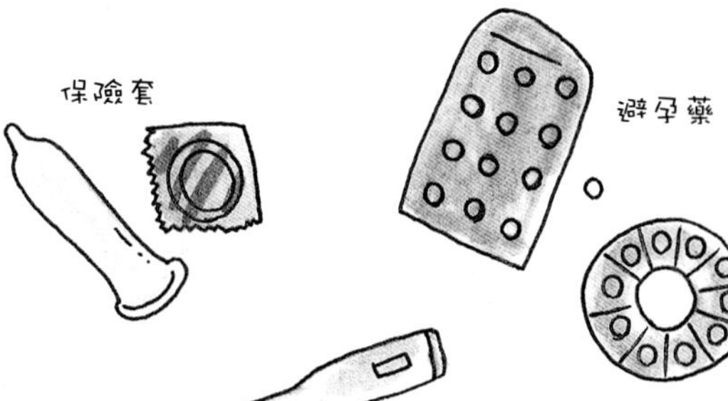

青春期的Q&A

口臭嚴重到不想出現在眾人面前怎麼辦？

最近一直很在意口中的異味，要怎樣才能解決呢？

A 最重要的是找出原因

口臭大部分都是生活裡一種暫時出現的症狀，一般人並不會天天口臭，所以通常不用特別再意。想要杜絕口臭，就得先找出口臭的原因，然後從根本治療起。

因為是暫時性症狀，最常見的應該就是吃過東西後引起的口臭。尤其是吃過大蒜、韭菜、蔥等，或是喝酒、抽菸以後也會殘留下不好的氣味。因此吃過東西以後養成刷牙的習慣就可以改善口臭的情形。有時會在起床後發覺口中有異味，為了減少晨起的異味，最好養成正確攝取早餐的習慣。

如果不是暫時性口臭，應該就是牙齒與口腔中的問題。有齒垢、齒石，或者蛀牙、齒槽漏膿（牙周病）的症狀時，光是刷牙無法解決口臭的問題。放任齒垢、齒石堆積不理的話，會引起牙齦炎及齒槽漏膿的症狀，因此最好的解決方法，是定期到牙科清洗齒垢並剔除齒石。

另外，鼻子或咽喉方面的慢性疾病，譬如說副鼻腔炎、慢性鼻炎、慢性咽喉炎等也是造成口臭的原因之一。

你腋下會發出的異味？

碰到天氣炎熱身上流汗的時候，腋下就容易發出特有的異味。想在朋友們還沒發覺前先把它治療好。

A 最好不要太神經質

到了青春期，因為汗腺突然發達起來，汗水的分泌便會增加，因此就會在意腋下是否會發出異味。

狐臭的問題主要出在一種稱為頂漿腺（又稱大汗腺）汗線身上，從這裡分泌出來的汗，成分複雜很容易發生異臭。頂漿腺在腋下分布最多，外性器官及乳頭周邊也有。

如果狐臭程度嚴重，可以進行手術將頂漿腺分布較多的皮膚切開，切除頂漿腺，或用電燒灼的方法去除頂漿腺。不過進行腋下手術相當麻煩，所以大部分腋下的異臭問題，可以在家裡仔細處理好是最好的了。

首先將腋下的毛仔細剃除乾淨，並且隨時保持清潔。每天用肥皂清洗腋下1次，只要一流汗，馬上把汗擦拭乾淨。

其實大部分的問題，只是本人才會在意、覺得不愉快的異臭感，實際上倒不一定是真的味道很重的異臭，這種情形，就請家人聞聞看就知道了。

你很在意乳房左右大小不同嗎？

最近乳房開始隆起變大了，但是怎麼覺得只有一邊乳房長的比較大。是不是該進行手術處理比較好呢？

A 在這幾年之中左右的大小就會變得平均

在青春期階段，左右兩邊的乳房大小不平均並不是什麼奇怪的事情。慢慢開始步入成熟階段後，乳房的大小就會平均了，不需要太過擔心。

有些對自己的乳房大小感到不滿意的女性會去接受隆乳手術，隆乳手術是在乳腺的後面填入合成樹脂或是石蠟（Paraffin）等等的物質，對身體來說這些東西都屬於外來異物，有可能會引起發炎症狀。另外，進行隆乳手術也會使乳癌變得不易發現，要進行切除手術時也會造成阻礙，因此並不建議進行隆乳手術。

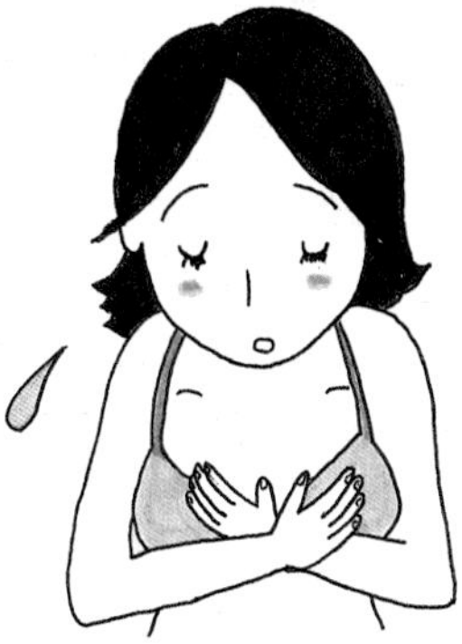

自慰真的是一件不可原諒的事嗎？

突然發覺玩弄自己的性器官會感到快感，所以偶爾會想要自慰，這是不對的事嗎？聽說太常自慰的話，性器官會變形，真讓人有點擔心。

A 其實自慰是一件理所當然的性行為

自慰也稱為手淫或者自瀆，這是利用手做為工具刺激自己性器官，進而獲得性快感的一種行為。

對人類來說，自慰是一種理所當然的性行為，絕對不是不可原諒的錯事，更不會對身體造成不良影響。不論男女，當慾火升起，又沒有可以進行性行為的對象，此時與其強忍性慾，倒不如用自慰的方式來發洩性慾。

還有，請放一百二十個心，自慰不會使性器官的外形發生改變，也不會引發其他的後遺症。

不過，自慰時倒是要注意清潔問題。在女性的性器官構造裡，陰道與尿道很容易被細菌侵入，如果用不乾淨的手或藏有污垢的指甲有去撫弄，就容易引起陰道炎、尿道炎或膀胱炎等等的疾病。還有，絕對不可以將異物放進陰道裡面，不但會受傷，還曾經出現放進去拿不出來引起大騷動的例子。

性器官周邊的體毛又多又密，令你感到困擾嗎？

腋下或性器官的體毛非常多，真是討厭。穿泳衣時真擔心會露出來。

A 個體差異對陰毛多寡有很大的影響

到了青春期這個時候，胸部及臀部都會開始囤積脂肪，體型也會變得比較女性化。在腋下及性器官周圍也會開始長出體毛，這是非常自然的事情。性器官周圍的體毛稱為陰毛又稱性毛，毛量多寡因人而異，有人長得濃密茂盛，也有的人稀稀疏疏。陰毛不論多寡，一般的生長方向都是從肚臍往下長，呈倒三角形狀。

有些人很在意自己陰毛過多，其實這跟每個人頭髮濃密多寡程度不同的道理一樣，都是因為個體差異所造成的，所以不需要太過煩惱。如果在很在意外表美觀，不妨稍作修剪。不過修剪或剃除體毛，對肌膚都會造成刺激，處理之後要特別小心，不要讓細菌侵入而導致發炎了。

另外，如果不是屬於體質方面的問題，而是因為荷爾蒙異常所引起的多毛狀況時，則要注意，有時還會出現月經週期紊亂，甚至出現無月經症狀。這是因為女性荷爾蒙分泌受到阻礙，而男性荷爾蒙分泌過剩所造成，找出原因之後，有必要接受進一步的治療。

外陰部的顏色會很令你在意嗎？

原本皮膚的顏色就不屬於白皙型，性器官的外陰部顏色更呈現紅黑色，蠻在意這種顏色的。是不是因為這種顏色，所以才會有分泌物？

A 顏色方面的差別是因為個體差異

分泌物很多，還有搔癢的症狀，搔抓外陰部、或是穿過緊的內褲就會因為發炎而引起外陰炎，這時外陰部看起來就會紅腫潰爛。如果有分泌物過多又發癢的現象，最好趕緊到婦產科接受檢診比較好。

不過，如果不是因為發炎而外陰部看起來顏色比較紅黑暗沉，應該就不是罹患疾病，而是屬於個體差異的問題。外陰顏色因人而異，有些人比較白，有些人會比較黑，這只是因為個人差異使得顏色有所不同罷了。通常膚色比較深色的人，外陰部的顏色也會傾向比較深色一點。

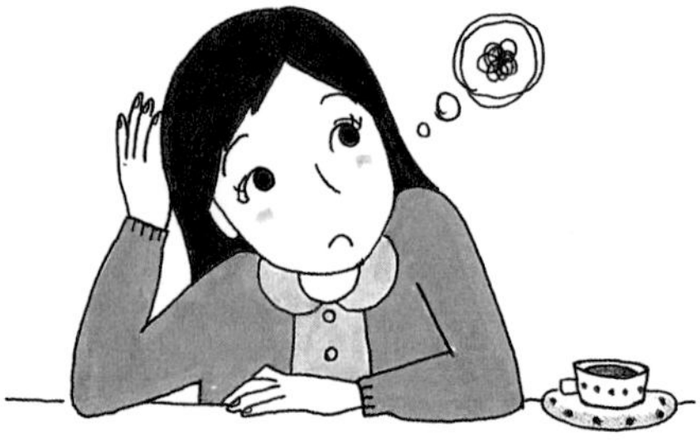

成熟期

Part • 4

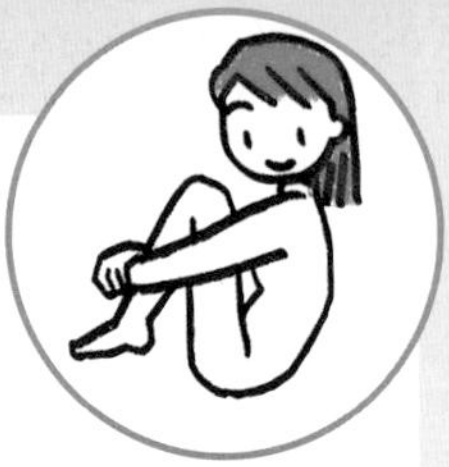

成熟期

青春期就像是花朵孕生蓓蕾的階段，等到花朵盛開、結實纍纍，就開始邁入了成熟期。

充實的成熟期

青春期結束後約從十八歲開始，一直到進入更年期前的四十歲左右為止，稱為成熟期。這段時間也被稱為性成熟期，多數女性在這段期間裡懷孕、生產的生殖機能可以得到充分發揮。

大部分的女性在三十歲前後會歷經生子、育兒、教育、家事、工作等階段，這也是人生最繁忙的一段日子。女性在這個時期身心都會覺得非常充實，雖然多少會因為要做的事情太多，而感到有些勉強，但是「生育機能」卻是上天賜予女性千古不變的自然天職。

以前在這個階段，大多數的女性只專心忙碌在養育子女身上，但現代對於如何度過成熟期，也因個人差異出現很大的變化。因為自我意識，決定不生育小孩的女性、或是過了成熟期才準備第一次生產的高齡產婦愈來愈多，這些女性族群也逐漸受到大眾矚目。現代女性擁有自己的工作或事業，生產後也開始為如何兼顧工作與育兒而感到煩惱不已。

真正開始性生活的階段

不管是結了婚還是單身，身為女性一旦進入成熟期也就是真正開始性生活的階段。與之伴隨而來的除了懷孕、生產之外，還有必須到婦產科檢查的各種惱人疾病。比起其他時期，成熟期可以說是一個要面對更多煩人事情的階段。

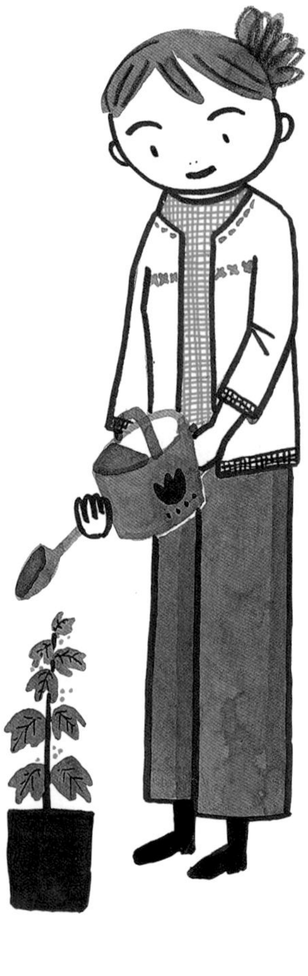

從踏入成熟期到更年期為止這段期間，隨著頻繁的性生活而來的重大課題，非避孕莫屬。聰明地避開非計劃中的懷孕，進而享受高品質的性生活，是一件非常重要的事情。

為了不能降臨人世的嬰兒，也為了自己的身體，衷心希望女性絕對不要進行人工流產手術。

另外，伴侶間的關係與性生活也有很大的關聯。有關性方面的問題，最好能與伴

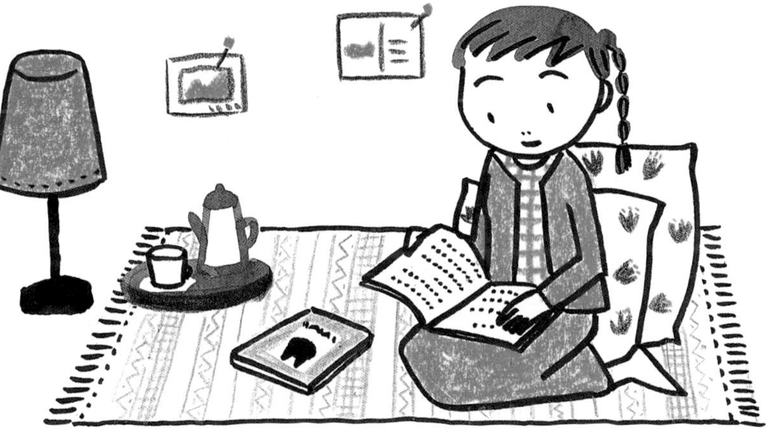

侶好好溝通。如果覺得不好意思而刻意避開不談，不但無法將自己感覺讓對方明確地瞭解，以後還可能衍生更多的問題。

身體也成熟為一個真正的女性

成熟期時子宮會變大，在這之前原本子宮體與子宮頸的長度比例大概各佔一半，現在的比例則會變成二比一，子宮體比子宮頸大了二倍左右。

乳房會越來越豐滿，腰身也會越來越圓潤，陰毛也呈倒三角形茂密地生長，腋毛的成長雖然比陰毛慢一點，不過在進入成熟期之前也會長到一定的程度。

另外，青春期階段十分惱人的青春痘，也會在不知不覺中消失無蹤，而且皮膚會變得細膩光滑，這一點與男性非常不同。

荷爾蒙的狀態

經過成熟期後，荷爾蒙的平衡會逐漸安定下來。不過，荷爾蒙的活動很容易受到精神壓力的影響，在這個時期身體想要一直保持最佳狀態的確有點困難，因此盡可能調整自己，讓日常生活穩定而規律，這點非常重要。

荷爾蒙失去平衡，身體機能變差、或不容易懷孕的時候，記得要趕緊到醫院檢查接受適當的治療。

想要了解荷爾蒙活動與身體的種種狀況，不要忘了善用基礎體溫表這一個絕佳的好幫手，只要花一點時間每天做紀錄，會有意想不到的好處喔！

預防生活習慣病，要確實做好健康管理

成熟期不但是迎接性方面成熟的一個時期，同時也是最容易被生活習慣病入侵的階段。對於女性來說，雖然與性相關的生殖機能發展旺盛，但相對的，心臟、消化器官的活動卻也開始漸漸衰退。

高血壓、動脈硬化、糖尿病等因為生活習慣所造成的疾病，並不是突然出現而是日積月累而來。像肥胖這類需要注意的情況在這個階段會更加明顯，其實，只要稍微注意一下每天日常生活中的飲食習慣，對於預防因為生活習慣而造成的疾病或是避免惡化都很有幫助。為了自己與家庭，記得一定要確實做好健康管理。

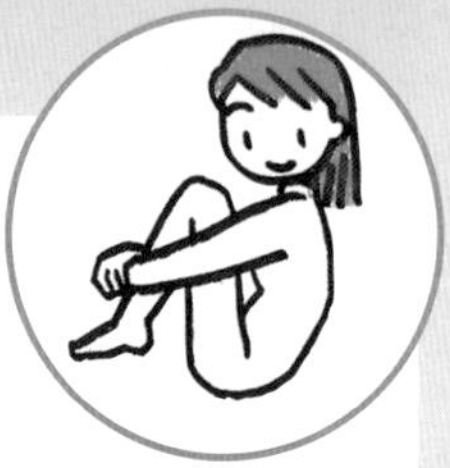

婚前健康檢查

健康檢查並不限於婚前，平時也要盡量把握機會檢查自己的身體。

準備結婚正是接受健檢與婦產科檢查的最佳時機

近來，有越來越多的公司都願意讓員工到婦產科進行檢診或健康檢查。事實上，大部分女性在學校畢業後，接受健康檢查的機會就愈來愈少，所以希望女性能利用結婚這個機會，去做個健康檢查與婦產科檢診。附設有固定流程婚前健康檢查的醫院或診所不斷增加，早一點接受檢查就可以早期發現STD（性病・70頁）以及不孕的原因。

保健所也附設健診，只不過檢查的項目有限，不足的項目可以到醫院婦產科或是婦女醫院接受檢查就可以了。

可以預防生活習慣病的方法

大部分的人多認為生活習慣病是中高年齡層男性專有的疾病，不過最近因生活習慣罹病，或是提早得到慢性成人病的年齡層比例快速下降，所以應該提早作好預防

一般的婚前健康檢查

❶婦產科檢診

- 子宮癌檢查
- 性感染檢查

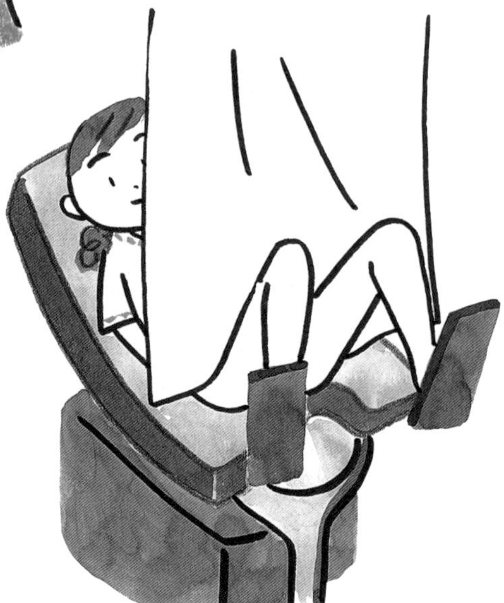

❷尿液檢查

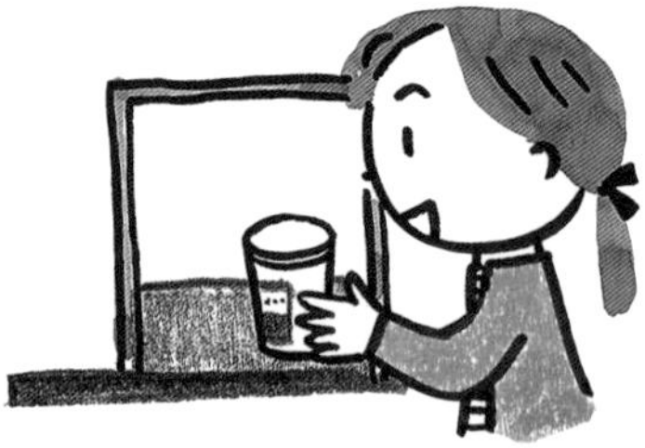

❸胸部X光檢查

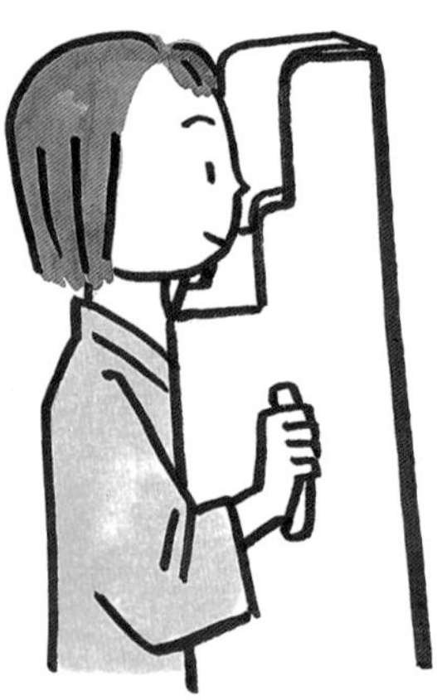

措施。

尤其在女性方面，因為懷孕生產的緣故會造成血壓上升，有時候還會引起動脈硬化。

此外，女性懷孕時罹患了妊娠毒血症，生產後一定要特別注意腎臟的活動。慢性成人病中較具代表性的糖尿病，也是不可輕忽的疾病。糖尿病與腎臟病的狀況可以利用尿液及血液檢查，很快地檢測出來。記得將檢查出的數據資料保存好，如果身體出現狀況時，可以提供治療時很大的幫助。

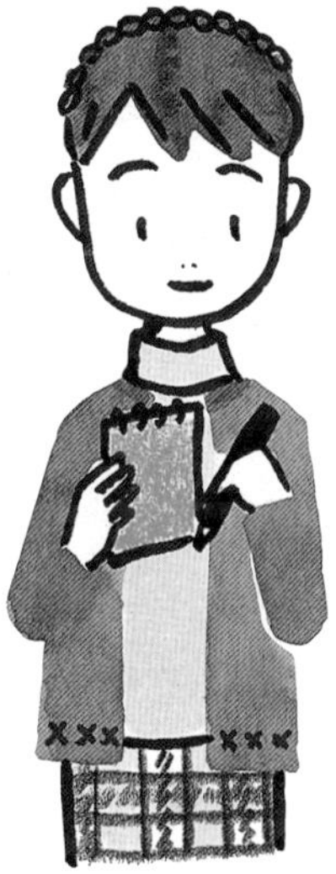

⑤ 各種項目的血液檢查

- 血型
- 貧血檢查
- 肝功能檢查＋血液生化檢查（包含血糖值）（B型肝炎病毒的檢查）
- 德國麻疹病毒反應檢測、弓蟲症（Toxoplasmosis）反應檢測
- 其他（HIV・披衣菌檢查等）

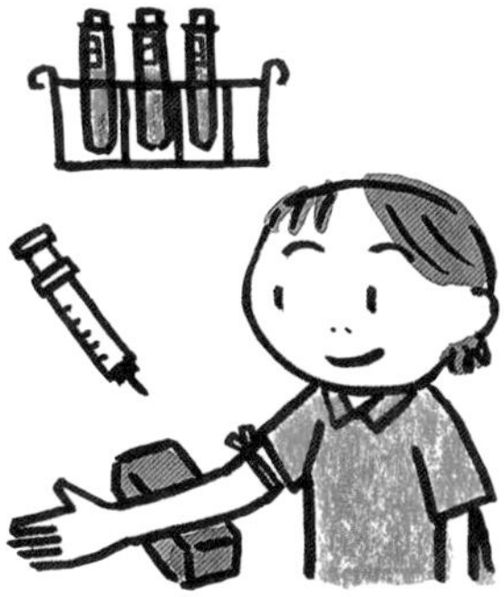

④ 測量血壓、心電圖檢查

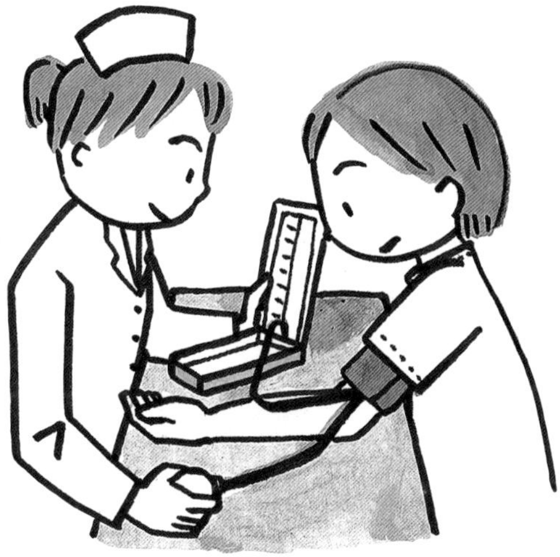

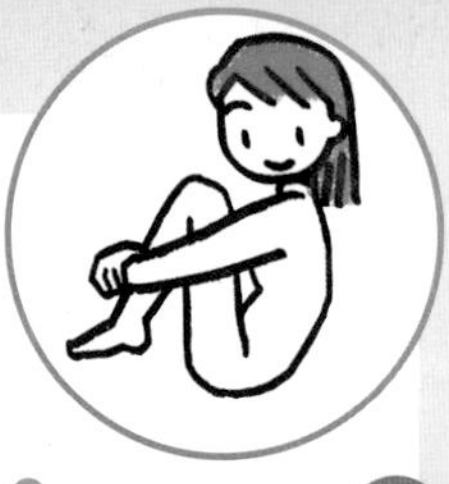

關於性愛

關於性愛

多去理解男女在性方面的不同點，與伴侶取得良好的共識吧！

男女性慾方面的不同點

愛與性具有深刻的互動關係，一般而言，男女之間的愛都伴隨著肉體上的需求。

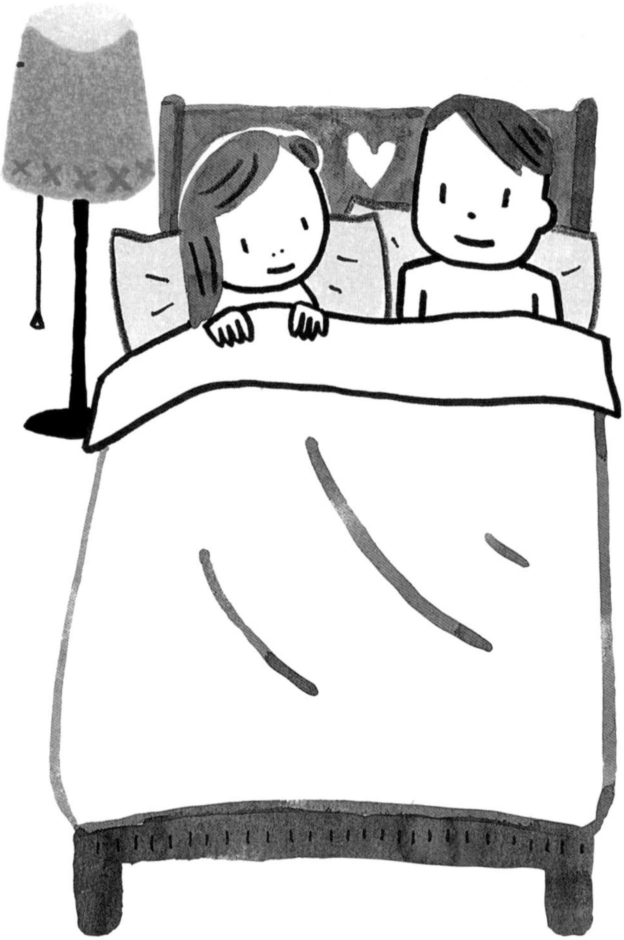

但是，事實上男性與女性在性慾的產生與需求上有相當大的差別。想要將兩人間的愛培育的更加堅實壯大，雙方對性方面的知識都要有相當程度的了解與共識，這是非常重要的。

女性性慾屬於慢火擴展型

一般而言，女性的性慾幅度比較寬廣，而且較容易受到間接性因素影響，屬於慢火擴展型。

在卵巢內分泌機能的作用下會產生性的緊張感，但是幾乎都分散在身體各處，不像男性都是集中在性器官上。

從另一角度來看，反倒可以說女性身體的任何一個地方都是性感帶。在易受感動的氣氛下溫柔愛撫，採用這種中間性的刺激，反而比直接刺激性器官，更能使女性性慾高漲，這一點與男性非常不同。

有數據指出，在月經週期時反而更容易提高女性的性慾，但由於女性的性慾會受到許多外在因素的影響，所以有些女性並不容易發覺自己性慾何時才會高漲。

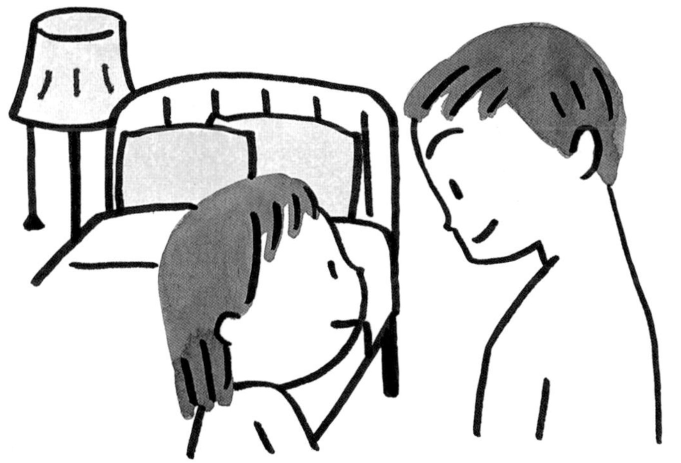

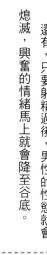

男性的性慾屬於直接、自然產生型

男性不需要具體的性對象，只要看到裸體寫，真大腦便會受到刺激，很自然的就會產生性慾了。

還有，只要射精過後，男性的性慾就會熄滅，興奮的情緒馬上就會降至谷底。

了解男女性慾的不同點

男性的性衝動是屬於激烈進行的，相對地，女性的性衝動是屬於柔緩的波浪型。因此，男女兩性在性愛上達到快感頂點的時間有很明顯的差別。男性從產生性衝動開始大約一、二分鐘就可以到達滿足感，反之女性約要十~十五分鐘，或許還要更久的時間才會得到滿足感。

因為性刺激而達到最高點的這個狀態稱為高潮，在性愛快要結束的時候，如果兩個人都能同時達到高潮是最好的情況，不過並不是每一次都能這麼順利。

男性在達到高潮的同時會進行射精，射精之後陰莖就會馬上萎縮，接著男性將會有一段時間內對於性刺激不會產生任何反應。

反之，女性因為愛撫得到的刺激，加上受到射精的衝擊，會在最後才感覺到高潮來臨。而且在達到高潮之後，還必須要花上一些時間才能降低性器官的充血現象，所以情緒上的亢奮狀態還會依然持續，可以長時間殘留住高潮的感覺。

為了享受歡愉的性愛

性愛是一種本能性繁衍子孫的任務，同時也是互相向對方表達心情的重要方式。男性如果太過性急，或是以性器官太強烈地刺激，讓女性感到痛楚，雙方便無法體會出這種歡愉的感覺。原本應該是愉快的交流，如果反而變成痛苦的記憶，女性就會變得不喜歡性愛。

所以，男性在做愛之前，當女性情緒還未完全進入情況的時候，應該給予溫柔的擁抱與愛撫，或是慢慢進行充分的前戲，下點功夫給女性性感帶全面性的刺激。

還有，女性並不只是屬於接受的一方，感到痛楚時要直接明確的表達「痛」，請對方更換一下愛撫的方式，或是撫弄的地方。

另外，有不少男性一直認為只要抽塞運動更久，女性便會更有感覺，有這種情況發生時，女性可以試試看不著痕跡地提醒男性沒有這種必要。

其實，想好有一段美好的性愛過程，只要將房間設計的更有氣氛，花點功夫在照明上，或是加上一些優美的背景音樂，對於這段歡愉的交流時間就有非常大的幫助了。

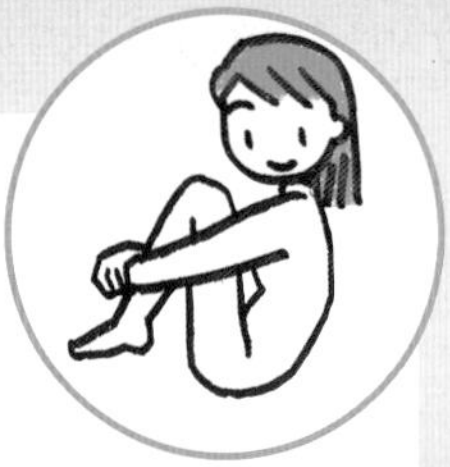

男性的身體與構造

男性在豐富性生活中是不可或缺的伴侶，多去了解他的身體結構吧！

男性荷爾蒙的動向

男性到了青春期性器官開始發達，對性方面的事情也開始關心起來了。男性的性慾在十七、十八歲左右可說是一生中最強的時期。經過身高猛然拔高等等的身體上變化，一直到二十歲左右，心理也變得比較沉穩，開始有了成熟男性的樣子。

男性也跟女性一樣，進入成熟期之後荷爾蒙分泌就會穩定下來，睪丸也會持續製造精子。不同人射精次數的差異非常大，精神上的壓力、疲勞、飲酒等等的生活習慣都是造成次數差異的原因。

男性荷爾蒙分泌在五十歲以後會慢慢減少，不過這種變化非常緩慢。因此，在此之前男性不會像女性一樣出現典型的更年期障礙。

不過，最近有報告指出，男性也跟女性一樣會出現更年期障礙，因此醫學界也開始針對男性更年期做研究與治療了。

精子與精液

精子的形狀長得像蝌蚪，長度大約只有零點零六公釐而已，頭部呈雞蛋型，裡面存放著男性方面的遺傳數據。

一次射精排放出的精子數目是一億~四億個之間。其中只有一個可以進入卵子並與卵子結合。但是在數億個精子中有許多都是不完全的精子，這些不完全的精子即使是進入子宮也無法與卵子結合。

射精後的精子通常都只有一~三天的壽命，也有少數精子可以持續存活一星期左右的時間。

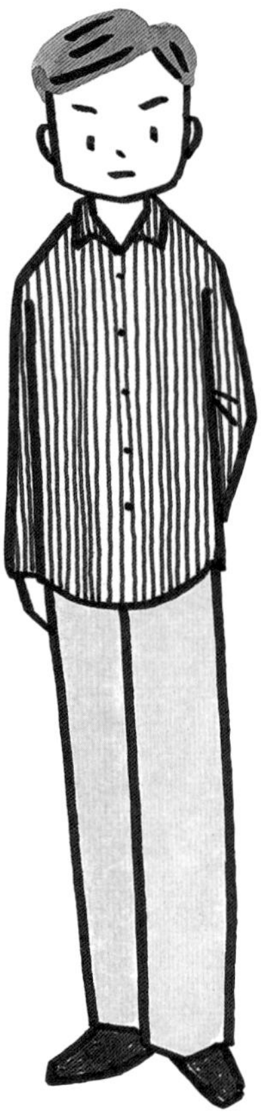

在射精時，精子會被一種稱為精液的黏液包起來。精液的百分之九十以上都是前列腺及精囊所分泌出的鹼性黏液，粘稠狀並帶點白色，有一種類似栗子花的特殊味道。

精液包覆著精子進行射精的這種方式，對精子而言有幾個優點。首先，因為精子對酸性的抵抗力比較弱，在通過許多酸性黏液的女性陰道時必須要製造出鹼性保護層來保護精子，這是精液的主要功能。另外，混入多種分泌物也可以使全體的量增加許多。這個道理就像播種，要平均播灑細小的種子，摻雜進沙子可以發揮出比較好的效果。

勃起與射精的結構組織

性衝動被引發或是精子存量已經超過一定限度的時候，大腦會對陰莖下達指令。而後血液便會流往海綿體使陰莖變硬，然後陰莖的支持肌會產生收縮使得陰莖往上抬起，這種現象稱為勃起。

勃起時的陰莖比平常大了約一點五~二倍左右，對勃起的陰莖給予刺激，性興奮就會達到頂點然後引發射精。

射精指的就是從尿道口將精液排放出來的動作。射精的瞬間，內性器官會全面收縮，這個壓力使得精液從尿道之中強烈的噴射出來。此時，膀胱出口處的括約肌會進行關閉動作，這是個可以防止精液倒流至膀胱，以及避免尿液漏出的結構。

性的興奮不光只是對陰莖的直接刺激，視覺、聽覺、嗅覺等也會引起性的興奮。這是因為大腦皮質對脊椎勃起中樞下達指令的緣故。所以，男性光是看到刺激性強烈的寫真就會出現勃起現象。

男性性器官（斷面圖）

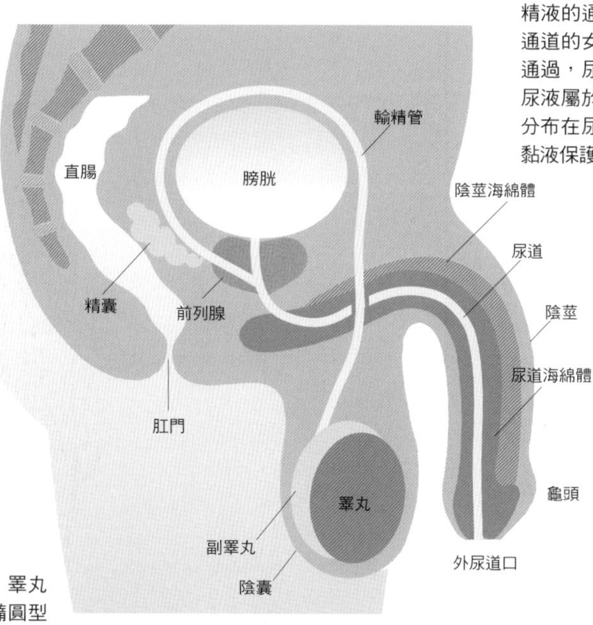

精囊、前列腺

這是製造精液時分泌必要黏液的器官。精子有喜愛鹼性環境、畏怕酸性環境的特徵，對於製造出精子容易活動的環境，這些黏液極有必要。

輸精管

從副睪丸拉出的一條長約35~40㎜的管子，這條管子也正是精子的通道，在前列腺內與尿道相連。

副睪丸

位於陰囊內睪丸的上方，是集中精子與暫時儲存精子的器官。從此處拉出來的輸精管與輸卵管連接在一起。

睪丸（精巢）

睪丸與副睪丸被精囊所保護著，睪丸是長約4公分、寬約3公分左右的橢圓型物體，以女性器官來比，它的功用相當於卵巢，精子就是在此被製造出來。睪丸還擔任製造男性荷爾蒙的重要角色。

為何這麼重要的器官卻在體外且沒有任何防備？其實是因為必須在低溫的狀態下才能製造精子的緣故。人體體溫只要過高就無法製造精子，所以陰囊及睪丸的溫度都會比體溫來的低。

睪丸在陰囊中左右各有一個，左側睪丸的位置會比右側稍微低一些，這是不會妨礙到行走的最佳配置。睪丸被內膜保護的很好，如果只是些微的擦撞，內部不會受傷，不過因為露在體外經常會受到撞擊，是男性的要害。

尿道

平常是排尿的通道，射精時則成為精液的通道。這一點與擁有生殖專用通道的女性大不相同。為了能讓精液通過，尿道有著巧妙的結構。平常的尿液屬於酸性，但在性興奮高昂時，分布在尿道中的腺體就會分泌出鹼性黏液保護精子。

陰莖

尿道包覆在陰莖之中，而男性的尿道並不只是排尿的通道，射精時也會成為精液的通道。陰莖的內部都是由海棉體（海綿狀的組織）組織而成，性興奮高昂時流往陰莖內部的血液會急速增加，海綿體部分充血就會引起勃起狀態。

陰莖前端部分稱為龜頭，相當於女性的陰核，是最敏感的部位。陰莖被稱為包皮的皮所包覆住，青春期以後龜頭部分的包皮就會往下褪使得龜頭露出（也有龜頭沒露出的現象，稱之為包莖）。

陰囊

陰囊是指包覆睪丸及副睪丸的囊袋，相當於女性的大陰唇，到了青春期時顏色會變深，周圍也會長出陰毛。

睪丸是生產精子的重要器官，為了保護睪丸，陰囊才會具有許多對應的生理結構。

陰囊的表面有許多皺紋，因為表面積越廣，散熱的效果就越好，所以這些皺紋對怕熱的精子來說，可以發揮像冷卻器一樣的作用。且在寒冷的時候，陰囊會收縮將睪丸拉往身體內部，使睪丸保持一定的溫度。

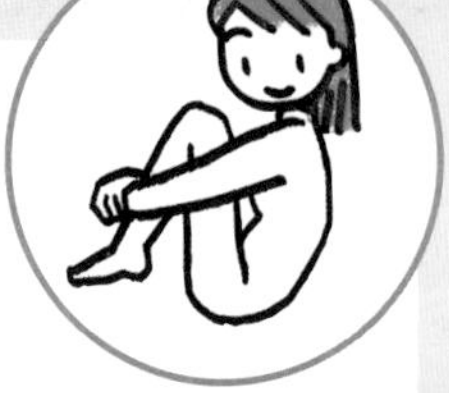

性愛不協調的原因

性愛是很私密的事情，所以很難對他人啟齒。不過也不要太過煩惱，必要時還是求助心理諮詢專家吧！

對性愛感到痛苦的時候

讓相愛的兩人結合為一的性愛，一般來說雙方都應該會產生快感。剛開始時因為彼此間還不習慣，所以不會感受到性愛的歡愉，不過，快一點的人大概只需要三個月左右，慢一點的人最遲也會在一年之後就能享受到高潮的樂趣。

但是，如果都超過一年以上了，對性愛還是感受不到歡愉，反而覺得性愛會帶來痛苦、厭煩，最好找出原因並做出因應的對策。

女性討厭性愛的原因

女性會對性愛感到不愉快，幾乎都是精神上的因素。對伴侶喪失了愛或信任感，或是被伴侶背叛等等應該是造成不愉快最大的因素吧！

如果男性的行為太過粗暴或自私地只顧著自己，對女性而言，性愛不但不是一種歡愉的感受，反而會帶來強烈的痛苦。還有，對於懷孕的恐懼也會剝奪性愛的歡樂，尤其是曾經有過人工流產、墮胎等經驗的人，更會明顯地表現出這種傾向。

在上班工作的女性，當壓力纏身或是非常疲憊的時候，有時也會覺得性愛是件麻煩的事情。

當自己無法解決這些問題的時候，到婦

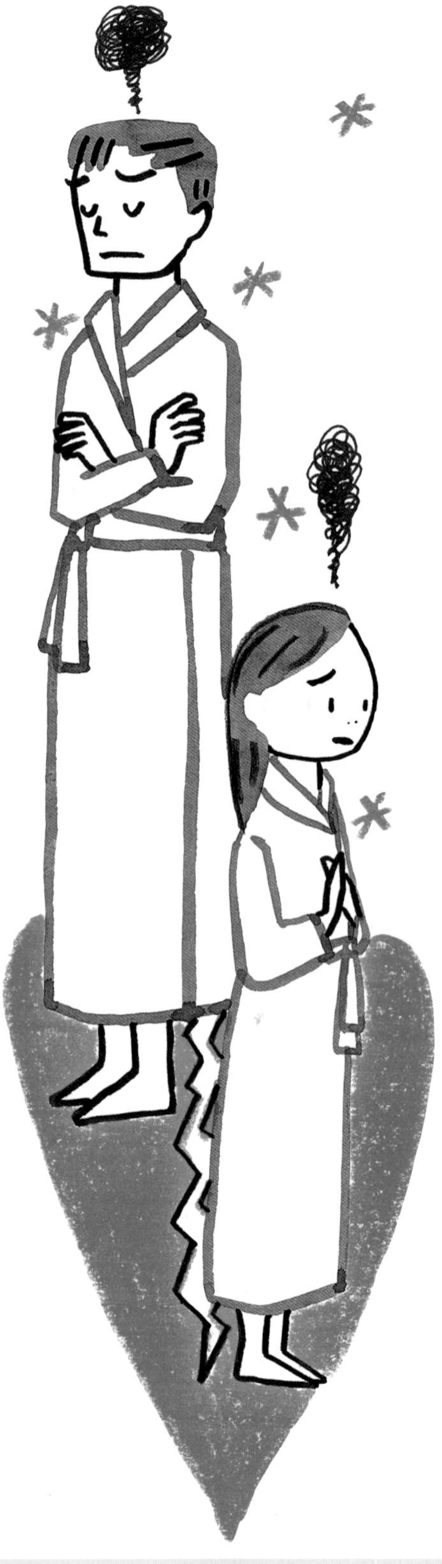

產科或精神科聽取醫生的建議，不失為一個可行的辦法。

男性方面的性愛煩惱

在男性方面，性愛苦惱的原因大都是無法產生性慾、無法勃起、無法持續到射精而早洩之類的煩惱。

這些煩惱大多來自於精神上的壓力，其中也有一些是疾病或藥物副作用所造成的。特別是罹患糖尿病之類，因為生活習慣造成的成人病，或是內分泌異常的疾病時，性慾不但會減退，也會導致無法勃起的現象。

找不出原因而喪失對性愛的自信心，是造成精神壓力的主要原因，也有些狀況是因為公事上的煩憂所引起的。這時候不要急著解決，最好暫時放著不去管它。然後想辦法轉換一下情緒心情。如果還是一直不順利的話，可以與性心理專家做個諮詢看看。

另外，如果認為問題是源自精神上的壓力，很有可能與糖尿病有關係，如果狀況長久持續，也不必太過沮喪，趕緊與專門醫師商量談論一下吧！

勃起障礙

這是指因為陰莖無法充分勃起，性行為無法達到滿足的狀態。有許多疾病也會導致勃起障礙，不過大多數的原因都屬於精神方面的問題。

●控制勃起狀態的是大腦

引發性慾、陰莖勃起、陰莖插入陰道後射精的連貫性動作稱為性行為。這些動作都經由大腦活動被強烈的控制著，如果某處發生了異常狀況，就會導致勃起障礙。

●許多原因都來自精神方面

在許多情況會下，勃起障礙的原因與身體疾病無關，而是一種心理、精神上所造成的心因性障礙。尤其在新婚的時候，有許多人都是因為精神上的因素而引起勃起障礙，過度勞累或是心中有煩惱都可能是造成的原因。

另外，曾經有過失敗的性愛經驗，或因為早洩而失去自信心等也是原因之一。其他如家人睡在隔壁房間、對配偶有精神上及肉體上的不滿，或是錯誤的性教育等，也都容易引起勃起障礙。

●糖尿病也會造成影響

因為身體因素受到影響的，包括有先天性的、後天性的陰莖畸形，男性荷爾蒙不足引起的發育異常、大腦、脊髓疾病等等。也有些是陰莖附近有外傷、勃起神經被破壞、血液無法充分進入陰莖等的情況。另外，糖尿病沒有接受充分治療，過了數年之後轉成重症，就會經常出現勃起障礙。

如果經過泌尿科醫師檢查，發現身體有異常狀況的話，就要馬上進行治療。如果是精神上的因素，也有必要到精神科應診。平時則要避免過度勞累、飲酒、過食等生活習慣，更要擁有充分的休息，培養足夠的體力。

性愛的Q&A

女性的性慾有所謂的週期嗎？

曾聽人說過女性會因為月經週期使性慾產生變化，那是什麼樣的變化呢？

A 一般來說，月經來前與月經結束後的幾天中，性慾都處於高漲狀態。

荷爾蒙分泌的變化會直接影響男性性慾的增減。與男性比較起來，女性只會分泌出少量的男性荷爾蒙，因此不會像男性一樣顯現出強烈的性慾，所以才會出現月經前後數天之內，女性性慾比較高漲這種說法，這應該是心理上的問題吧！

月經來前當然不必多說，月經之後的低溫期可能是懷孕的時期，所以如果沒有計劃生小孩，還是採取避孕措施比較好。

做愛時，會覺得會陰切開後的傷痕非常疼痛嗎？

產後在做愛時，會陰切開的傷痕會感到疼痛。這樣的疼痛會持續很久嗎？

A 可以試試看潤滑劑，效果應該不錯。

通常在生產後一個月左右，傷口的表面就會變得平滑無痕，但是也有一些人都經過了好幾個月，傷口還是會感到疼痛。不過就算拖得再晚，最多也是一年左右疼痛就會消失，在疼痛消失前，先想個做愛時不會感到不適的對策吧！有時也會因為體位的不同而減輕疼痛的感覺，所以可以試試看找出讓妳不痛的姿勢。

另外，陰道如果得到充分的濕潤，疼痛也會減輕許多，不妨在進行插入動作之前多花點時間，等到陰道做好充分的準備後，再插入比較好。也可以在陰道入口處塗抹上潤滑劑，多少可以減輕一些疼痛感。潤滑劑在一般藥局就可以買到。

覺得產後陰道變得鬆弛？

半年前生下了第一個小孩，覺得生產後陰道入口變寬了。

A 來鍛鍊因生產而鬆弛的骨盤底肌肉。

這是個經常被詢問的問題，由於陰道在胎兒通過時會擴張的很大，之後也會馬上恢復到正常的大小。在生產後陰道的確會有變寬的感覺，但過了一些時間後就會恢復原狀，並不需要太過擔心。如果還是很在意的話，只要鍛鍊骨盤底肌肉，就可以讓陰道緊縮，鬆弛的情況很快就會恢復到原來的狀態了。有時候忍著屁不放，會有一種肛門像是被扯緊的感覺吧！可以用這種「縮肛運動」的方式來鍛鍊骨盤底肌肉。（骨盤底肌肉體操・49頁）

做愛時只要快感高漲，陰道的入口處就會緊緊縮住。但如果達到了最高潮，陰道內部就會像熱氣球般的膨脹起來，產生熱氣球現象而造成陰道鬆弛的情況。「陰道太鬆了」有一些人會因為老公的這一句話而耿耿於懷，女性進入高潮忘我之際會引起熱氣球現象，而熱氣球現象也正是性成熟的最佳證據，對女性而言應該是可喜可賀的事呢！

做愛時陰道內部深處會感到疼痛，這是什麼疾病啊？

做愛時陰道內部會感到疼痛。但只要隔個一週左右就不會再痛，是不是得了什麼疾病？

A 可能是暫時性瘀血狀態。

如果間隔一週左右的時間疼痛感就消失了，有可能是因為性愛而引起的暫時性瘀血狀態因而造成的疼痛症狀。只要過個幾天瘀血消解了，性愛時就會恢復成原來正常的狀態。發生這種情況時，建議使用中藥讓血液循環變好。可以到設有中醫診療的婦產科與醫師討論一下治療的方式。

不過，如果不只是性愛時感到疼痛，同時也伴隨有月經痛、下腹部疼痛的症狀，就有可能是子宮內膜異位症（98頁）所引起的。如果放任子宮內膜異位症惡化不管，有可能會成為不孕的原因之一。為了安全起見，最好到醫院做個檢查比較好。

關於避孕

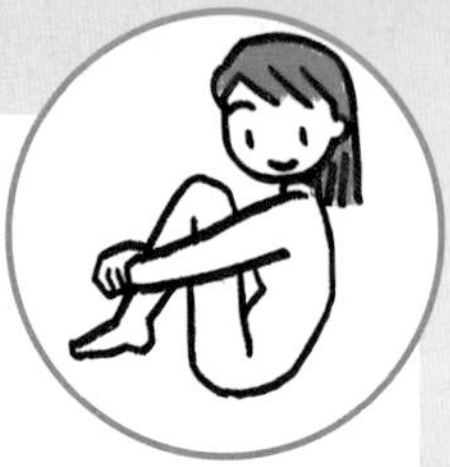

絕對要避免不得已的墮胎，學習避孕相關知識，好好地保護自己吧！

依不同情況選擇最佳的避孕法

現在有各式各樣的避孕方法，無論哪種避孕方法都有它的優點與缺點，到底哪一種才是最好的方法，確實很難做出決定，最好預想各種狀況，考慮過後再做選擇吧！

以最佳避孕條件的前提為考量，可以思考下述所列的項目。

①避孕機率較高。
②對身體無害。
③不會損害性趣。
④萬一懷孕時，對胎兒不會有影響。
⑤停止避孕之後，能夠恢復懷孕能力。
⑥不必會花太多費用。

將幾種避孕法組合起來

但事實上要完完全全合乎上述條件的避孕法是根本找不到的，所以應該根據情況，不要只選用一種方法，也可以組合多

避孕法一覽表

避孕法／說明	避孕原理	優點	缺點
保險套	將以薄塑膠材料製成的袋子套在勃起的陰莖上，防止精子進入陰道子宮。	●非常普遍的避孕器具，取得容易。 ●使用法很簡單 ●價錢合理、品質穩定 ●可以預防性病	▲沒有正確使用就容易失敗 ▲男性不願配合就無法使用
避孕藥（口服避孕丸）	服用動情激素（濾泡荷爾蒙）及黃體激素（黃體荷爾蒙）的複合藥劑來抑制排卵。	●正確的服用的話，避孕效果非常高 ●不需男性配合也可以使用	▲需要醫師開立處方籤 ▲每日一定要正確服用 ▲某些情況時不能服用避孕藥 ▲無法預防性病

種避孕法一併使用，藉此找出適合自己生活方式的避孕法！

譬如說，保險套的避孕效果非常高，但如果男性不喜歡使用的話，就必須考慮其他的避孕方法。

此外，如果妳所使用的是錯誤的避孕法，就很容易導致避孕失敗。「體外射精就不會懷孕」、「如果持續再做一次愛，因為是連續性的第二次做愛，精子量既少又薄，所以不會懷孕」等等，這種沒根據的話，還真有不少男性相信。

預防性病感染這一點也務必要牢牢記住，不要認為只跟單一對象發生關係，就不會被傳染性病，即使只有一個性伴侶，但是如果對方染有疾病，妳連帶被感染的機率就非常的高了。

如果沒有意願或計劃，就不要因為男性認為避孕很麻煩，而不小心讓自己懷孕了。女性除了盡可能避孕之外，也該讓男性儘量使用保險套，或是小心一點，不要做太多次愛，這也是方法之一。對有生育機能的女性而言，需要下定決心，才能確實做好避孕。

基礎體溫法	IUD（子宮內避孕器）	殺精劑（薄膜片、凝膠）	不孕手術
利用基礎體溫的紀錄來預測受胎期，在受胎期中減少性愛次數。至少必須要做六個月以上的紀錄才能算出受胎期。	藉由醫師將合成樹脂製成的避孕器放入子宮中防止受胎。有許多人不太理解它的原理。	在性交前將能夠讓精子失去活動能力的薄膜片或凝膠等放入陰道中，可以防止精子進入子宮。	男性施行手術可以防止精子排出體外，女性施行手術時是將輸卵管結紮不使卵子進入輸卵管。
●不需使用任何器具，很安全也不需花費用。 ●可以確認是否有排卵	●只要放進了避孕裝置，做愛時就不需再進行任何避孕法。 ●裝置後約兩年，都可以持續使用。 ●裝置後幾乎不會有感覺 ●不需要男性的協助	●使用法比較簡單 ●不需醫師開立處方籤	●幾乎可以永久性地避孕，效果非常確實
▲每天必須要測量體溫 ▲容易計算錯誤 ▲月經週期不順的人無法使用 ▲失敗率很高 ▲無法預防性病	▲會出現不正常出血、經痛、腹痛等症狀 ▲沒有生產經驗的女性使用不易 ▲會有自動脫落的現象 ▲無法預防性病	▲失敗率很高 ▲放入後要花不少時間才會出現效果，時間過久也會失去作用 ▲無法防止性感染	▲手術後即使想再懷孕生子也無法恢復原狀

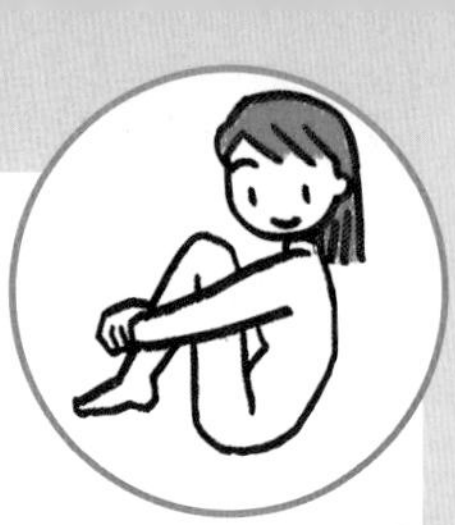

避孕法①保險套

雖說是極普遍的避孕法，不過如果使用錯誤就不會產生效果，最好學習正確的使用知識。

最普遍，成功率也很高的 保險套

●優點
①便宜又方便，也很容易取得
②使用方法簡單
③成功率很高
④可以預防性病

●缺點
①男性不配合就無法使用
②會失去一點性趣
③沒有正確使用就會避孕失敗

保險套是台灣人主要使用的避孕方式

在台灣有近百分之九十的人都會使用保險套，雖然保險套的品質提高了不少，而且避孕成功率也非常的高，不過只要使用方法錯誤，事實上也有過很多失敗的例子。附有JIS標誌的保險套，在使用時幾乎不會發生破裂之類的問題。只要能夠了解正確的使用方法，的確是一種避孕效果非常好的方法。

在開始做愛前，套上套子才是正確時機

保險套是由一種質地非常薄的塑膠所製造而成，不過還是有不少人覺得使用保險套會失去性趣。有些人會在性交中途才使用保險套，這是一件非常危險的事。因為分泌液中夾雜精子的成分非常高。如果在射精之前，才將陰莖拔出再套上保險套，很有可能會因為錯失裝套的最佳時機，大幅增加射精受孕的危險性。

因此，請一定要在剛開始做愛的時候就將保險套套上。如果男性對於套與不套感到猶豫不決，女性就主動一點，幫忙套上去吧！

如果這樣做男性還是覺得厭煩，那乾脆

保險套的使用方法

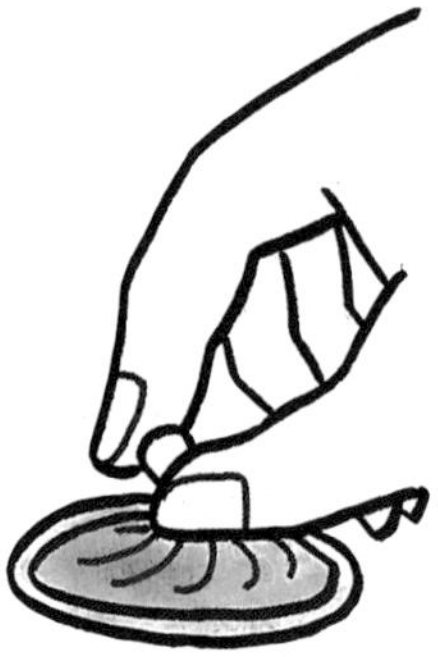

❶扭轉一下套子前端擠消空氣

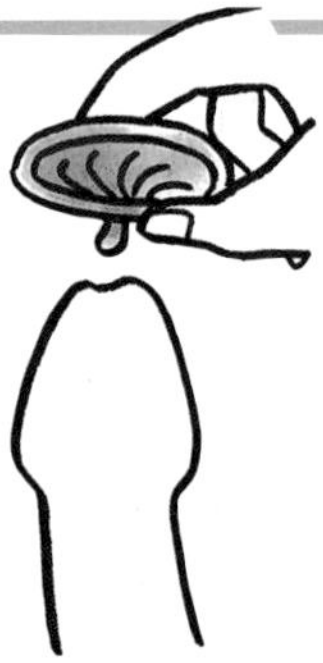

❷把扭轉的部分當作正面，放到陰莖的龜頭部分。正反面可不要搞錯了。

就停止做愛比較讓人安心。裝套時要注意不要把陰毛給捲了進去，那可是會很痛的。

結束之後馬上從陰道拔出

達到高潮之後，不要長時間保持相同的姿勢，在陰莖縮軟之前，將保險套從陰道拔出來是很重要的一件事情。如果沒有這麼做，因為陰莖縮小了，精液會從保險套裡的空隙漏出去，那就失去了特別使用保險套的意義了。

從陰道拔出時一邊壓住陰莖根部一邊拔出，注意不要讓精液給漏了出來。使用之後，絕對不可以扔到馬桶沖掉，要用面紙或袋子包起來扔到垃圾桶去。

關於女性用的保險套

你知道什麼是女性用保險套嗎？一般的保險套都是套在男性性器官上，女性用保險套則是放入女性陰道中使用的。雖然說它的形狀與男用保險套相同，不過裝置的方法卻非常的困難。女性用的保險套必須將附在套子底部的一個圓環固定在陰道中，固定之後保險套就不會亂動。

套子入口處也是一個圓環狀，這個圓環必須放在體外。這個圓環的作用是當陰莖做抽塞動作時防止套子不跑到陰道裡去。在效果方面，根據日本方面臨床試驗的結果，懷孕率（懷孕失敗指數）是6.3。也就是說100名的女性使用1年，有6.3人有懷孕的可能性。男性用的保險套的懷孕率則是3~14左右，在失敗機率方面幾乎相同。

資料提供：大鵬製藥

●使用方法

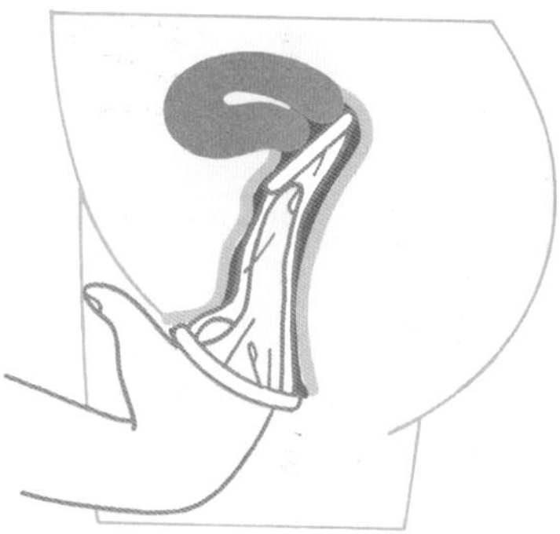

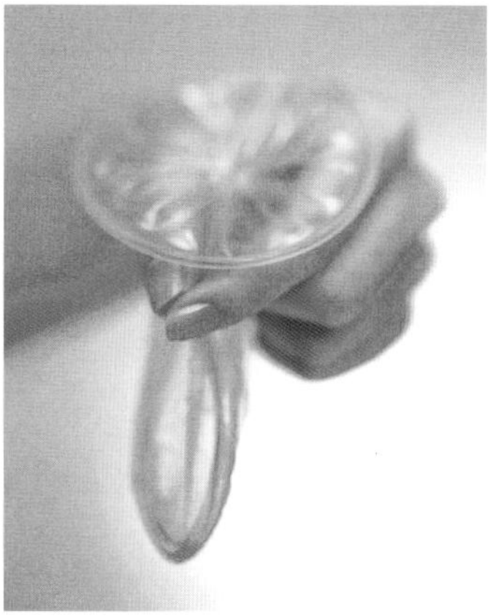

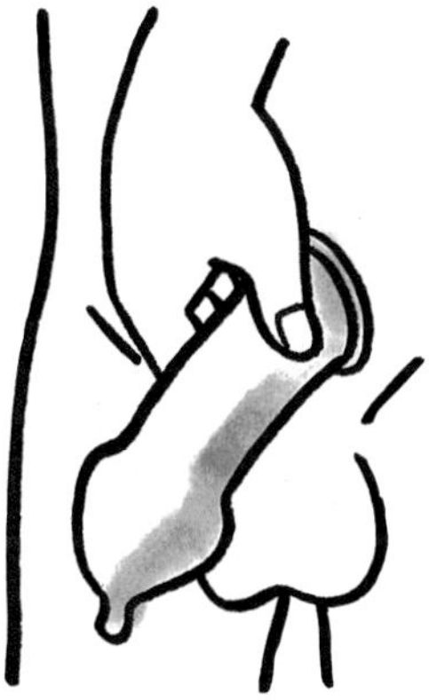

❹ 使用之後一邊壓住根部一邊從陰道拔出。要牢牢的壓住根部不要讓精液給漏了出來。在陰莖軟縮之前從陰道拔出。

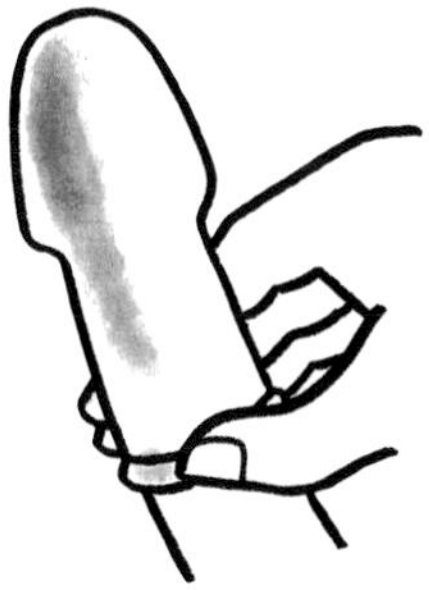

❸ 慢慢的套轉到根部最下方。注意不要將陰毛給捲了進去。

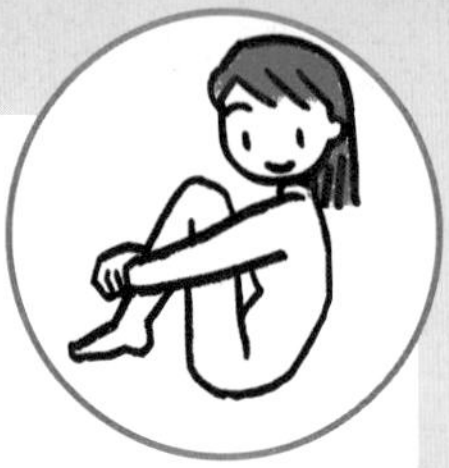

避孕法② 基礎體溫法／避孕藥／殺精劑

基礎體溫法

自然、簡單又安全，有人習慣使用，有人覺得麻煩

●優點

①不需使用任何器具，安全又簡單
②幾乎不需花任何費用
③可以確認排卵期

●缺點

①月經週期不順的人無法使用
②容易計算錯誤
③每天必須要測量體溫
④需要有很強的意志力才能夠實行
⑤無法防止性病

利用基礎體溫表可以得知排卵日

女性的基礎體溫可以反映出荷爾蒙及排卵的狀況，利用基礎體溫來確認排卵日期並使用在避孕上就是基礎體溫法。當低溫期結束，進入高溫期時就是排卵的日子，卵子約可存活一~二天，所以排卵後從卵子死去後的第三天開始到下一次的月經為止的高溫期，就是所謂的安全期。準確地說，排卵後經過二十四~三十六小時卵子就死亡了，所以從排卵起經過二十四~三十六小時之後就是安全期了。也許有人會認為基礎體溫法跟荻野式避孕法相同，不過荻野式避孕法是以下一次月經正確來潮的時間作為基礎，預測排卵日之後，在月經來前則屬於安全期。基礎體溫法是利用體溫來確認排卵日，與預測排卵日的荻野式避孕法完全不同。因為排卵日經常會有變化，荻野式避孕法可說是屬於成功率較低的避孕法。

只有基礎體溫規律的人才適合

基礎體溫法還有些問題，就是排卵日無法像預測般的正確。因為排卵日可能會比預定日提早幾天或晚個幾天才來，因此進入高溫期後，高溫持續四天左右，就是懷孕可能期。

有些人會誤以為月經期間或是經期結束後就是安全期，或者因生病體溫變高也很容易導致判斷錯誤，這一點需要特別注意。利用這個方法達到避孕目的的人，大概只有月經週期一定，基礎體溫非常規律，有高溫相、低溫相二相性的人才適合使用。

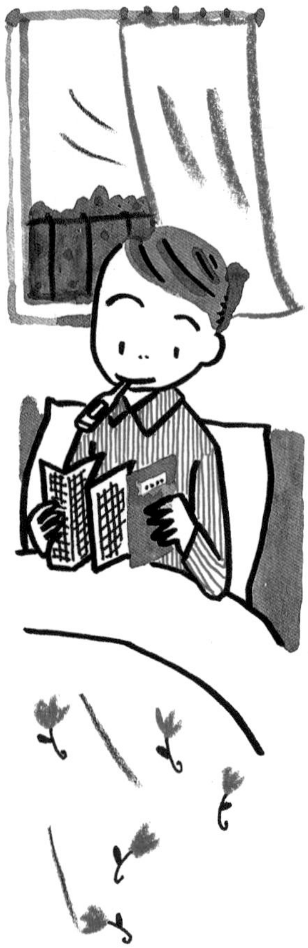

低量避孕藥是主流的避孕方法

避孕藥（口服避孕丸）

●優點

①避孕效果非常高
②不須男性配合也可以使用
③可以消解月經不順、月經失調症等的病症

●缺點

①必須定期去接受醫師診斷
②必須每天服用
③無法預防性病
④吸菸者容易引發心血管性疾病

服用避孕藥是使用動情激素（濾泡荷爾蒙）及黃體激素（黃體荷爾蒙）兩種荷爾蒙抑制排卵或著床，使懷孕無法成功的避孕方法。只要正確按時服用藥物，它的避孕效果幾乎可以達到百分之百，在歐美使用避孕藥已經是主流的避孕方法。

台灣因為需要醫師開立處方籤，無法自行在藥局購買，所以使用人數不如歐美眾多。其次，它並非完全沒有副作用，依個人不同的狀況，有些人可能無法使用。

無生育經驗者使用較為困難

IUD（子宮內避孕器）

●優點

①裝置後二年之內可以持續使用
②裝置後幾乎不會有感覺
③不需要男性配合

●缺點

①會出現不正常出血、經痛、腹痛等症狀
②沒有生產經驗的女性使用不易
③會有自動脫落的現象
④骨盤內感染症罹患率增高
⑤無法預防性病

在子宮中裝入避孕器（IUD）會有避孕的效果，這是因為IUD會阻礙受精卵的著床。裝置時必須經過醫師診斷及處理，此外IUD有許多種類型，應與醫師商討後選擇適當的類型，藉由醫師來裝置避孕器。

必須特別注意的是，裝上IUD後經血量有可能增多，同時IUD也比較不適合沒有生產經驗的人，不過最近也有許多沒有生產經驗者使用IUD。另外，建議月經量過多或有子宮肌瘤的人最好不要使用。

使精子失去活動性

殺精劑（薄膜片、凝膠）

●優點

①使用法比較簡單
②不需醫師開立處方籤
③不需要男性配合

●缺點

①失敗率很高
②放入後要花不少時間才會出現效果
③持續時效很短
④有藥物過敏的人無法使用

這是含有界面活性劑的避孕藥，會對精子的尾巴部分產生作用，使精子失去活動性。在性交之前，將薄膜片和凝膠放入陰道內。女性自已也可以放入，不須依賴男性幫忙，當伴侶不願意配合避孕時，這是經常被使用到的避孕法，但如果使用方法錯誤就不會產生效果。首先要注意的是，它的時效大概是五十～六十分鐘左右，其次，放入後到出現效果前需要花上數分鐘的時間，所以得先算好時間再放入。另外，要避免只放進一次份量的殺精劑，而進行多次射精的情況，如果有這類需要時，應該再重新放入新的殺精劑，才較能發揮殺精避孕的效果。

其他相關的避孕法

事後避孕丸
緊急避孕法

72小時以內服用避孕藥

避孕失敗或是遭受強暴時，使用高劑量荷爾蒙避孕藥來防止懷孕的一種緊急避孕法。

在性交後72小時以內必須服用。在台灣，一般大眾並不熟悉這種避孕藥，不過如果想要避開不是期待中的懷孕，這種避孕手段可能會越來越流行吧！這種避孕藥必須經過醫師診斷後才可服用。（參考33頁）

現在已經不太使用
子宮托（Pessary）

在陰道內部套上蓋套

子宮托是在陰道套入一個蓋套，用來防止精子進入子宮的一種避孕器具。

避孕效果高，而且也不會影響性趣，以往是經常被使用的避孕器。但必須接受專家指導裝套方法，因為每一次性愛後都必須將子宮托取出清洗，比較麻煩，現在已經不太使用了。

永遠不再懷孕
不孕手術

不孕手術並非是暫時性的避孕法

不孕手術是以永遠不再懷孕為目的進行的手術，對於避免懷孕來說，效果非常確實，但並不適合暫時性的避孕。進行手術的方式，男女各不相同。

在女性方面是以輸卵管結紮法的方式進行。先將腹膜切開後取出輸卵管，並將輸卵管由中央結紮或是切除。因為要全身麻醉以及術後處理，所以必須住院幾日。

在男性方面是將陰囊的表皮切開，將輸精管結紮即可。

無論是哪一種手術，手術後完全不會影響到性愛。不過一旦進行了手術，如果想要再度懷孕，進行的復原手術是非常困難的，手術前請慎重的考慮清楚。

錯誤的避孕法

應該有不少男性相信這些避孕法，但是這些方法實際上根本不能避孕。

陰道洗淨

這是射精之後清洗陰道的方法。有些人認為射精後馬上清洗的話精子就會被沖走，殊不知只要一射精精子馬上就衝到子宮。這是一個完全沒有根據、不會產生效果的避孕法。

荻野式避孕法

荻野式避孕法是先預測排卵期，從排卵後開始到月經來之前都是安全期，在安全期內可以性交不會懷孕。這個方法有點偏向基礎體溫法（162頁），不過因為排卵日經常或前、後並不準時，如果不測量基礎體溫而只使用荻野式避孕法的話，它的成功避孕率可說是非常的低。

體外射精

在射精之前將陰莖由陰道拔出，在陰道外射精的一種方法。不過，射精之前精子已經由陰莖漏出來了，所以根本可以說是一種沒效的方法。此外，射精前將陰莖拔出陰道需要很強的意志力，有不少例子都是來不及拔出就直接射精了。

避孕Q&A

生產後從何時開始避孕比較好呢？

生產後已經過了兩個月左右，我想應該可以再進行性愛了，避孕該從何時開始比較好呢？現在月經是還沒來。

A 再度開始做愛時就有必要避孕了。

很多人會認為，只要月經還沒來，不避孕應該沒有關係。事實上，為了避免懷孕，只要再開始做愛，就必須進行避孕動作了。

這是因為排卵是在月經之前開始的，在生產後的初次月經之前都有懷孕的機會。為了瞭解產後身體情況是否已經恢復，建議您最好做個基礎體溫表。體溫由低溫期轉成高溫期時就知道已經開始排卵了。安全期則是進入高溫期的第4天以後一直到下一次月經來之前的這段期間。

如果沒有做基礎體溫表，使用保險套應該會比較適合。想以IUD及避孕藥避孕，最好事先與醫師商量後再使用比較好。

子宮環與避孕藥，哪一種避孕效果比較高呢？

生產後想要避孕的話，子宮環與避孕藥，哪一種才能確實達到避孕效果。

A 子宮環會發生自動脫落的現象，服用避孕藥是效果比較好的避孕法。

子宮環就是將IUD（子宮內避孕器）裝置到子宮中，用來妨礙受精卵著床的一種方法。IUD必須由醫師來裝置，裝妥後也必須做定期檢查來確認位置是否正確。不過報告指出，裝置後25人之中有1人會有自動脫落的現象，所以也不能說這是完全安全的避孕法。

因此，如果不會忘記服用，使用避孕藥幾乎可以說能夠達到100%的避孕效果。如果是低劑量的避孕藥，噁心反胃的副作用會比較少。避孕藥的種類有10幾種，最好與醫師商討後在選擇適合自己體質的避孕藥來服用。不過，IUD與避孕藥都不適用健保給付。

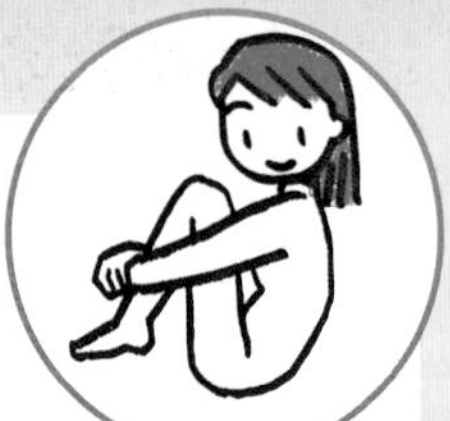

關於人工流產

為了自己的身體，也為了還未出生的嬰兒，絕對要避免人工流產手術。

最好避免非計畫中的懷孕

「現在是不想要孩子所以才避孕，總有一天會想要生個小孩」有這種想法的人應該不少。對於自己及小孩來說，當然都希望能夠在最好條件下生育。因此，就必須預先建立好懷孕的計畫。生育適齡期是以二十~三十歲左右的年齡層最為適合。至於每個人適合的生產年齡，大概得先考量經濟上的問題與工作上的調整吧！如果因為避孕失敗帶來不受期待的懷孕，並進行了人工流產手術，對以後的懷孕計畫可能會造成很大的影響。

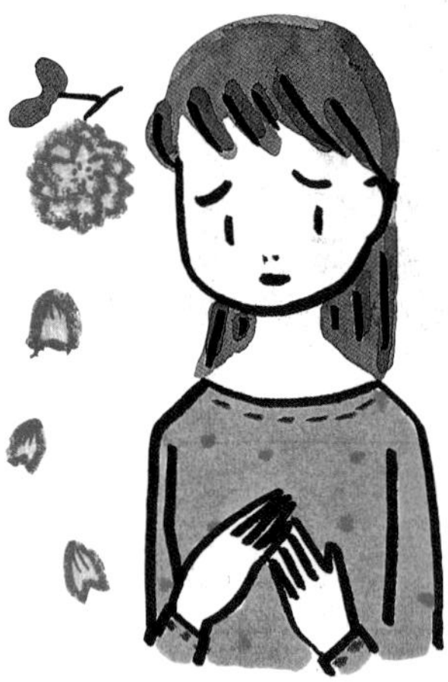

人工流產手術最晚在懷孕第二十二週前進行

流產手術是以母體保護法為基礎所進行的手術，只有由醫師公會認可的指定醫師才能夠進行手術，同時必須符合一定的條件才可以進行人工流產手術。

懷孕二十二週之前的流產手術是被允許的，這是因為在這個時間之前，胎兒即使出生也無法在母體外獨自存活。在這個階段裡，懷孕的第十一週為止的流產手術稱為初期手術，在這之後的則稱為中期手術，兩種手術的方法各有差異。

人工流產手術並不適用於健保己付，所有的費用都必須由自己負擔。初次懷孕者的流產手術與有生產經驗的人，所進行的流產手術花費不同。

還有，手術進行的方式、住院的天數也有差異，最好事先詢問醫院一些必須的費用，做好準備。

初期的手術

搔刮術

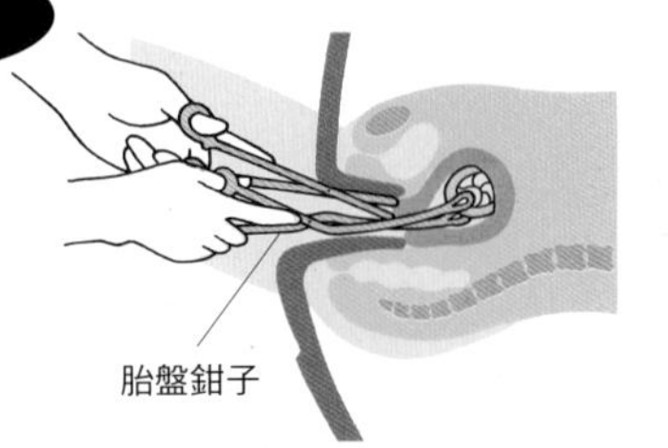

❶首先先使用胎盤鉗

將子宮頸充分擴開，用胎盤鉗將胎兒以及其他的一些附屬物清除乾淨。

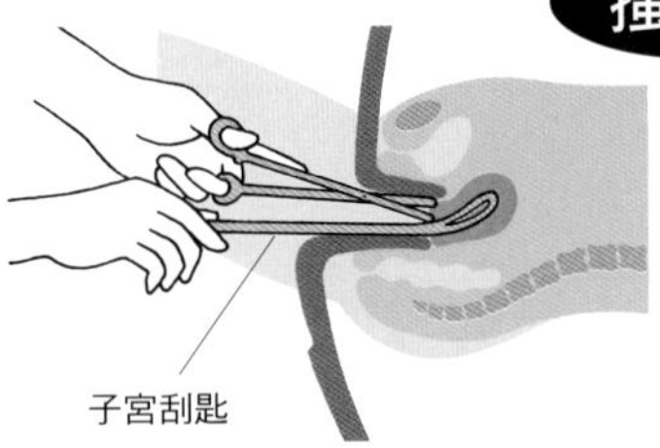

❷接下來使用子宮刮匙

沿著子宮內膜，以子宮刮匙將殘存物刮取清除乾淨。

初期的人工流產手術

在初期階段的人工流產手術需要做全身麻醉。第一次進行人工流產手術時，必須在前一天先住院以進行子宮頸管擴張術，手術大約十分鐘就可以結束。

手術分為搔刮術與真空吸引法兩種，這兩種都是將子宮口擴開後取出胎兒的方式。

搔刮術是用金屬製的胎盤鉗將胎盤及胎兒取出後，使用一種像湯匙般有洞，稱為子宮刮匙的器具將脫落膜搔刮出來。真空吸引法是使用吸引刮匙，將胎盤及胎兒吸取出來，胎兒若是過大就無法使用這種方式，通常都以進行搔刮術為主。

初期的人工流產手術在短時間內就可以完成，只要麻醉退去就可以活動，因此手術很容易趨向簡單化，但是如此一來反而容易孳生許多問題。因為是用手工方式清除子宮內的東西，有時會傷及子宮或子宮頸，有時還會有殘留物的危險，甚至還會引起預期外的出血現象。

此外，因為會將分泌荷爾蒙的胎盤取出，手術後也會引起自律神經失調的症狀。

中期的人工流產手術

到了中期，因為子宮內的胎兒已經長得很大，無法再進行搔刮術或真空吸引法了，因此，在中期時會利用人工方式造成陣痛產下胎兒，使用與生產相同的方式進行流產手術，之後再將胎盤給搔刮出來。另外還要配合停止乳汁分泌的一些處理，至少需要住院二、三天左右。

人工流產手術的後遺症

雖然是在醫師細心的注意下進行手術，但是進行流產手術不可能完全沒有後遺症。手術後若是太過勉強自己，以後就會出現一大堆令人煩惱的後遺症。

流產手術後容易引發的症狀中，最令人深刻的就是不孕症。在流產手術後，若是持續不斷出血或有分泌物產生的話，很容易引起細菌繁殖。當子宮內的傷口尚未痊癒，一旦又被細菌侵入，很容易的就會引起發炎症狀。這種發炎症狀會使子宮與輸卵管出現沾黏、堵塞的現象，若是變成無法受精的話，就會引起續發性的不孕症狀，造成卵子無法排出的沾黏現象，即使卵子受精，受精卵也會在途中就著床，引起子宮外孕。

其他因為強力擴張子宮頸管的緣故，子宮頸會失去彈性，容易引起流產或早產的現象。手術後還會出現荷爾蒙失調、子宮發炎、無月經、經痛、分泌物增加等等的症狀。

心理的後遺症也會成為一個極大的問題。因為流產手術後的罪惡感以及對懷孕的恐懼感，會使得性愛時失去歡愉的情緒，有時還會拒絕伴侶的求愛。如果一直無法找出對策解決，可以前去婦產科找專門醫師或心理諮詢專家商討一下解決方法，才能解除自己身心上的痛苦。

真空吸引法

❸使用真空吸引刮匙

使用真空吸引刮匙，將胎盤及胎兒吸取出來。

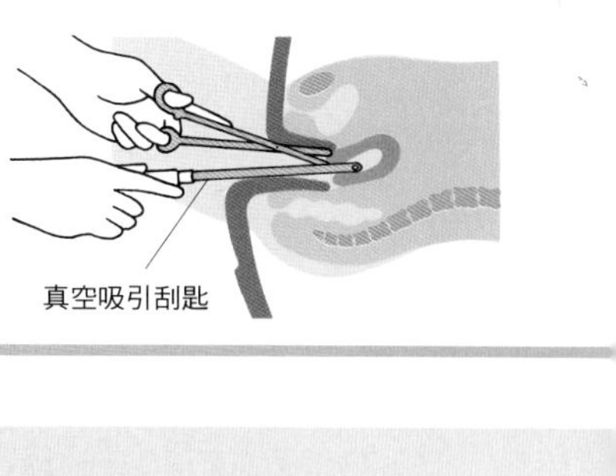

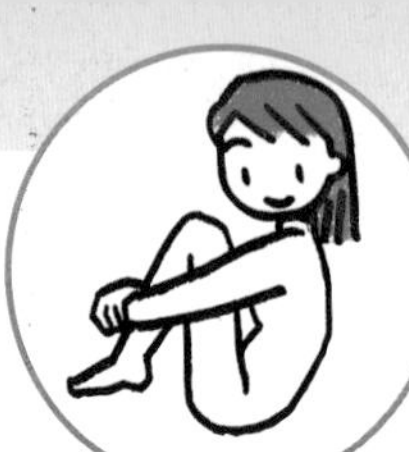

有關懷孕・生產

懷孕二三事

懷孕、生產是只有女性才能夠體驗的人生最大喜悅與幸福。

懷孕、生產是女性生命中的一大要事

在性荷爾蒙已經安定，女性身心也都達到成熟頂點的這個時期，可說是最適合懷孕的階段。

但到了現今，不管是工作或是興趣，每個人度過成熟期的方式各不相同，「還有很多想做的事情，懷孕喔？先等等吧！」有這種想法的人可能不在少數。

但只要懷了孕，對於在自己身體裡活動的新生命，一定會感受到不可言喻的喜悅。而且，當妳懷抱著自己小孩的時候，那種小小生命的重量感肯定會讓妳熱淚盈眶，感動不已。對女性而言，懷孕、生產的確是人生中的一大要事，所以，不論針對的是單一的女性對象或廣大的女性同胞，都希望能夠去感受懷孕與生產那種獨特的幸福感。

只不過，可以懷孕的時期是有限制的。過了四十歲之後，懷孕率直線下降也是不爭的事實。而且，即使能夠懷孕，也因為可能造成先天異常的風險因素提高的緣故，會對母體造成極大的負擔，所以，想要懷孕的話，二十~三十歲初應該是最理想的年紀。

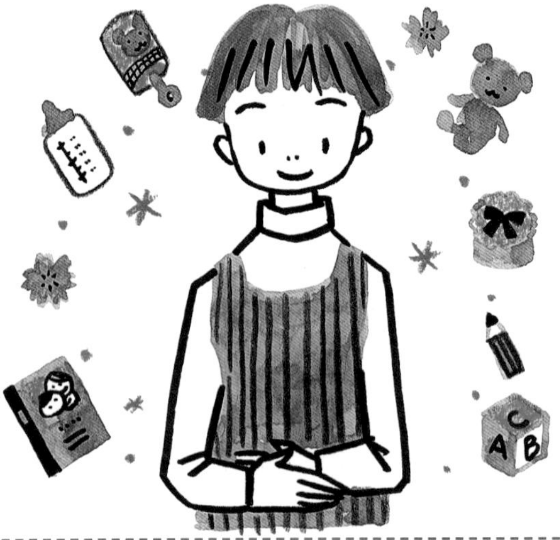

即使懷孕了也不要放棄工作

可是，二十歲~三十歲初的女性幾乎都擁有自己的工作，而且這個時期在職場也正是經驗豐富，最有幹勁的時候，所以有時會因為要不要懷孕而感到遲疑迷惘。這時不要有「工作或生育只能選擇其中一個」的想法，希望女性能夠抱持著「總有辦法兩面兼顧」的想法。

實際上，一邊工作一邊育兒的女性為數不少，這並非辦不到的事情。「邊工作邊照顧我，每天都很努力的媽媽」看見母親這麼努力的小孩們，一定會對母愛與責任感，產生更深更強烈的感受。

懷孕、生產除了有老公、家人、職場及地區育兒機構的支援之外，也不可缺少周圍的協助。在懷孕前先把自己的想法與週遭的人好好溝通吧！希望妳能夠創造工作與懷孕生產兩方面雙贏的局面。

選擇醫院·婦產科的Check Point

●要選擇哪一種分娩法呢？

拉梅茲法、無痛分娩、水中生產、Sophrology出產法（利用影像訓練使身心鬆弛的安產法）等等，根據各醫院的設施，採用的分娩法也有所不同。

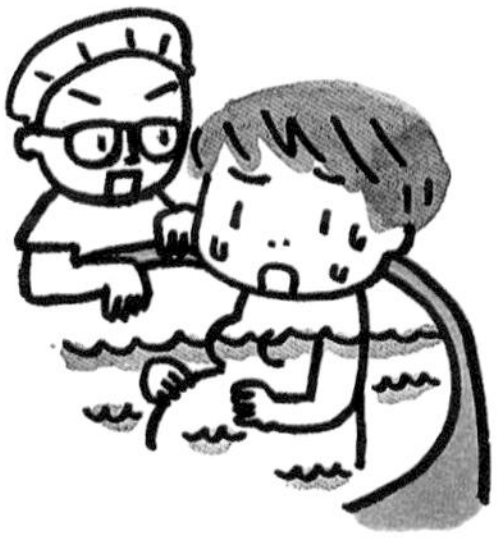

●哺育母乳的指導

助產士、護士或按摩師等人會不會幫忙按摩乳房、或是教導有關母乳分泌的一些知識呢？像這樣的事情可以在產後前去婦產科詢問，看看是否提供有關哺育母乳方面的指導。

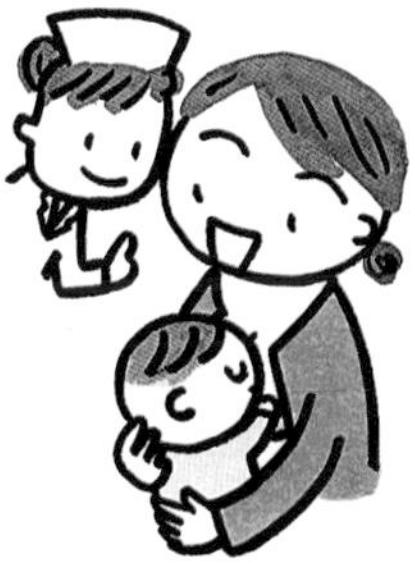

●綜合醫院或私人婦產科、住家分娩等

懷孕前就已經罹患糖尿病或高血壓等疾病的人，或者患有妊娠毒血症等合併症的人最好前去綜合醫院分娩。私人婦產科比較容易滿足孕婦的要求，可以得到比預期更高的服務品質。近來也有人選擇在自宅生產。

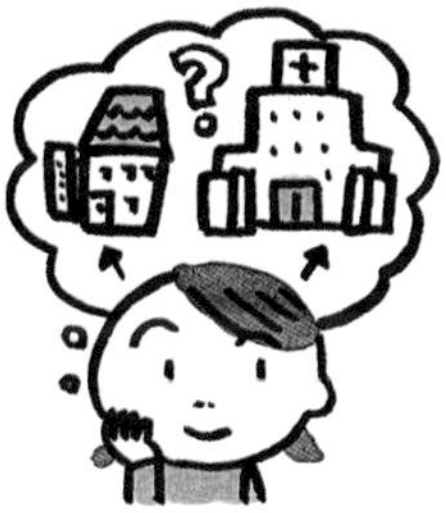

●從自宅或娘家到醫院的距離是否恰當

要考慮到，發生問題或是開始陣痛時，容易隨時移動的場所，或是交通便利的地方，即使大著肚子也很容易往返醫院等等的因素。

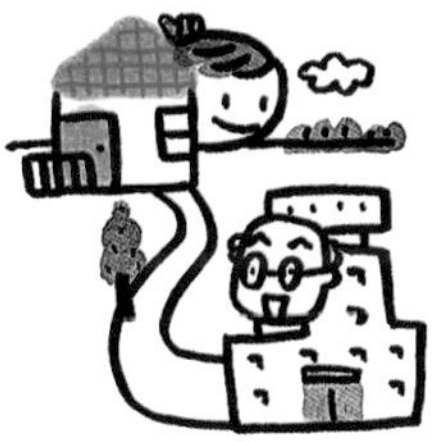

●老公可以進產房陪產嗎？

如果希望老公能夠陪產，在產前有些醫院可能會要求必須參加父母教室的指導。至於是否可以進產房陪產，最好與醫師好好討論一下。

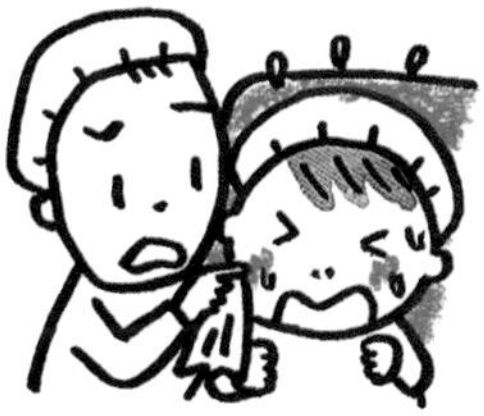

●個人產房或是一般產房

一般產房的話可以交到許多媽媽朋友，日子應該會過的蠻愉快的。而個人產房的話，則是不必顧慮別人，可以與前來探訪的人盡情談天，而且一個人也可以安穩地休息。

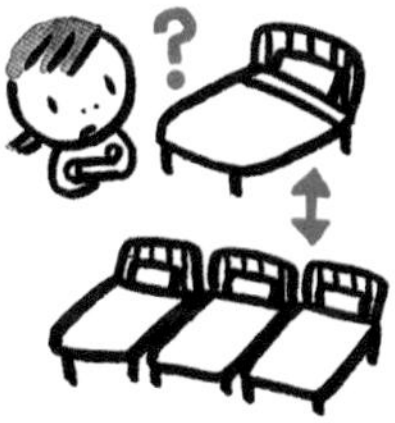

●母嬰同室或是別室

即使說是母嬰同室，有許多地方也只有晚上才將嬰兒託給新生兒室看顧，這方面要先確認後再做判斷。

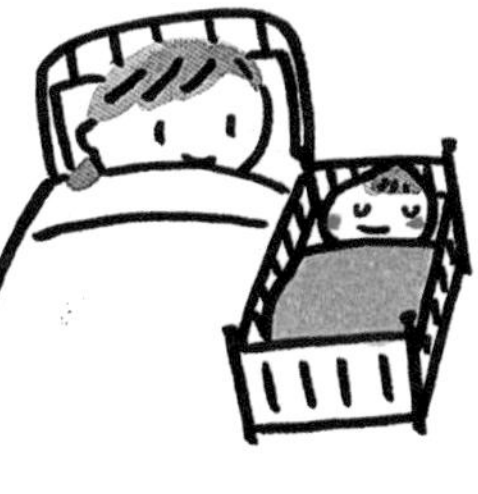

●生產住院費大概要花多少呢？

生產住院的費用依照每家醫院各有差異。依據病房及分娩法的不同也會有差別。產後也會增加一些回禮及嬰兒用品等等的費用。所以最好在住院前先詢問住院費等相關支出，做好費用計畫，比較可以讓人安心。

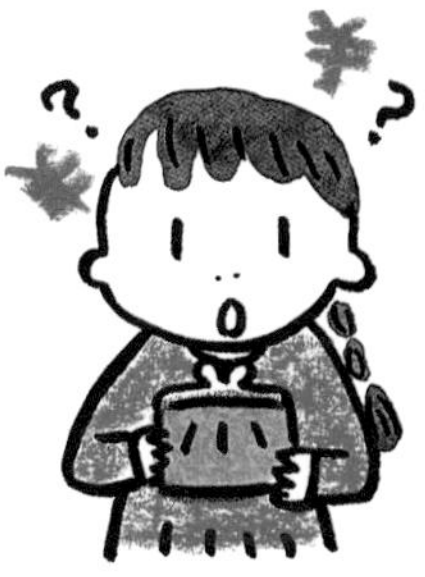

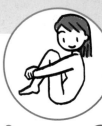

受精的原理

懷孕要能夠成功的重要前提是精子與卵子能夠在受限的時間內相遇、結合，這的確使生命充滿了奧祕。

排卵後卵子在輸卵管等待精子的來臨

女性身體中擁有二個左右各一的卵巢，卵巢中裝滿了卵泡（裝著卵子的袋子）。到了青春期之後，在幾十萬個卵泡當中，只有一個卵泡會因荷爾蒙的作用而發育成熟。之後這個成熟的卵子會弄破保護卵泡的薄膜，從卵巢中排放出去，這就是所謂的排卵。

直徑大約零點一公厘的卵子，被輸卵管喇叭口吸住後運送到輸卵管，放在輸卵管擴大的部分（膨大部）等待著精子的來臨。卵子可以受精的時間是在二十四小時之內，但是如果沒有被輸卵管喇叭口吸入，而且在二十四小時內沒有遇上精子的話，懷孕就無法成功。

數億個精子互相競爭，只有一個精子可以抵達終點

精子是在男性的精巢（睪丸）中被製造出來的，精子在精巢上體（副睪丸）等待射精的時機。一次射精所排射出的精液的量大約一~六毫升，每一次射出的精液約含有一億~四億個精子，大小約零點零六公厘。

利用射精方式進入女性陰道中的精子們，從陰道往子宮的入口處泅游而去。不過，大多數的精子都從陰道往外流了出去。精子終於到達子宮的入口處（子宮頸）了，雖然子宮頸分泌出黏液使精子變得容易進入，但是這時候精子的數量也只剩下射精時的一千分之一而已。再接下來的奮鬥過程中，能夠抵達位在輸卵管卵子基地的精子，可能只剩下不到二百個左右了。

在輸卵管膨大部找到卵子的精子裡，也只有一個精子能夠鑽破包覆著卵子的透明外殼（透明帶）進入裡面與卵子結合。這就是所謂的受精成功。

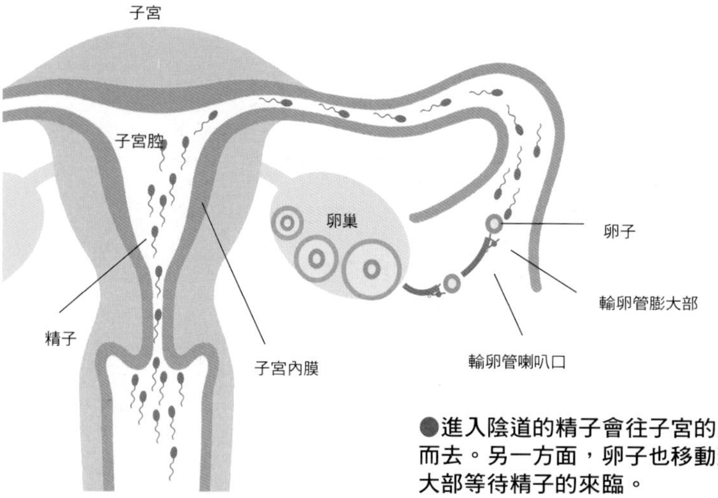

●進入陰道的精子會往子宮的入口處泅游而去。另一方面，卵子也移動到輸卵管膨大部等待精子的來臨。

受精卵一邊分裂，一邊在子宮處著床

因受精所結合的精子與卵子即成為受精卵。在這裡順便一提的是，胎兒的性別在受精瞬間便已經決定了。之後，受精卵便從輸卵管往子宮的方向移動，在移動期間受精卵便二個、四個、八個的開始不斷進行細胞分裂，形狀變得像桑椹一樣。然後再變成嬰兒基體的胚胎，在進行到子宮著床階段的時候，已經成為有一百個以上的塊狀細胞了。

另一方面，子宮中也正在進行變化。扮演著讓受精卵能夠穩定著床的子宮內膜，因為動情激素以及黃體激素這兩種女性荷爾蒙的作用，變得既厚實又柔軟。受精後大約一週左右的時間，往子宮移動的受精卵在十～十二天之後，便會鑽入子宮內膜中，這就是所謂的著床，著床成功才可以稱為懷孕成功。

著床後的受精卵，一邊從子宮內膜取得營養，一邊又開始進行分裂，然後發育成為胎兒基體的「胚胎」。

懷孕的跡象

●自覺症狀的跡象

- 該來的月經卻沒有出現
- 變得沒什麼食慾
- 喜歡吃酸的東西或是飲食嗜好產生變化
- 早上空腹時感到有點噁心反胃
- 持續有輕微發燒的現象
- 嗜睡、疲倦
- 乳頭脹大
- 常跑廁所、頻尿
- 分泌物增加
- 雀斑、黑斑增加
- 黑眼圈變得很明顯

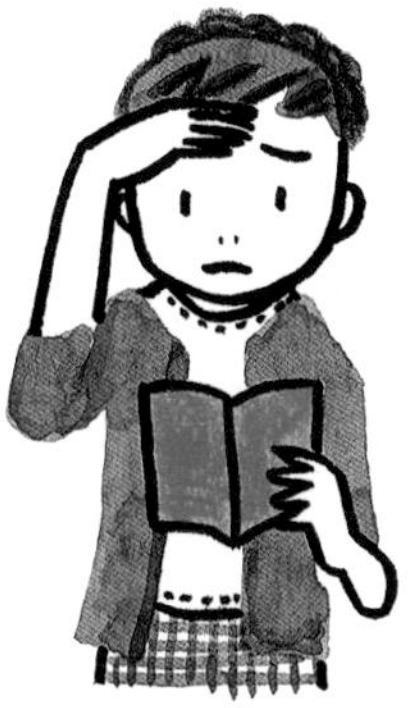

●驗孕劑的跡象

在驗孕劑上滴上尿液，調查尿液中是否含有hCG（人類絨毛膜性腺激素）。這個荷爾蒙只會在懷孕時才分泌，如果確認含有hCG的話就是已經懷孕了。驗孕劑的可信度很高，是一種普遍又簡單的檢查法。

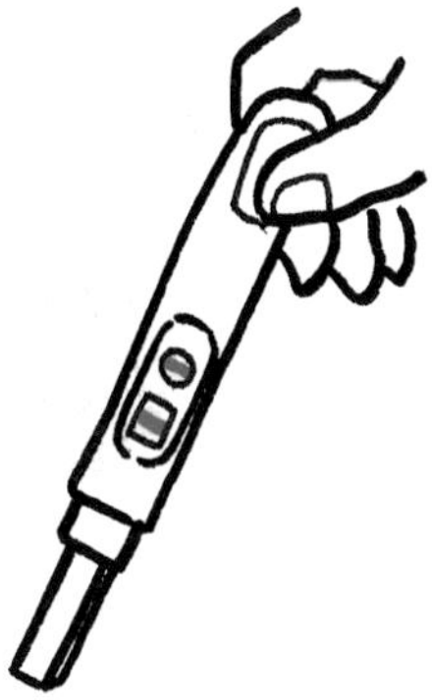

●醫師的診斷

即使已經出現了其他3種跡象，但還是不要自我判斷是否已經懷孕。必須前去醫院接受內診及超音波等檢查，確認是否是正常的懷孕。即使驗孕劑反應出懷孕的跡象，也有可能是無法繼續懷孕的子宮外孕，這些情況如果不經過超音波檢查是無法得知正確結果的。

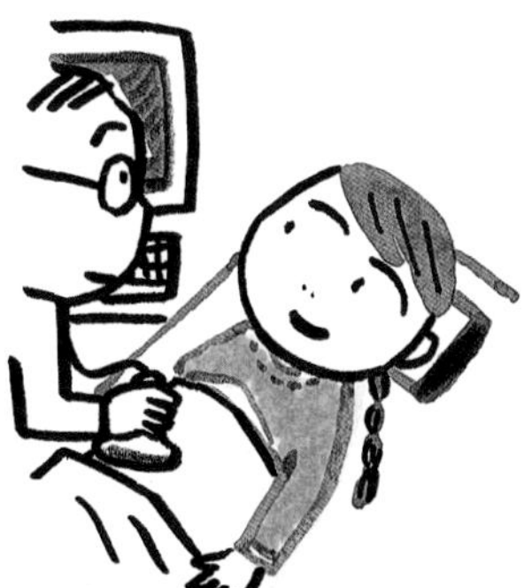

●基礎體溫的跡象

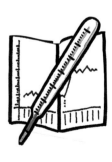

女性身體大約是以1個月為週期，基礎體溫會有所變動。這也是依據荷爾蒙作用而改變的，通常在月經開始大約會持續2個星期的低溫期，以排卵為界之後再進入高溫期，等到再度進入低溫期時就是月經開始的一個週期。但如果懷孕了，黃體激素會比平常更持續不斷的分泌，這個作用會使得高溫期一直持續。如果高溫期持續了3星期以上，就有可能是懷孕了。

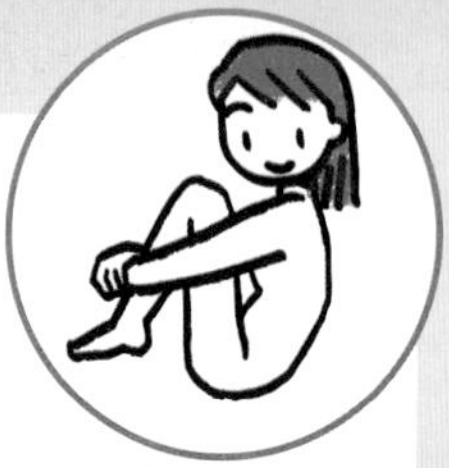

母體的變化

在十個月之間，母性也跟著肚子一起成長發育，孕婦的身與心兩方面都成為「母親」了。

初期（0~15週）

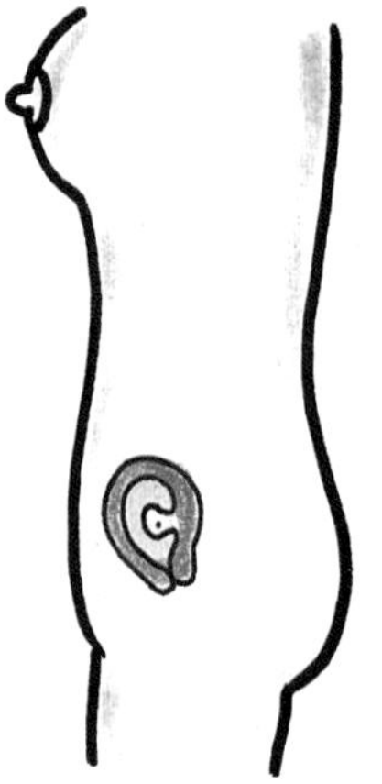

●二個月的身體

月數・週數	0~3週
母體的變化	●外觀幾乎無太大變化，也不會出現害喜症狀。稍微有些輕微發燒以及倦怠感，這個階段幾乎大多數的人都尚未發覺自己已經懷孕。●子宮的大小約雞蛋般大。
胎兒的成長	●受精後約一週左右會在子宮著床。●在二、三週左右終於形成胎芽。●還只有像海馬一樣的形狀。頭尾長約零點二公厘。

月數・週數	2個月（4~7週）	3個月（8~11週）	4個月（12~15週）
母體的變化	●因為月經遲遲不來才發覺已經懷孕了。●開始有害喜的症狀。●屬基礎體溫的高溫期，會持續三週以上。●子宮的大小約兩個雞蛋大。	●害喜症狀達到最高峰。●因為子宮開始慢慢的變大，壓迫到直腸與膀胱，會出現頻尿及便祕的症狀。●子宮的大小約握拳的拳頭大。	●害喜症狀減輕，胎盤發育完成，流產的危險性也減低了。●基礎體溫進入低溫期，會持續到生產前夕。●子宮的大小約嬰兒的頭部大。
胎兒的成長	●開始製造心臟，心跳也開始出現。●腦部開始發育，長出手指頭。●頭臀長（由頭部到臀部的長度）約一點五公分。	●開始有人類的模樣出現，鼻子、嘴唇、口蓋、牙齦等部位的形狀也製造發育了。●內臟及中樞神經開始旺盛的發育，胃及腸等器官幾乎都已發育完成。●頭臀長約二~五公分，體重約二十~三十公克。	●內臟幾乎已經完成發育。●頭臀長約五~十一公分，且正快速成長著。●身長約十五公分，體重約八十公克。

後期・臨盆（36~39週）

月數・週數	10個月（36~90週）
母體的變化	●因為胎兒開始往下墜，原本胃部的不舒服感終於消解輕鬆了許多。●子宮口以及陰道會變的柔軟，分泌物會增加的更多。●偶爾會有出現不規則的漲痛感（前驅陣痛）。
胎兒的成長	●循環器官、消化器官、呼吸器官、泌尿器官等，身體所有的器官都發育完成。●手的指甲會長到手指的最前端，有些胎兒會去搔抓臉部。●身長約五十公分，體重約三千公克。

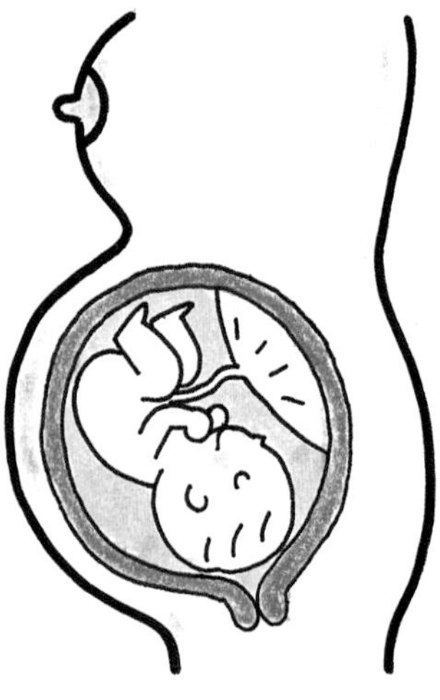

●十個月的身體

中期（16~27週）

月數・週數	5個月（16~19週）	6個月（20~23週）	7個月（24~27週）
母體的變化	●肚子的大小開始有明顯的變化。●有些人會早一點發覺到胎動。●容易引起貧血症狀。●子宮的大小約成人的頭部大。●子宮底（子宮的最上層）接近肚臍部。	●可以很清楚的感覺到胎動。●乳腺已經發達，有時還會分泌乳汁。●因為體重增加，這個階段正是腰與背感到酸痛的煩惱時期。●子宮底的高度約十八~二十公分。	●肚子更挺出，走路時會有喘不過氣的感覺。●產生靜脈瘤、懷孕毒血症、痔瘡等等的症狀，是開始令人擔心的時期。●有些人會偶爾感到肚子有發脹感。●子宮底的高度約二十~二十二公分。
胎兒的成長	●頭髮及指甲開始發育。●因為全身的骨頭及肌肉已經發育成熟，頭與手腳會頻繁的活動。●胎兒的身長約十八公分，體重約一百二十公克。	●長出眉毛及睫毛，眼鼻形狀也比較清楚了。●骨骼發育良好，活動也比較頻繁。●身長約二十五公分，體重約三百五十公克。	●因腦部已經發育成熟，會出現規則的活動。●皮膚呈紅色，尚未有皮下脂肪。●內臟雖然已經發育成熟，但呼吸器官的機能及肌肉尚未成熟。●身長約三十四公分，體重約六百~八百公克。

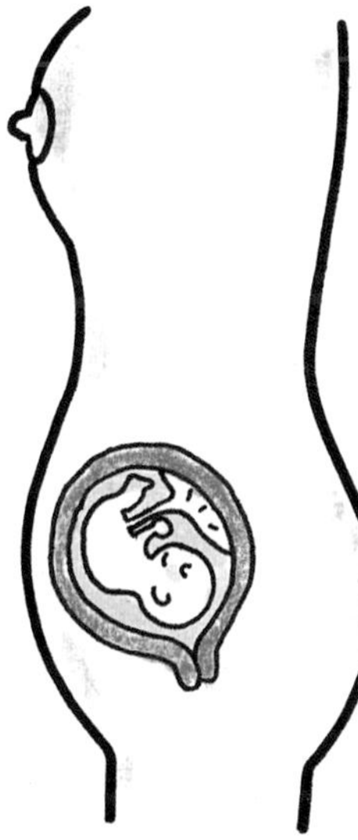

●五個月的身體

後期（28~35週）

月數・週數	8個月（23~31週）	9個月（32~35週）
母體的變化	●有早產的憂慮，要盡量減少會受寒及長時間站立的工作。●心悸、氣喘比較嚴重的時期。●肚子與乳房開始出現懷孕紋，乳暈及外陰部的顏色變的暗沉。●子宮底的高度約二十四~二十六公分。	●分泌物增多，有些人會有頻尿或是殘尿的不快感。●肚子發脹的次數增加。●子宮底的高度約二十八~三十公分。
胎兒的成長	●皮下脂肪開始長出，身體的形狀變得較為成型。●聽覺幾乎已發育成熟，對外界的聲音會有反應。●身長約三十四公分，體重約一千一百~一千三百公克。	●外觀與剛生下來時幾乎一樣。●手腳的指甲長長，頭髮也開始變得濃密。●身長約四十二~四十四公分，體重約一千七百~一千九百公克。

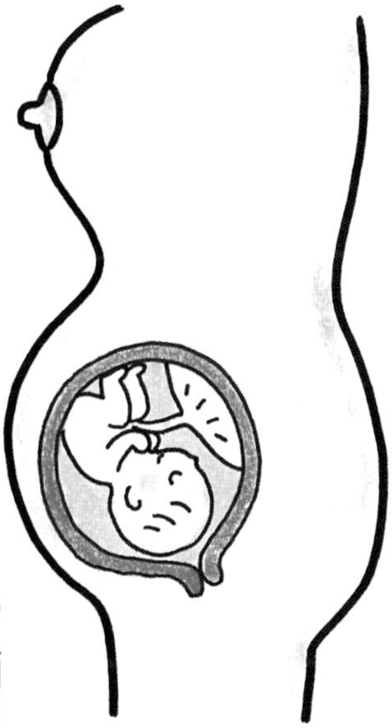

●八個月的身體

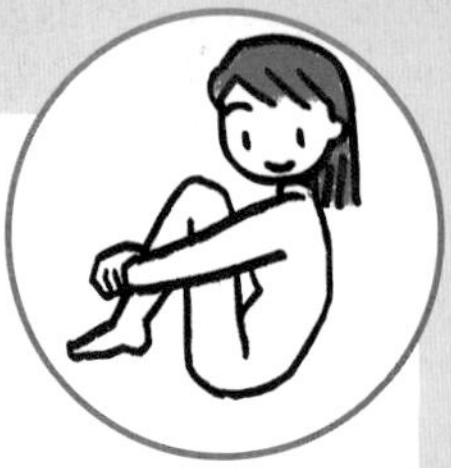

生產的過程

胎兒會因為陣痛頻率而變換身體的方向，然後出生。

子宮口	0~3cm	4~6cm
陣痛的間隔・持續時間	7~10分鐘・30~40秒	2~6分鐘・30~40秒

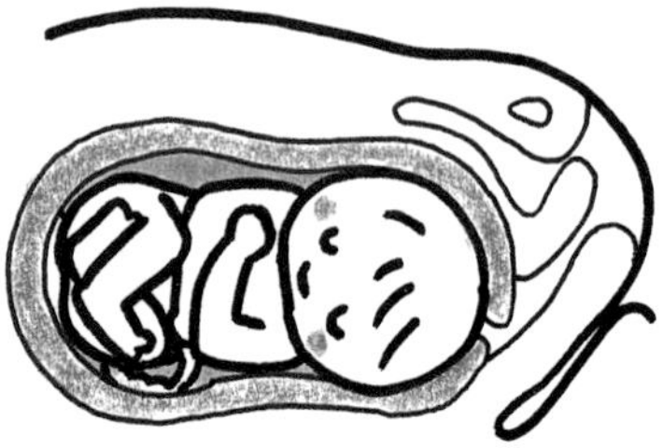

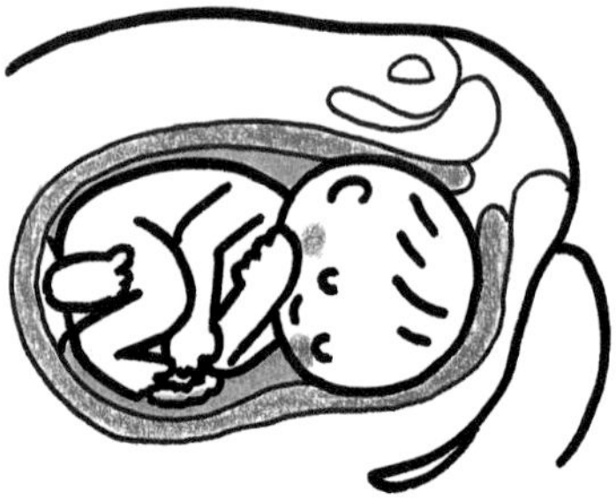

生產的進行狀況如何？

一般而言，如果間隔10分鐘的陣痛持續了1個小時以上的話，大概就是要開始進入生產階段了。只不過這個時候的陣痛間隔都是一陣一陣的，有時還會隔了很久才陣痛一下。有些人在這個時候也會出現一些跡象，例如少量的出血。

如果將精神太過集中在這段時間的話，後半段生產時就會沒有足夠的體力，記得後頭還有一段時間的煎熬，最好在陣痛的間隔時間中，找些自己喜歡的事情做，放輕鬆點會比較好。

嬰兒的狀況如何？

胎兒那方面也是一樣，頭部堵在骨盤的地方，已經準備好要出生了。因為骨盤的入口處是橫面寬長的形狀，為了能夠簡單將頭確實推入，這時候的胎兒在母親身體中是呈現橫躺的狀態。

生產的進行狀況如何？

這個時期生產進行的狀態，因為個體的差異有很大的不同。在生產時，子宮口要打開到6公分之前的這段時間，大概是很多人費時最長久的一段期間。第一次生產的人如果進行順利，大概每隔1個小時子宮口就會打開1公分，而且伴隨著慢慢開始增強的陣痛。雖然陣痛很難受，但不要對陣痛懷有「好痛、好害怕」的想法，要用「我的寶貝要生出來了」的這種積極的態度來面對生產才是最重要的。

嬰兒的狀況如何？

為了能夠容易進入母體的骨盤，胎兒頭部的方向會配合骨盤的形狀而改變方向。會用下巴靠在胸前、頭部前端的部分能夠進入的姿勢，慢慢的一邊迴轉一邊往骨盤的中間移動而入（第1次迴旋）。

7~9cm	9~10cm	10cm
2~3分鐘 • 60~90秒	1~2分鐘 • 60~90秒	60秒 • 60~90秒

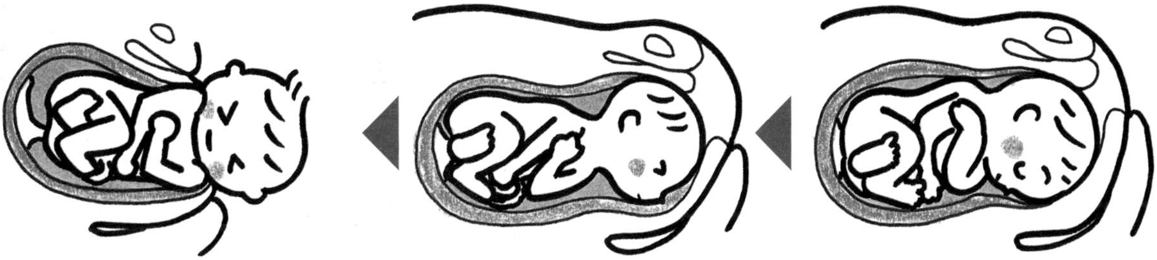

生產的進行狀況如何？

陣痛越來越強烈，持續的時間也越來越長。從子宮口開到8公分左右開始，就會有想用力的感覺，肛門會有壓迫感，有些人還會有想上大號的感覺。因為子宮口還沒有全開，只要母親一使勁胎兒就會壓迫子宮而疼痛不已，這時候母親更要忍耐。

嬰兒的狀況如何？

這時胎兒已經推進到骨盤的正中央，最狹窄的地方。這個部位正好與骨盤入口處相反，因為前後的幅寬比橫寬還要來的寬，所以胎兒在此需要迴轉45度左右再往前推進。

生產的進行狀況如何？

這時大部分都有破水的現象，如果沒有發生自然破水的情況時，有時候也會由醫師或助產士用人工方式幫忙破水。有些人在這時會感覺推進使勁的力量越來越強，腰際的疼痛感也會變得更加劇烈。短間隔的劇烈陣痛不斷襲來，對孕婦而言是最辛苦的一個階段。

嬰兒的狀況如何？

再度迴旋，臉朝著母體的背部，呈現出背部朝著母體肚子的姿勢。頭來到骨盤的出口處，從「下巴縮起來」的姿勢迴轉成「下巴提起頭往上抬」的姿勢（第3迴旋）。

生產的進行狀況如何？

「可以再使點勁用力喔！」當醫師及助產士這樣說的時候，就是產婦用盡最後力氣的時候。如果已經看得到嬰兒的頭部，這時就暫時不要再使勁，稍微鬆一口氣，做個短短的呼吸後再一鼓作氣，跨過這個最後關頭。

嬰兒的狀況如何？

跟著陣痛及母親的使勁，嬰兒的臉呈往後仰的狀態好讓頭部鑽出，並再度迴旋使肩膀能更容易鑽出。只要肩膀出來了，從身體到腳就會很順暢的滑了出來，一個新生命就誕生了哦！

懷孕・生產時的Q&A

大多數懷孕的人
都會有很不安、很煩惱的時候。
我們在此一一回覆孕婦們
經常詢問到的問題！

Q 我對觸診有抗拒感，觸診會不會痛啊？

A 這項檢查原本就不會痛的，所以放輕鬆點面對觸診吧！

會覺得觸診很痛，大概是因為太緊張，下半身太使力的緣故吧！稍微做個深呼吸放輕鬆一下，或是告訴醫師「對觸診有點害怕」都是可以緩解心情的小祕訣。觸診是檢查確認子宮、輸卵管、卵巢、陰道等器官的大小、軟硬度、位置、是否有沾黏現象的重要檢查。所以不用太恐懼，用積極的態度來接受這個檢查吧！

Q 懷孕時做愛會不會對胎兒產生影響呢？

A 性交本身並不會影響胎兒的。

只不過在性愛當中發覺肚子變硬或發脹時，最好中斷一下看看情況如何再繼續。在懷孕初期有時會有出血的現象，也有流產的可能性，所以最好稍微控制一下比較安全。做愛時可以用對母體比較不會產生負擔的體位，像是兩人平躺面對面的體位，或是側邊由背後進入的側臥位來進行會比較好。

Q 害喜的症狀很嚴重，連飯都吃不下，肚子裡的胎兒可以好好發育嗎？

A 胎兒是吸收母體所儲存的養分，所以不必太擔心。

有很多人會擔心媽媽什麼都吃不下，嬰兒是否能夠好好的發育的問題，其實母體中所儲存的養分幾乎都由嬰兒所吸收，所以不需要這麼擔心。但如果媽媽處在連水分都無法攝取的狀態時，母體有可能會產生脫水的現象，那時可能就要到醫院接受點滴治療了。只要害喜症狀減輕，回復正常食慾之後，多注意均衡營養的攝取，努力維持良好的飲食習慣就可以了。

Q 懷孕時可以抽一點菸嗎？

A 尼古丁是影響胎兒發育不全的一大原因，所以還是不要抽香菸吧！

尼古丁有使血管收縮的作用，因為血管的收縮，送到胎盤的血液量就會減少，不但會使胎兒發育不全，還很容易引起流產及早產的現象，所以最好斷了抽菸的念頭比較好。

Q 飲食習慣跟以前相比，都沒有改變，為什麼會造成便祕的情況？

A 這是因為黃體激素的影響，或者子宮變大壓迫到腸子的關係。

懷孕時，黃體激素為了要讓懷孕進行的比較順暢而大量的分泌，黃體激素具有使大腸的蠕動（像蚯蚓般的動作）變得遲緩的作用。加上變大的子宮壓迫腸子，會使得許多孕婦出現便祕的煩惱。碰到這種情況，吃飯時盡量攝取纖維較多的食物，就可以改善了。

Q 有子宮肌瘤在生產時會造成影響嗎？

A 判斷子宮肌瘤的大小及位置後，看看情況也許要做剖腹生產。

如果是長在子宮上方屬於小一點的肌瘤，對生產比較不會有影響，但如果是大的肌瘤（直徑五公分以上）而且又位在子宮下方時，為了不使肌瘤妨礙到胎兒的出生，可以在懷孕安定期進行肌瘤切除手術，或在生產時直接採用剖腹生產的方式。

Q 母親說「要吃夠兩人份的量」，可是我擔心會太胖。

A 懷孕時，體重的增加大概在八~十公斤內的標準就行了。

孕婦要特別注意不要吃的太胖，這是因為多餘的脂肪會堆積到產道去，產道如果太狹窄，胎兒要迴轉的空間就會變小，容易發生迴轉異常等的難產現象，另外罹患妊娠毒血症或糖尿病的可能性也會增高。如果用原本體型與增加的體重來做體重管理，那麼原本就很瘦的人增加個十二公斤左右，普通體型的人多個八~十公斤左右，原本就有點胖的人頂多增加個五公斤左右，都在正常可以接受的範圍內。

Q 一個人獨處時，如果陣痛突然出現，很怕自己會抓狂，這樣真的沒問題嗎？

A 陣痛並不是突然出現的激烈疼痛，不需要太過擔心的。

陣痛時，大部分的人都能游刃有餘的應付，還可以做做家事或其它一些小事呢！並不會像電視劇演的那樣，因為突然出現的劇烈疼痛而倒地不起，這種現象幾乎完全不會發生。所以陣痛來時，記得定下心來先跟醫院連絡，如果還是覺得不安的話，跟醫院商量一下，提早住院也是可以的。

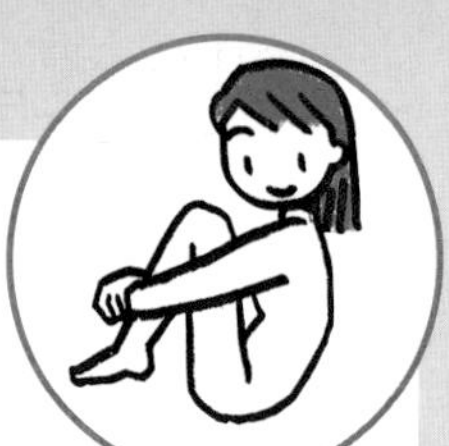

不孕症

何謂不孕症？

結婚之後自然就會有孩子嗎？事實上，為不孕症所煩惱的人還真是不少。

十對夫妻中就有一對會因為不孕症而煩惱

一心期盼著懷孕，但過了兩年的夫妻生活，卻沒有任何懷孕的消息，一般我們稱這個狀況為不孕症。根據統計，如果沒有進行避孕，大約百分之九十的伴侶在結婚後兩年內都會懷孕。也就是說，剩下的百分之十的夫妻就是罹患了不孕症。

不孕症的檢查方式有許多種，有些時候也必須配合月經週期來做檢查。實際上在治療方面，都必須考慮到女性的月經週期及身體的狀況再實際進行。不過，並不是一開始做治療就可以馬上懷孕。治療不孕症需要長時間進行，如果考慮到女性對工作方面的態度，或因為結婚價值觀的改變，造成結婚年齡高齡化等問題，不必等到二年後，如果結婚一年還未懷孕，最好就先做個檢查比較好，因為女性的年齡越高就越不容易懷孕，這是個不爭的事實。

基本上夫妻倆人必須一起進行不孕治療

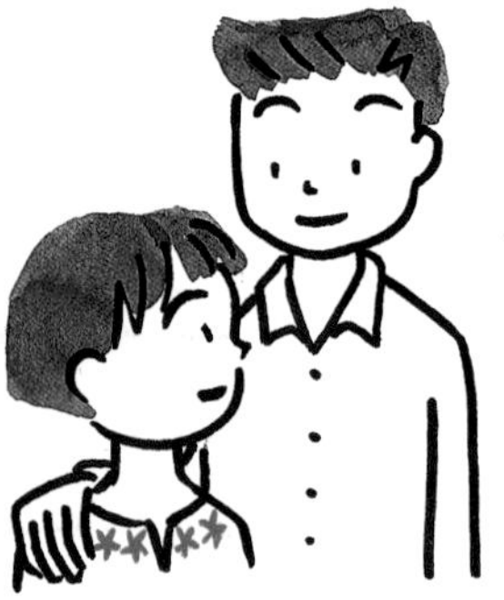

不孕，很容易被誤解為都是女性方面的問題，但不見得如此。有三、四成左右造成不孕的原因都出在男性身上，且夫妻各自隱藏不孕的原因並不稀奇，所以，不孕症的檢查必須夫妻一起進行，並將原因與治療方法確認清楚。雖是這麼說，但因為男性比較敏感，對於治療總是會覺得比較羞恥，而懷孕這件事如果沒有先生的協助是無法實現的，懷的小孩也是夫妻兩人共同的小孩。所以男性必須要有這種認知，對治療不孕必須以積極的態度來面對才是正確的。

檢查不孕症時，並不一定非得去婦產科不可，可以的話儘可能找附設專治不孕症的醫院，讓負責不孕症的專門醫師來檢查會比較好。不孕症的原因相當複雜，治療方法也有許多種，所以才更需要讓有專門知識的醫師來做診斷。與其到處去尋找、更換醫院，倒不如趕緊去找一家適合自己的醫院吧！另外，要與醫師建立起互相信賴的關係，可以的話就只鎖定一家醫院繼續做治療會比較好，如果轉院，又要重從新再做一次檢查，只是白白浪費時間與金錢罷了。

第一次受診時要準備好基礎體溫表，最好帶著一、二個月所記錄的體溫表前去，如此才能夠讓醫生更了解卵巢的功能與排卵的狀況，也才可以更順利的進行診察。

女性需要接受檢查的項目

●基礎體溫的確認

基礎體溫是在起床前安靜的狀態下所測量的體溫。每天用女性體溫計來測量，並做好圖表化的確認數據。基礎體溫有低溫期及高溫期兩個時期，其各自出現兩週的週期變化才是理想的排卵週期。只要看基礎體溫表，就可以確認有無排卵以及黃體機能不全的狀態，對瞭解女性身體生理的變化，確實很有幫助。

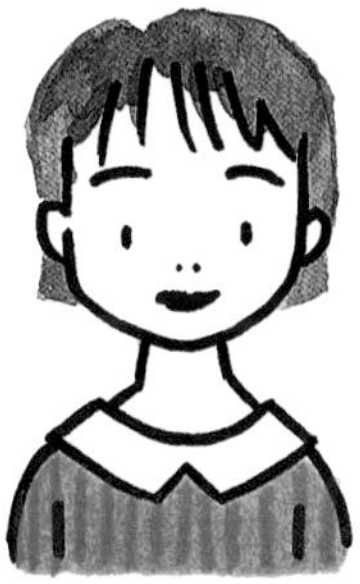

●超音波檢查

在陰道中放入比拇指稍粗的超音波探針，從螢幕觀察子宮內膜以及卵泡的情況。這個檢查除了可以確認子宮形狀是否正常、有無子宮肌瘤或卵巢腫瘍之外，還具有觀察卵巢內的卵泡大小、預測排卵日等功能。

●子宮頸黏液檢查

可以檢查子宮頸黏液（幫助精子通過子宮頸的黏液）的分泌量與黏稠的程度，也可以一併瞭解是否有正常的進行排卵。子宮頸黏液在正常情況時是0.1ml，排卵前則會增加到0.3 ml的黏度，透明度與粘稠度也會比平常更高。透過確認這些狀況，可以判斷排卵是否有正常的進行。

●子宮輸卵管造影檢查

將造影劑從陰道往子宮、輸卵管方向放入，利用X光攝影來檢查。這個方式可以了解輸卵管的形狀、通透性，子宮的形狀以及是否有瘜肉，輸卵管附近是否有沾黏等多種情況。

●性交後測試

這是在性交之後確認精子是否進入子宮內的一種檢查。在排卵期的前一晚，或是早晨時進行性交之後，採取子宮頸的黏液，利用顯微鏡確認其中是否有精子進入。如果這裡面進入了許多活動性很強的精子，那麼懷孕的可能性就很高。

男性需要接受檢查的項目

●精液檢查

利用自慰方式取得精液之後，用顯微鏡詳細的觀察精子數量、活動的狀態、精子的形狀等等。根據WHO（世界衛生組織）的基準，精液量2ml以上，精子濃度2000萬／ml以上，在活動率方面，前進的精子50％，高速前進的精子25％以上，畸形率未滿50％，生存率50％以上，白血球數未滿1000萬／ml等都屬於正常值。

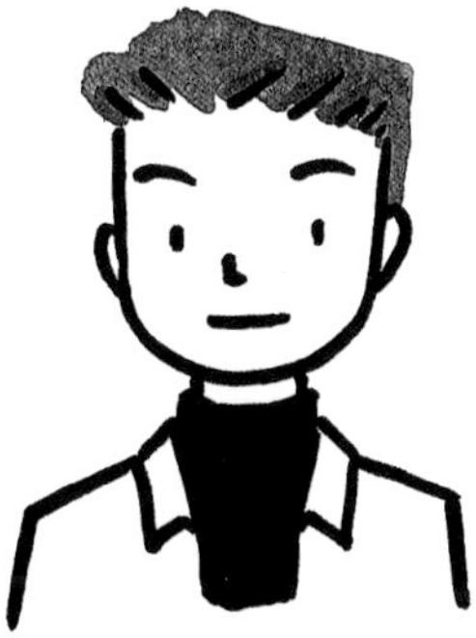

●荷爾蒙檢查

根據抽血檢查來確認，卵泡刺激激素及黃體激素等排卵時所必須的荷爾蒙，與黃體荷爾蒙、濾泡荷爾蒙、男性荷爾蒙以及乳汁荷爾蒙等等，是否有正常的分泌。如果這些荷爾蒙沒有分泌或者分泌量不足，或是分泌的時期不適當的話，就會造成月經及排卵週期的紊亂，子宮或卵巢的機能變差等引發排卵障礙的現象。

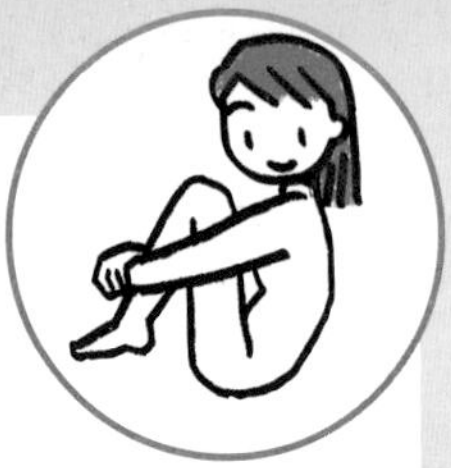

不孕症的原因

在男性和女性身上都有許多導致不孕症的原因，將原因大概區分為下列幾種類型。

女性方面的原因

輸卵管的因素

輸卵管是一條非常重要的輸送管，它的作用是在排卵後將卵子吸入，或將受精卵送往子宮。如果發生沾黏、堵塞、過窄，導致通行困難的狀況，就會使得精子與卵子無法相遇結合，受精卵也無法移動的弊害。

- 輸卵管沾黏
- 輸卵管的炎症
- 輸卵管水腫
- 輸卵管喇叭口先天異常等問題

排卵的因素

卵泡完全沒有發育、卵泡只發育到某種程度就不再成長，或是卵泡好不容易在排卵前發育長大卻自行破裂了，像這類自體排卵困難的情況。

- 無月經
- 稀發月經
- 無排卵症
- 高催乳激素血症
- 多囊胞性卵巢症候群
- 黃體機能不全
- 性腺刺激激素分泌障礙等問題

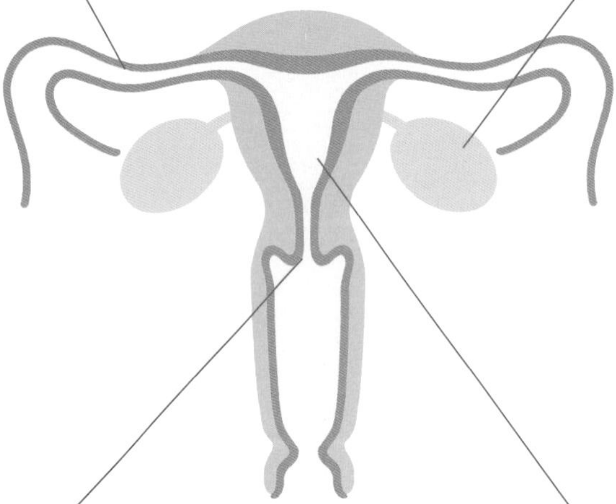

子宮頸的因素（精子進入障礙）

子宮頸黏液的作用，不只是為了讓精子容易進入子宮而已，也可以提高精子溯游而上的活動力。如果子宮頸黏液的量太少、太濃濁、黏稠性太高時，精子可能就無法進入子宮中。

- 濾泡激素的分泌障礙
- 子宮頸炎
- 有抵抗精子的抗體　等問題

子宮的因素（著床障礙）

即使精子與卵子已經受精，但尚未安全在子宮內膜著床的話，也不能算妊娠成立。如果子宮產生了未知的異常狀況，就容易阻礙受精卵著床。

- 子宮肌瘤、子宮內膜異位症、子宮腺肌症
- 子宮內膜瘜肉
- 子宮內膜炎
- 子宮畸形
- 子宮內膜過薄
- 黃體機能不全
- 子宮體癌等問題

男性方面的原因

輸精管通過障礙

已經製造出精子，但在輸送精子的必要流程中，副睪丸、輸精管、前列腺、精囊等部分卻出現異常，妨礙精子通過的一種狀態。

- 副睪炎
- 堵塞性無精子症
- 逆行性射精等問題

造精機能障礙

男性方面造成不孕的原因最常見的就是造精機能障礙，也就是製造精子能力衰弱的意思。沒有精子或是精子數量很少、精子活動力很差、畸形精子很多等，都是造精機能障礙較具代表性的症狀。因為性慾與性交機能都很正常，在檢查前完全不會發覺自己異常情況的人佔大多數。

- 無精子症
- 缺乏精子症
- 精索靜脈瘤
- 性病
- 精子無力症
- 染色體異常
- 逆行性射精
- 惡性腫瘤等問題

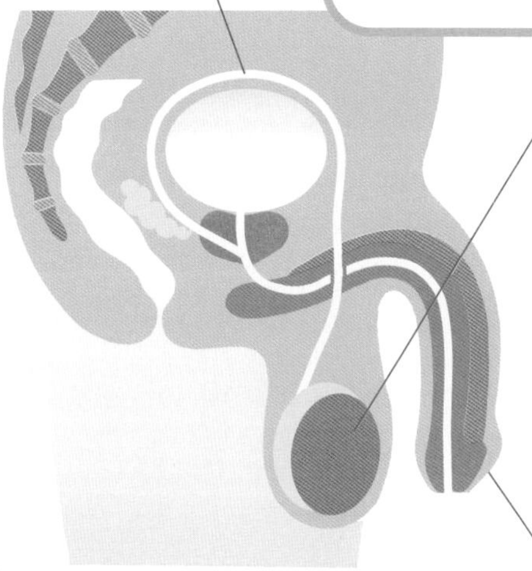

原因不明的機能性不孕

男女雙方都經過許多檢查了，也沒發覺有任何異常，但就是無法懷孕，這種情形稱為機能性不孕。

有不孕問題的夫妻中，有三成左右的人會因為這個問題而苦惱不已。如果被診斷出是機能性不孕的話，為了要提高懷孕機率，可以進行預測排卵日的時機療法，與一般治療不孕的方法同時多向進行治療。

性行為障礙

指不會勃起或是無法勃起的意思。造成勃起困難的原因，可能是性器官形狀異常、糖尿病等全身性疾病、交通事故後遺症等狀況導致的機能障礙，也可能是精神層面的理由所造成。這些症狀中如果接受適當的治療，或許就能回復正常機能。有些人與心理諮詢專家商談後，也有治癒的例子。

- ED（勃起障礙）
- 早洩、遲洩
- 在陰道內無法射精
- 逆行性射精等問題

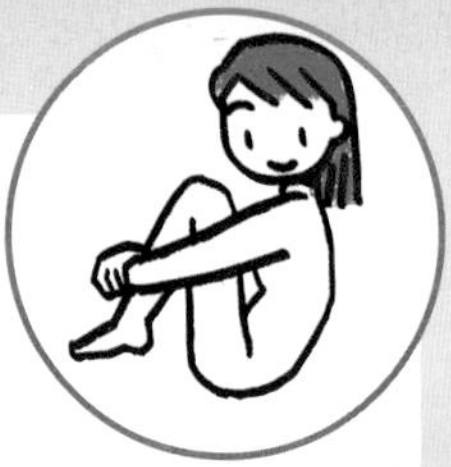

不孕症的治療

治療前先確認不孕的原因、夫妻雙方的想法、經濟及身體的負擔等問題後，再選擇適合自己的醫療方法。

與醫師詳談後，再選擇自己能理解並接受的治療方法

不孕症的治療區分為一般不孕治療與人工輔助生殖技術兩大類。如果一般不孕症運用排卵時機的指導進行治療，持續了一、二年以上還沒有懷孕，通常都會轉用體外受精等人工輔助生殖技術進行治療。但如果造成不孕原因的症狀非常嚴重，或是卵子的狀態很糟糕、接近四十歲懷孕機率已經開始下降，對於這一類的女性，也會建議縮短一般不孕治療的過程，而提早進行人工輔助生殖技術。

另外，要成功治癒不孕症，與醫師之間保持良好的溝通是絕對必要的。在進行諮詢的時候，一定要將自己的不安與煩惱坦率的告訴醫師，對於檢查及治療，尤其是治療法優缺點這一類的疑慮，最好能夠好好的與醫師詳細商討。最好是夫妻倆都完全理解之後，再進行治療，對治療不孕症來說，這是一件最重要的事。

一般的不孕症治療

●時機療法

由醫師指導將特定排卵日指定為性交時期

經由醫師指導在特定排卵日進行性交，以自然懷孕的方式為目標。接近排卵日時，利用超音波檢查來測定卵泡的大小。卵泡在一天中會成長二公厘，到了排卵當天時會成長到二十~二十五公厘左右的大小。再加上進行子宮頸粘液檢查及血中的LH（黃體化荷爾蒙），以及濾泡激素的確認檢查、基礎體溫表的確認等等，幾乎可以完全正確預測排卵日。

另外，如果有月經不順、輕微的排卵障礙、黃體機能不全之類的症狀時，為了能確實的與排卵時機配合，有時也會使用Clomiphene（可羅密芬）口服排卵藥、hMG、hCG等等的誘導排卵劑。

●人工授精（AIH）

將精液直接注射進子宮內

這個方法是使用注射器直接將精液注射入子宮腔中，幫助精子溯游，對精子或精液異常、子宮頸黏液分泌不全、機能性不孕等症狀，可以產生很大的效果。因為自然射精時的精液並非都處於無菌狀態，有許多都混雜了細菌。而一般的人工授精注射的則是洗淨、濃縮過的精液，會選擇狀

人工授精（AHI）

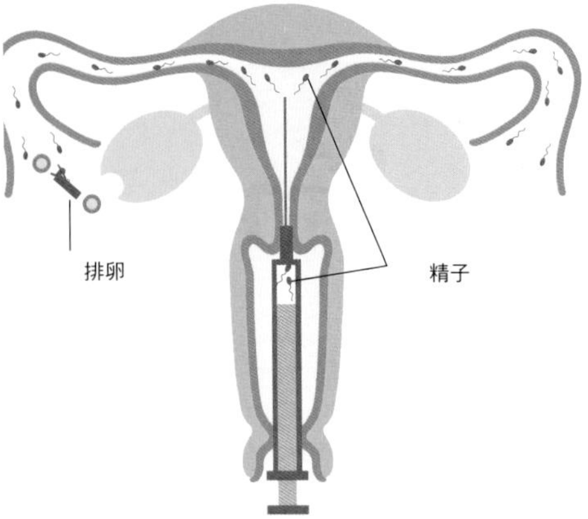

況良好以及活動性高的精子再注入子宮中。非常適用缺乏精子症（精子數量比較少）、精子無力症（精子的活動率很差）、子宮頸黏液分泌不全等症狀。

人工輔助生殖技術

●體外受精・胚胎移植
在體外讓精子與卵子受精

使用排卵誘導劑，促使卵巢內複數的卵子成熟後，由陰道插入針管採取這些成熟的卵子，再採取男性的精子，使卵子及精子受精。在受精卵分割成四~八個細胞的階段時，使用專用的注射器將受精卵送回子宮腔之中，這就是所謂的體外受精・胚胎移植，簡稱為「體外受精」。對於兩個輸卵管都呈現堵塞現象的輸卵管障礙、輸卵管沾黏、子宮內膜異位症，以及女性有抗精子抗體等的症狀非常管用。

體外受精・胚胎移植

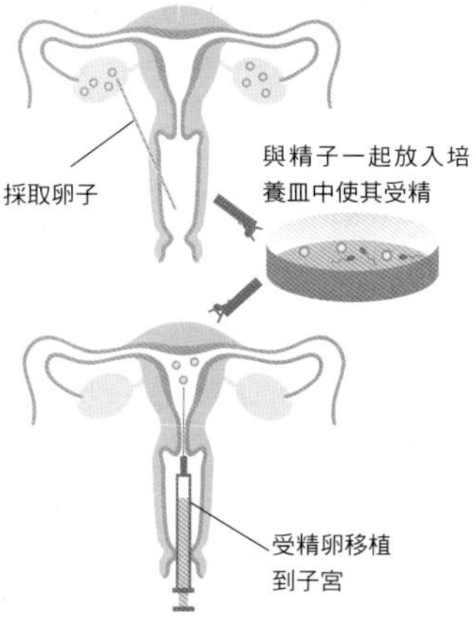

採取卵子
與精子一起放入培養皿中使其受精
受精卵移植到子宮

●顯微鏡受精術
以人工方式將精子放入卵子中促使受精

顯微鏡受精術（ICSI法）

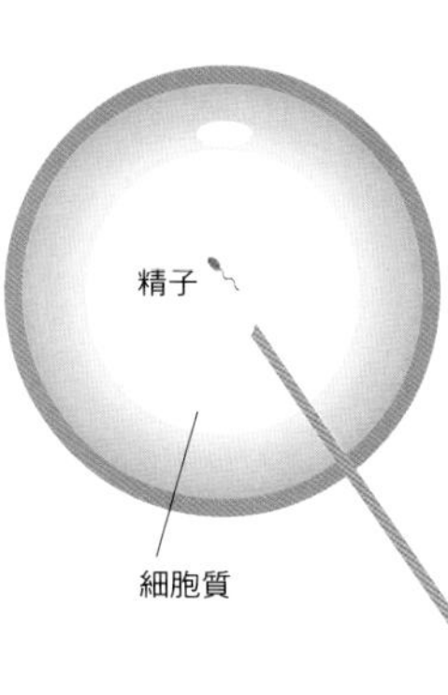

這是使用顯微鏡將一個精子直接注入卵子中的技術。通常有三種方法可以選擇，比較常用的方法，是使用一種很細的微量吸管（Pipette）將精子放入卵子細胞質中（ICSI法）。顯微鏡受精對於有重度男性不孕問題的夫妻而言是一種劃時代、極具創新的治療法，對於卵子而言，只要能與一個活動力高、形狀又良好的精子結合，就可以造成受精懷孕。男性有嚴重的精子減少症或是精子無力症、精子畸形症等病症時，或是精子完全無活動性時，或是女性有抗精子抗體時都會採用這個方法。

●凍結胚胎
將受精卵凍結起來，善用在下一次的機會上

將體外受精沒有移植到子宮內的剩餘的受精卵（胚胎），凍結保存起來，當懷孕沒有成立時，可以多一次使用的機會。受精卵在零下一百九十六度的液體氮氣中，可以半永久性的保存。另外，凍結的胚胎也可以減輕對女性卵巢的刺激以及採卵的負擔，還有不浪費優良胚胎等許多優點。

●輸卵管內精卵植入術
將精子與卵子送入輸卵管

這一種方法，是從採取的卵子中，選出優良成熟卵子與精子一起移植到輸卵管。在原來的受精場所即輸卵管膨脹的部分，以接近精子與卵子自然相遇結合的方式提高受精的可能性。有些醫學意見認為這種方式可能會比體外受精的懷孕機率還要來高。在移植時，使用腹腔鏡把管子放入輸卵管膨大部，將卵子與精子一起注入。GIFT治療法對於患有比較正常的輕微子宮內膜異位症以及機能性不孕症的人，效果較佳。

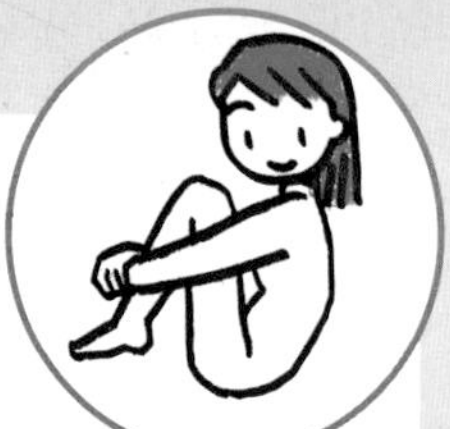

生活習慣病

注意自己的生活習慣

只要稍微疏忽了自己的健康管理，身體的狀況就可能慢慢衰退，最好多注意肥胖等毛病喔！

生活習慣病要從成熟期就開始預防

三十歲過半到四十歲初的這個階段，不論在工作、結婚、懷孕或是生育，都已經達到某個穩定的狀態，這個時期可說是人生中最充實的一個時期！

而在另一面，這個時期的女性也因為工作或家事而忙碌不堪，同時還得費神管理家人們的健康，反而容易疏忽掉對自己的健康管理。

但是身體逐漸出現的老化現象，並不會因為各人不同的情況而改變。慢慢的身體狀況就會與高血壓、糖尿病、動脈硬化、肝臟疾病、高血脂症、腦梗塞、心肌梗塞等生活習慣病扯上關係，如果勉強自己太過勞累的話，不用多久這些毛病就會接踵而來了。

如果性生活比較充實，荷爾蒙也會按照一定的週期正常分泌，各種生活習慣病的一些症狀就比較不容易產生，而在更年期以後生活習慣病的發病率，則會依據成熟期的方式而產生不同的變化。

要當心肥胖上身

這個時期的女性要特別當心注意的問題就是肥胖。年輕的時候總是一天到晚想減肥，這個時候的肥胖雖然也是問題，不過是另外一回事，與我們現在談的，三十歲後半到四十歲左右出現的肥胖問題，有些不一樣。的確「一定要讓自己美一點」女性都會這麼想，不過這並不只是在美觀、外型上的問題，而在於肥胖是引發生活習慣病、乳癌、卵巢癌等許多疾病的最大誘因。

有不少人會認為這個時期的肥胖，是因為荷爾蒙的失調所造成的影響，其實這只佔了真正原因中的一小部分而已。運動量減少了、基礎代謝也減少了，但是食量卻沒有減少，這才是影響最大，最容易引起肥胖的關鍵。

雖是這麼說，但是過度減肥也只會把身體弄壞罷了。應該從平常開始試試看，注意生活上的種種細節，不要攝取過量的營養，養成適度運動的習慣，努力使生活過得規律正常。

如果都已經很用心做了，還是無法消除

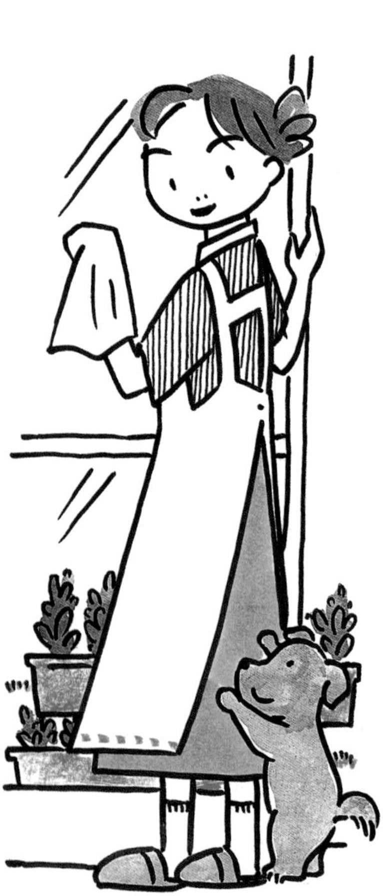

肥胖的問題，就不要再使用自己的方式了，最好接受專家的指導會比較好。

高血壓與動脈硬化是引發生活習慣病的危險因素

高血壓、動脈硬化與肥胖相同，都是引發生活習慣病的觸發誘因。

高血壓幾乎沒有自覺症狀，即使有，頂多只會頭痛或頭暈罷了，因為是類似自律神經失調引起的症狀，因此女性很容易將它與更年期障礙搞混而放著不予理會。

但高血壓不是只會導致動脈硬化而已，恐怕也會引發一些腦部或心臟方面的重大疾病。

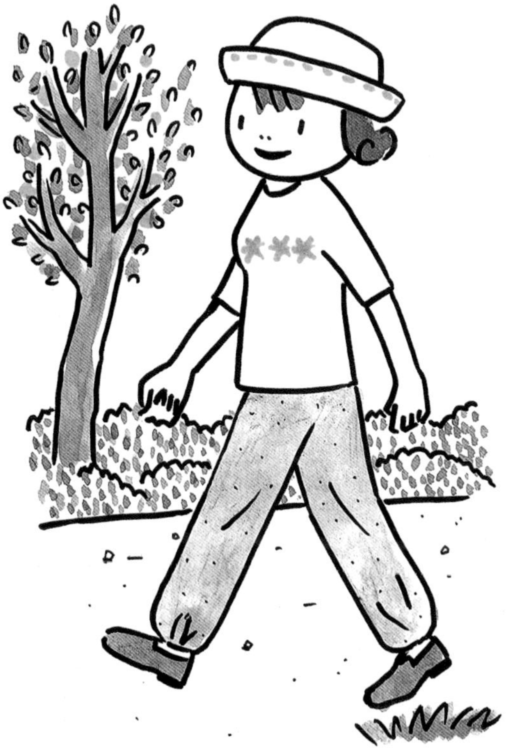

想要預防高血壓，必須重新檢討平時的飲食與生活習慣，要減少攝取鹽分、動物性脂肪，也要控制卡路里的攝入量，同時要多費點功夫、多花些時間紓解各方面的壓力。

另外，動脈硬化也經常成為引發生活習慣病的危險因素之一。飲食生活的紊亂或壓力都會使血管失去彈性，導致血管內壁變得狹窄，連帶使血液的流通循環效率變差。一旦血液的流通循環變差，就無法充分將氧氣及營養素送到有需要的臟器，如此一來，大腦及心臟的機能就會下降，許多疾病也就因此產生了。

不過只要體認到身體的狀況與疾病會造成的影響，高血壓與動脈硬化這兩種疾病，都可以在日常生活中得到充分的預防。

利用定期健診做健康管理

如上述所說，預防生活習慣病的基本條件，就是從平日開始進行健康管理。

首先要做的事情，是重新檢討以往種種的生活習性，為了自己也為了家人，從現在就開始徹底做好健康管理吧！

最近，衛生所或是中央健保局也經常進行一些地區健診及集團健診，其中有些是利用眷屬健康保險的婦女健診，不要覺得麻煩，希望女性朋友們，能夠養成一年一次定期健診的習慣。

如果沒有時間參加集團健診，也可以去附設健康檢查的醫院申請健診，像血液檢查這類比較簡單的檢查，也可以到地區醫院或是住家附近的小診所做檢查。

千萬不要說哪天有時間再去做檢查，有時候就是因為這種想法，錯過最佳就診時機而造成終身遺憾，所以，先把「自己的身體自己照顧好」這個想法牢記在心。

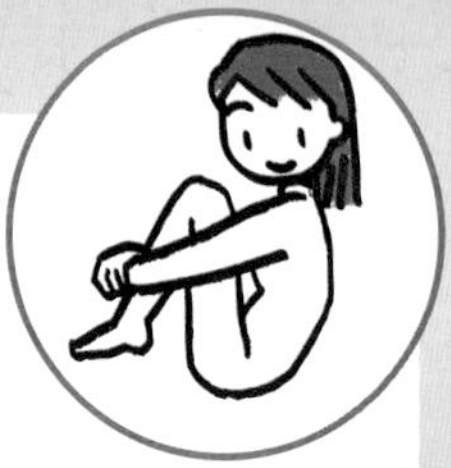

高血壓

停經之後最常見的疾病就是高血壓。在攝取鹽分、動物性脂肪、膽固醇過高的食物時，多留意一下吧！

什麼是高血壓？

我們的身體是依賴心臟使血液產生循環，將氧氣及營養素運送到全身臟器，藉此維持生命的活動。

血管壁必須一直對內部施加壓力，才能夠使血液順暢的流通到全身上下，這種壓力就是所謂的「血壓」。

當心臟收縮送出許多血液時會產生最高的壓力，我們稱這個壓力為「收縮壓」或是「最大血壓」；反之，當血液被送回心臟時則會對血管產生最低的壓力，我們稱這個壓力為「舒張壓」或是「最小血壓」。

根據「高血壓治療導覽二千」的記載，收縮壓在一百四十毫米汞柱以上，或是舒張壓在九十毫米汞柱以上的情況時，則會被診斷為高血壓。

血壓的高或低情況並不一定，有時會因為季節、時間、運動或壓力緊張，跟著身體情況而產生變化，所以不能只用一次高出標準值的測量結果，就診斷為高血壓。應該在靜態的情況下，多進行幾次測試，以了解自己的血壓到底是多少。能夠經常瞭解自己的身體狀況，這一點是十分重要的。

男性易罹患高血壓，停經後女性罹患人數也會變多

一般來說，女性比男性血壓來的低，而男性會比女性更容易罹患高血壓。不過這種分別以停經為界線，原本血壓正常，在更年期以後成為高血壓的人明顯增加不少，發病率與男性相比也不分上下。這也意味著，血壓與女性荷爾蒙有很深的關係。因為女性荷爾蒙有防止血管收縮及老化的作用，所以停經前的女性比較不容易罹患高血壓。

停經後高血壓出現的特徵，是很容易出現代謝異常的症狀，同時也很容易引起高膽固醇血症及肥胖現象。

另外，懷孕時的高血壓很多都是因為妊娠毒血症所引起的，受家族遺傳影響的人也很容易因為懷孕而導致高血壓。

本態性高血壓與二次性高血壓

高血壓有原因不明的「本態性高血壓」，與疾病或壓力引起的「二次性高血壓」兩種。

本態性高血壓並不是因為疾病所造成，而是因為遺傳因素（體質）再加上環境因素（生活習慣）所引起的，百分之九十以上的高血壓都是屬於這種本態性高血壓。

另外一種二次性高血壓，最主要的原因，來自心臟或腎臟方面的疾病，只要找到疾病的根源並加以治療，痊癒之後血壓就會返回正常值了。

高血壓患者中，尤其是是重症的病患，三十五歲以下的年輕患者有超過半數以上都屬於二次性高血壓。

心拍出量與末梢血管的抵抗性決定了血壓

血壓是依據心臟在一分鐘之內所送出的血液量（心拍出量）與末梢血管的抵抗性所決定的。而血管的抵抗性是依據血管的彈性與血管內腔的寬度所決定的。血管內腔如果變得狹窄，血壓便會往上升。

二次性高血壓的主要原因

血管的疾病	大動脈的炎症、大動脈狹窄、腎血管狹窄等
內分泌臟器的疾病	甲狀腺疾病、副腎疾病等
腎臟的疾病	慢性腎盂腎炎、糖尿病性腎炎、慢性絲球體腎炎等
藥劑所引起	口服避孕藥（避孕丸）、抗炎症藥、類固醇、中藥等
其他	妊娠毒血症等

會使血壓上升的因素，大部分是運動、壓力或緊張，還有就是飲食習慣。

運動及壓力、緊張會刺激交感神經，使得心拍數上升，心拍出量也隨之增加。因此，在促使血管收縮作用的正腎上腺素旺盛分泌下，血壓便會上升。而在同時腎上腺素與副腎皮質荷爾蒙也一起分泌的話，血壓就會上升的更高了。

另外，在飲食生活方面，過量攝取含鹽分、動物性脂肪、膽固醇等物質的食物，也是形成高血壓的原因之一。

過度攝取鹽分會使得心拍出量增加，而攝取過量動物性脂肪會引起動脈硬化，末梢血管的抵抗力也會升高。

如果膽固醇之類的脂質附著在血管壁，就會產生氧化，損壞細胞、破壞血管的彈性使得血管變硬，而這些也是使動脈硬化的原因。

以往的動脈硬化都是因為血管的老化，屬於自然性引起的問題。但最近的動脈硬化與其他的炎症疾病一樣，都是因為血管壁受傷引起發炎，而導致血管變硬所造成的。

血管一旦變硬，血液的流通便會變差，心臟則要用更大的壓力，才能將血液送到全身四處，末梢血管的抵抗也會變高，進而導致血壓上升。

高血壓也會引起腦及心臟、腎臟的重大障礙

高血壓本身並沒有太多症狀，其中比較常見的自覺症狀，大部分都是頭痛、心悸或頭暈，不過大多數的人一直到血壓測量之前，都不會發覺自己有血壓過高的症狀。

高血壓令人恐懼的地方，不單只有血壓高這個部分，要特別留意的是高血壓所引起的許多重大疾病。

高血壓特別是對腦部及心臟、腎臟等器官，會引起重大的危害。

另外，一些因高血壓引起需要緊急處置的急症，例如腦出血、腦梗塞、蜘蛛膜下出血、心肌梗塞、狹心症等的併發症更要特別留心注意。

高血壓絕不能放任不理，最好早一點接受治療比較好。根據醫師的診斷可能需要服用降血壓劑，如果改善生活習慣，或是除去使高血壓惡化的環境因素，血壓值也可以恢復到正常狀態。

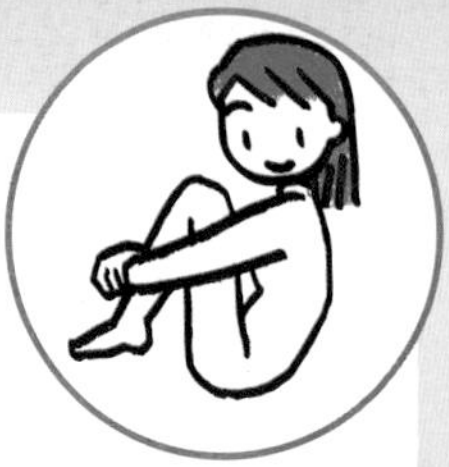

糖尿病

糖尿病在初期不會出現自覺症狀，所以很容易使病況惡化。健康檢查時不要放過任何異常狀況。

糖尿病有成為普遍性疾病的傾向

根據統計指出，四十歲以上的族群，每十人中就有一個會罹患糖尿病，而且每年都有增加的傾向。

糖尿病是一種無法保持一定血糖值（血液中葡萄糖的濃度）的疾病。因為在初期幾乎沒有自覺症狀，所以有許多人根本沒有發覺罹患了糖尿病，沒有接受治療就這麼擱著不管，因此病情就開始惡化下去。

病情開始出現時，會出現喉嚨乾渴、倦怠感與頻尿等的症狀，但是造成的原因卻經常被誤認為是因為其他的病症所引起，即使健康檢查時發現異狀也不擔心，所以常會因此而錯過治療的最佳時機。

糖的代謝與胰島素的分泌

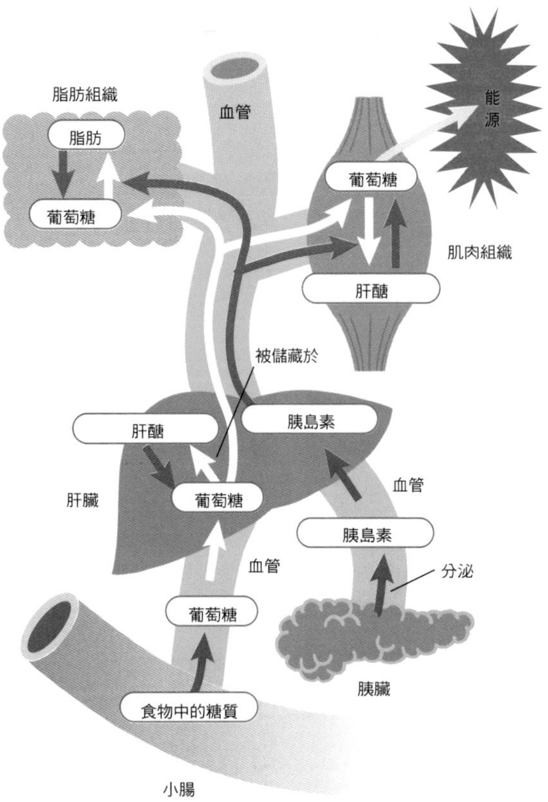

《清楚了解最新醫學—糖尿病》（主婦之友社刊）

分泌的胰島素可以保持一定的血糖值

那麼，糖尿病到底是怎麼引起的？

為了生存我們必須從食物中獲取必要的營養素。而從食物所獲取的糖質，會經過胃及腸的分解轉變成葡萄糖，血液吸收這些葡萄糖之後，會再運送到身體的各個角落。

這時候，沒有轉變為能源被身體使用的多餘葡萄糖，就會在肝臟及肌肉中轉變成肝醣，以中性脂肪的狀態被儲存在脂肪細胞中。

之後，當身體需要能源時，這些肝醣或是中性脂肪就會分解，再度製造出葡萄糖由血液輸送出去，而糖尿病的患者卻無法正常的運作這個組織系統，因此血液中的葡萄糖就會增加過量。

要使這個組織系統能夠正常運作，與一種稱為胰島素的荷爾物質有很大的關係。胰島素具有能夠讓葡萄糖轉換成能源或脂肪、抑制儲存的脂肪被分解的作用。

在胰臟所分泌出的胰島素，有降低血糖值的作用，但是不知為什麼，胰臟卻開始不分泌胰島素了，胰島素無法在血液中發揮正常功效，因此就會演變成高血糖。

遺傳與環境因素會引起糖尿病

遺傳與環境因素兩種原因的結合，是引起糖尿病的主要因素。

與家族中沒有糖尿病患者的人相比，家族中曾有過糖尿病患者的人，罹患糖尿病的機率會高出許多。

另外，容易罹患糖尿病的環境因素，最主要的應該是生活習慣不正常所引起。一旦飲食過量，血液中的葡萄糖就會急速增加，胰臟來不及分泌足夠的胰島素對應轉換，就會變成高血糖狀態。如果這種狀態一直持續下去，就會使胰島素分泌功能開始慢慢變弱。

攝取大量脂肪及大量蛋白質的西化飲食習慣，再加上運動量不足或肥胖等體脂肪增加的因素，會使細胞的胰島素接受器活動衰退，使胰島素分泌或是作用隨之下降。如果胰島素的分泌或作用下降，身體裡高血糖狀況就會越來越嚴重了。

精神層面上的緊張及壓力也是引起糖尿病的原因之一。壓力出現時，許多人會用大量飲食的方式來消除壓力，或者因為食慾減退而導致運動量不足時，也都容易引起肥胖。再加上來自生活中各種精神壓力時，腎上腺素便會開始分泌，血糖值就會往上升高。

此外，由於懷孕會出現荷爾蒙失調、飲食習性的變化而發病，以及隨著年齡增長胰臟的機能低下，都是容易引起糖尿病的危險因子。

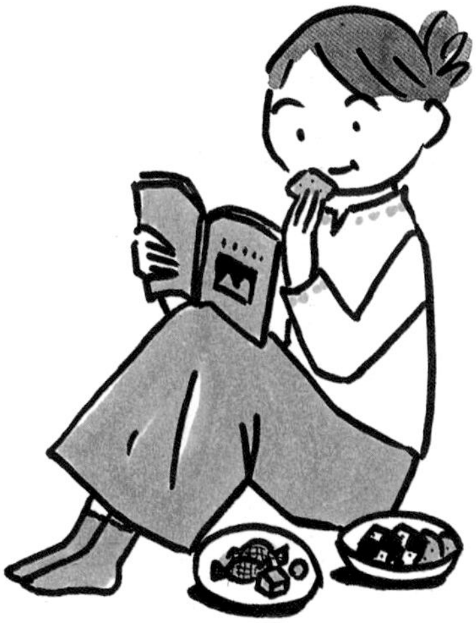

糖尿病病況演變緩慢，卻很容易引起可怕的併發症

糖尿病在初期時沒有自覺症狀，且病況的演變進行緩慢，因此容易在不知不覺中使病況惡化。

糖尿病放著不理的後果，會引起糖尿病性網膜症及糖尿病性腎病變等的併發症，如果病症加重，可能會導致失明及腎不全的危險。

還有，全身的神經機能也會被破壞，產生末梢神經障礙、出現手腳麻痺或疼痛等的症狀，也很容易引起腦梗塞及心肌梗塞等疾病的產生。

但是若能好好接受醫師的檢診治療，針對症狀服用降血糖劑或注射胰島素，或是持續進行飲食療法及運動療法，就可以有效預防併發症，避免加重病情。

不過，如果只依賴服用降血糖劑或注射胰島素，在飲食及運動療法方面不一併進行，如此一來效果就會大打折扣，這件事必須牢記在心。

所以第一步要做的是重新檢討自己的生活習慣，要能夠管理自己的健康並配合治療，這才是最重要的。

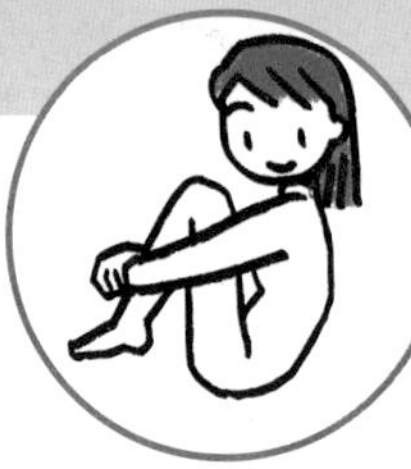

生活習慣病

肝臟疾病

最常見的肝臟疾病，大概是肝炎吧！盡可能注意不要被病毒感染了。

肝臟是沉默的器官

肝臟是一個具有代謝物質成分、解毒有害物質、分泌膽汁等重要功能的器官。肝臟擁有非常好的再生能力，因為當肝臟發生病變，肝臟細胞被破壞時可以再生，因此很不容易出現自覺症狀，所以肝臟才會被稱為「沉默的器官」。

在肝臟疾病中，像肝炎、肝硬化、脂肪肝，這幾個比較容易出現症狀的疾病，經常會在病名之前冠上發病的原因（像病毒性、酒精性、先天性、代謝障礙性、藥劑性），並用此稱呼它們。

台灣人最常罹患的肝病就是病毒性肝炎

在這些肝臟疾病中，台灣人最常罹患的就是病毒性肝炎，又區分為急性肝炎、慢性肝炎、猛爆性肝炎這幾種。

急性肝炎是指發病後六個月內治癒的肝炎，而持續六個月以上的則稱為慢性肝炎。

治療慢性肝炎首先要做的是靜養，然後給予抗病毒的藥劑，同時也必須進行飲食方面的治療。

猛爆性肝炎是因為急性肝炎在急速惡化的情況下，使肝臟細胞被破壞，是一種有百分之七十~八十致死比率的可怕疾病。

在台灣最普遍，罹患者最多的肝炎是A型、B型、C型肝炎

現在被確認出的肝炎病毒有A型、B型、C型、D型、E型、G型、TT型等多種，其中在台灣最常見的是A型、B型、C型肝炎。

A型肝炎的病毒藏在感染者的排泄物糞便裡，污染了蔬菜或飲用水，經口食用後傳染所引起。

在潛伏期二~六週內會出現三十八度以上的高燒及全身倦怠感、嘔吐等初期症狀，這些症狀持續一週左右後就會出現黃疸。黃疸症狀在二~四週中會減輕，同時肝炎也會痊癒。

B型肝炎幾乎都是因為輸血所感染，也會透過如打針注射或針灸、性交等方式，經由人的血液及精液而傳染。母親如果感

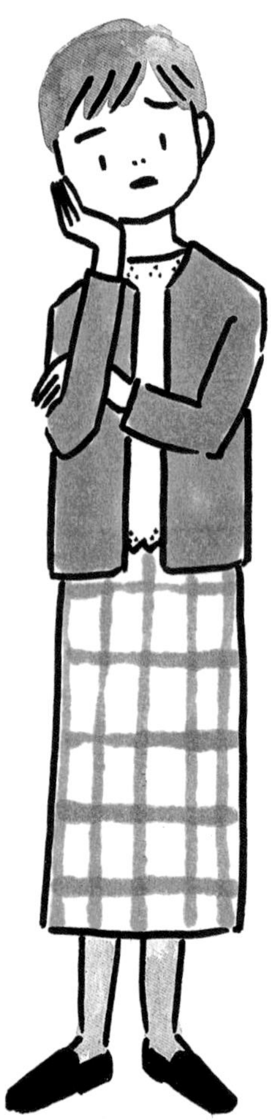

染了B型肝炎，在生產時因為嬰兒通過產道也有被感染的危險性。

感染B型肝炎的病毒、血液中有HB_s的抗原病毒卻會出現症狀的人，我們稱為帶原者。帶原者中約有百分之十左右的人會變成慢性肝炎，剩下的百分之九十的人可能演變為急性肝炎，如果兩種疾病的症狀都不曾出現，大概就會以肝炎不發症的帶原者身分過一輩子。

C型肝炎是因為輸血、使用血液製劑、打針注射或針灸所引起的血液感染。幾乎不會因為性交而引起C型肝炎，生產時母子感染的機率也微乎其微。在大約四十天的潛伏期中就會引發急性肝炎。

C型肝炎的感染者約百分之五十的人會出現食慾不振、倦怠的症狀，剩餘的百分之五十的人則不會出現自覺症狀，而且症狀會自動減輕，大部分的情況都不需要進行治療。

不過，感染過C型肝炎的人，很多都在約十年以後肝炎再度發作，而這時會移轉成慢性肝炎，或變成肝硬化、肝癌等重大疾病。

自從醫院開始使用用過即丟的注射針筒以後，C型肝炎的患者就明顯地減少了。

使肝臟萎縮變硬的肝硬化

肝硬化是因為慢性肝炎演變惡化後所引起的嚴重疾病，肝臟細胞被破壞，肝臟萎縮變硬，肝的表面隆起形成凹凸不平的現象，這種狀態稱為肝硬化，這時肝臟的機能已經無法正常運作了。

罹患肝硬化時通常都會出現食慾不振或倦怠感，還會出現類似自律神經失調的症狀，不過也有不少的病例，完全沒有自覺症狀，一直要到健康檢查時才突然發現罹患肝硬化。

肝硬化病況逐步演變時，肝臟會開始變硬，肝臟內的血液便不容易流通，此時會出現腹水或浮腫的肝內血流障礙，同時因為肝細胞機能衰退，也容易引起貧血或出血症狀。另外，在男性方面，還會因為無法處理體內女性荷爾蒙的動情激素而使得乳房變大。而末梢血管會因為擴張使得血液量增加，使手掌出現紅斑或蜘蛛狀血管腫的症狀。

比較令人遺憾的是，肝硬化即使經過治療也無法回復到原先正常的情況了，只能利用治療使一步步惡化的病況減緩而已。

因為中性脂肪囤積所引起的脂肪肝

脂肪肝是指酒精或飲食攝取過量，或者因為糖尿病、藥劑、食物中毒等因素，使肝臟細胞百分之三十以上囤積了多餘的中性脂肪。

大部分的脂肪肝都是在健康檢查時才會被發現，如果病狀不持續惡化，沒有出現噁心反胃、嘔吐、黃疸等症狀，只要除去脂肪肝的病因就可以改善病況，所以並不需要特別擔心，不過脂肪肝很容易轉換成慢性肝炎，這點則要特別注意。

肝癌有兩種

肝癌有兩種，一種是癌細胞從其他的器官移轉而來導致發病的移轉性肝癌，另外一種肇因於B型或C型肝炎病毒，因為慢性肝炎或肝硬化病症加重，導致發病的原發性肝癌。就移轉性肝癌的情形來說，在癌細胞移轉到肝臟之前，侵蝕的狀況幾乎已經進行了一段不短的時間。就原發性肝癌來講，最好的治療法就是利用手術將癌細胞切除，不過有許多病例都是已經轉變成肝硬化，連手術都無法進行。

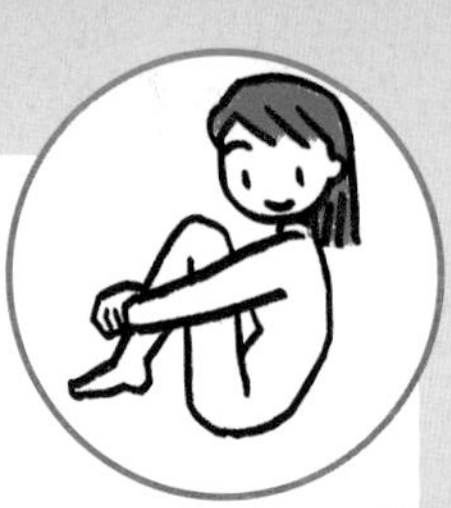

高血脂症（高膽固醇）

膽固醇或中性脂肪若太多的確很麻煩，但對人類來說，這些物質也是非常重要的，攝取時稍微費點心思吧！

重點是膽固醇與中性脂肪

所謂的高血脂症，是一種血液中膽固醇及中性脂肪增加太多的疾病。而這種血脂異常的情況是造成動脈硬化的主因。

在人體裡，中性脂肪擔任能源儲藏庫的重要角色。我們活動的能源是來自糖分，當糖分不足時，中性脂肪就會被當成能源使用。

膽固醇是脂肪的一種，被當成荷爾蒙或膽汁酸的形成原料使用，這是一項生命活動中不可缺少的作用。一天之中必須要使用一～一點五公克左右的膽固醇，其中約百分之三十是從食物中取得，剩下的百分之七十則由體內合成。

體內的膽固醇經常都控制在一定的分量之內，即使是吃下太多含膽固醇的食物，也是會保持它的平衡關係。

有益的膽固醇與有害的膽固醇

因為要利用血液來運送膽固醇，所以膽固醇必須要溶在血液之中，因此就會被一種稱作載脂蛋白（Apolipoprotein）的親水性蛋白質包住再運輸出去。

被載脂蛋白包住一顆顆的脂肪粒子叫做脂蛋白，主要運輸膽固醇的就是LDL（低密度脂蛋白）與HDL（高密度脂蛋白）這兩種脂蛋白。

LDL的工作是運輸在細胞中形成細胞膜原料的膽固醇，而剩餘的膽固醇則由HDL回收再送回到肝臟去。

在這兩種脂蛋白正常合作運行下，如果可以一直供給定量的膽固醇最好，但是如果LDL增加太多，而HDL減少的話，膽固醇就會附著在動脈血管壁上，也就容易引起動脈硬化症。

HDL（有益的）與LDL（有害的）的活作用

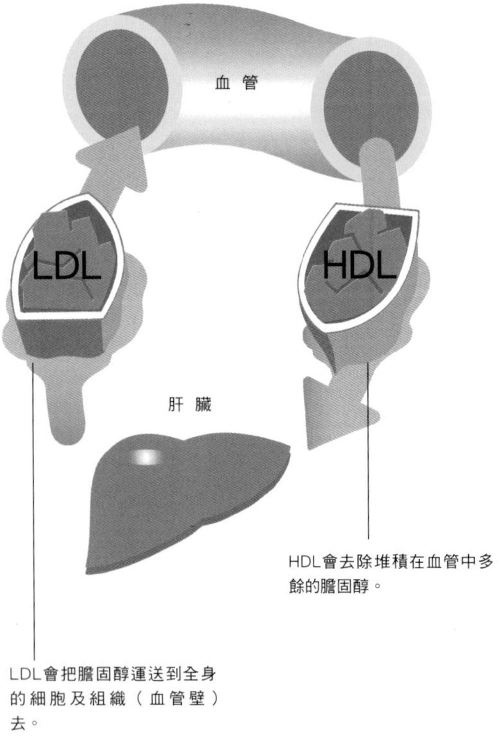
血管
LDL
HDL
肝臟
HDL會去除堆積在血管中多餘的膽固醇。
LDL會把膽固醇運送到全身的細胞及組織（血管壁）去。

＊摘自《初次了解高膽固醇》（主婦之友社刊行）

也因為在人體內肩負著不同任務，所以一般才會將LDL稱為有害的膽固醇，把HDL稱為有益的膽固醇。

在另一方面，中性脂肪是由小腸吸收的脂肪所製造出來，由稱作乳糜微粒（Chylomicron）的脂蛋白將它溶入於血液中，然後再運送到肌肉及脂肪組織，當成備用能源。

血中脂質的基準值

	正常範圍	異　常
總膽固醇	150~219mg/dl	200 mg/dl以上則為高膽固醇血症
中性脂質	50~149 mg/dl	150 mg/dl以上則為高中性脂肪血症
LDL膽固醇	70~139 mg/dl	140 mg/dl以上則為高LDL膽固醇血症
HDL膽固醇	40 mg/dl以上	未滿40 mg/dl則為低HDL膽固醇血症

剩餘的中性脂肪則輸送到肝臟去再度合成，再一次由稱作VLDL的脂蛋白輸送到肌肉及脂肪組織去。剩下的部分則被分解，最後還是轉變成LDL，因為HDL還是有減少的現象，所以就會導致動脈硬化的發生。

飲食習慣是造成高血脂症的主要原因

膽固醇及中性脂肪增加太多的確會造成很大的麻煩，但是它們也是維持人類生命正常活動不可或缺的重要物質。

由於高血脂症的主要特徵，是在血液中有太多的脂肪，所以幾乎沒有自覺症狀。大多數人都是因為健康檢查，才知道自己的膽固醇及中性脂肪的數值過高，在這之前則完全沒有發覺任何異狀。

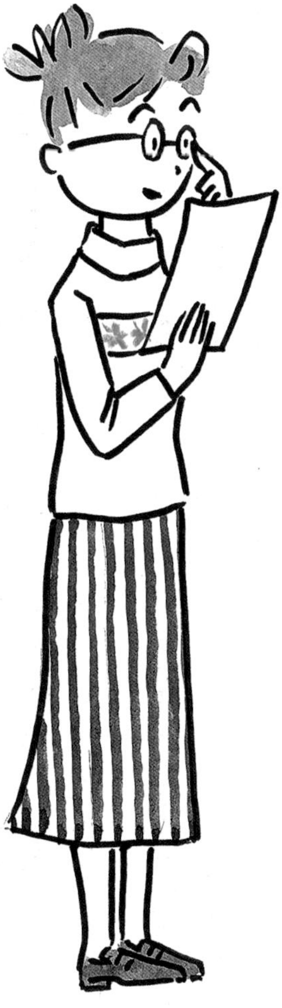

總膽固醇是二百二十以上，中性脂肪一百五十以上的情況下，才會被診斷為高血脂症。

造成高血脂症最主要原因來自於飲食習慣，大部分都是因為攝取過多高能量、高脂肪食物所引起。尤其是女性，總會發生攝取過多脂肪的情形，最好要特別當心。另外，遺傳或其他的疾病也會誘發高血脂症發生。

高血脂症因為幾乎沒有自覺症狀，所以很容易就讓人擱著不去理會，但是如果長年放任不管，不但會加重動脈硬化的症狀，也會引發其他各種生活習慣病出現。

所以，要好好地接受醫師的診察，先從飲食療法開始做起，認真規劃自己的生活，才是最重要的事。

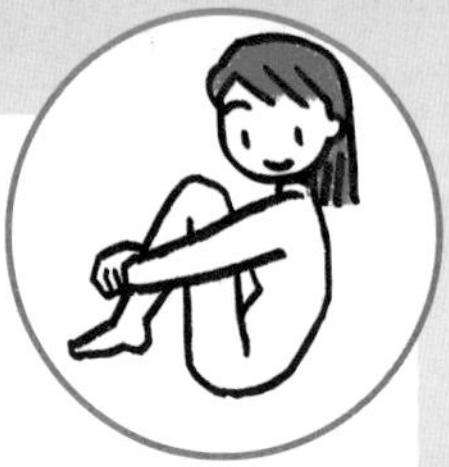

腦梗塞・心肌梗塞

動脈硬化是造成腦梗塞、心肌梗塞的最大原因，這與生活習慣、壓力也有關係，所以要特別留意！

腦梗塞與心肌梗塞這二種疾病具有共通點

剛開始接觸到腦梗塞與心肌梗塞會以為是完全不同的兩種疾病，其實是因為腦部與心臟的位置不同，所以才會引起相異症狀。造成兩者的主要原因都是來自血管動脈硬化與高血壓，就是因為這一點，所以才會說這兩種疾病有共通之處。

動脈硬化主要是因為飲食習慣紊亂、壓力所引起。

如果造成動脈硬化，動脈血管會失去彈性，使得血管內腔變窄，進而導致血液流通變差。

假如這些症狀更惡化下去，動脈就會被堵塞，使得血液無法流動，如果那個地點正好在腦部就會引起腦梗塞，若是在心臟就會造成心肌梗塞。

動脈硬化也會因為高血壓（186頁）或高血脂症（192頁）、糖尿病（188頁）、抽菸或肥胖而導致病情加重。

腦血管堵塞而引起腦梗塞

腦血管疾病，是人類最可怕且最大劊子手之一，以我們台灣地區來說，近年來，腦中風高居十大死因的第一、二位。一九八五年台灣地區二十六所教學醫院的腦中風調查顯示，在七千三百五十五位腦中風住院病患中有三千九百四十九人是屬於腦梗塞，可見腦梗塞在台灣確實偏高。

其實，這可以說是因生活環境變得優渥舒適所造成的，由於精緻、便利的冷暖氣設備、飲食生活與居住環境的大幅改善，使得罹患這種疾病的人大幅增加。

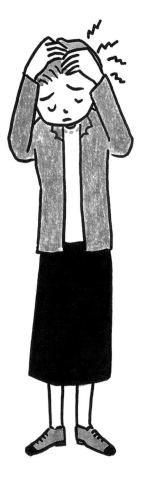

大腦中各有兩條稱為頸動脈與椎骨動脈的動脈，合計四條粗大的血管貫通腦內，再由心臟將血液輸送到腦部去。

這四條的動脈在頭蓋骨中更細分為許多小血管，將血液輸送到大腦的各個角落。

這四條動脈形成一個稱為Willis環的環狀血管，這個環狀血管經常會做調整而不會讓血液呈現不足的狀態。

當Willis環狀血管將血液輸送到附近血管時，如果出現動脈硬化的狀況，血管就會變細、堵塞，使血流無法暢通。血流無法流通就會引起腦內的氧氣不夠或營養素不足，導致腦細胞組織敗壞死亡，這種狀態

就被稱為「腦梗塞」。

腦梗塞有時會出現前兆，稱為「短暫性腦缺血發作（TIA）」。發作時半邊的臉或手腳會出現麻痺的現象，同時也會出現吃飯時握不住筷子、腳步蹣跚、眼睛出現雙重影像、說話口齒不清、一邊眼睛看不見等的症狀。

這些症狀都是暫時出現，即使不去治療也會自動好轉，但有非常高的比例是日後會引發腦梗塞的原因，如果症狀反覆出現的次數越多，就表示引發腦梗塞的危險度越高。

腦梗塞是許多危險因素重疊綜合所引起的疾病，高血壓、心臟病、糖尿病、高血脂症、肥胖、精神壓力過大、抽菸習慣等都是誘發的危險因素。另外，家族中曾有過腦中風的人，也需要特別注意。

大腦每個部位各有辨視物體、說話、記憶等作用，因為腦梗塞發作地點的不同，也會出現不同的症狀。

一般都會針對不同的病狀進行治療，並以藥劑作為進行治療的主要方式。

心肌梗塞是最危險的可怕疾病

衛生署近幾年的調查顯示，心臟病始終名列國人十大死因的第三位。在各種心臟病中，心肌梗塞是屬於救治緊急性最高、具有極高致死率的可怕疾病。

心肌梗塞是由輸送氧氣、營養素到心臟肌肉的冠狀動脈硬化所引起，因為血管變窄，血液流通時，血中的血塊（血栓）堵塞住血管進而造成心肌梗塞。

人體中有三條主要的冠狀動脈，在開始的部分最容易出現血栓狀況，一旦出現血栓，血液便無法再往前流通，使大部分的心肌組織死亡，導致心臟的泵浦機能衰退，往腦部或其他臟器的血液供應不足，進而引發休克的狀況。

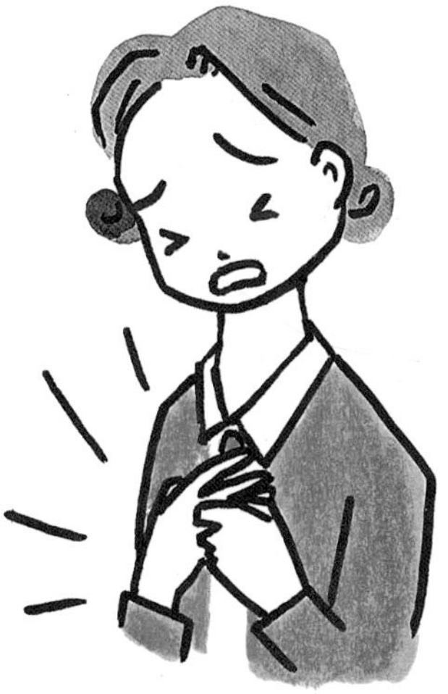

心肌梗塞最主要的症狀，是胸部會出現劇烈的疼痛。胸部會有被揪緊、擠壓、如壓迫般的劇烈疼痛感，這樣的疼痛會持續長達十五分鐘以上。即使是狹心症發作，最多也會在十五分鐘之內自然減輕疼痛感，但是心肌梗塞就不同了，除了疼痛之外，還會產生呼吸困難的現象，所以必須馬上叫救護車，一分鐘也不能遲疑，記得要趕緊送到專門治療心臟病的醫院，這一點非常重要。

治療的主要方法，是在引起梗塞的冠狀動脈與靜脈中注射進溶化血栓的藥劑。這項緊急治療措施，如果能在發作後六小時之內進行的話，心肌回復的可能性就會比較高。如果超過六小時以上，心肌疼痛仍舊持續，就得在觀察後才能預估恢復的狀況了。

心肌梗塞與狹心症等疾病有所不同，它是一種會突然發作的疾病。除了消除高血壓、高血脂症、糖尿病、肥胖、抽菸、精神壓力等等的危險因素之外，還要改變不良的飲食習慣，獲得足夠的運動量，重新檢討生活習慣，才能夠有效的預防心肌梗塞發作。

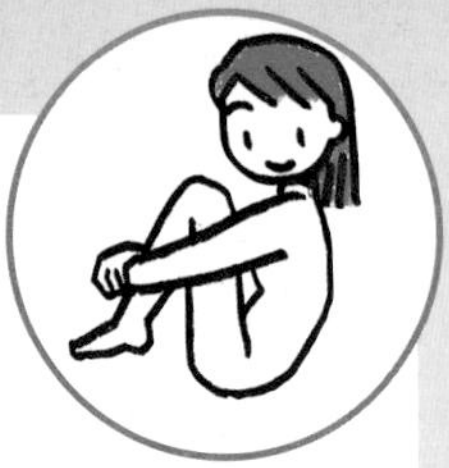

成熟期的煩惱

成熟期的困擾

成熟期是女性身體各項機能發展最完備，且在工作上、家庭上都十分充實忙碌的一個階段。想與一個生活習慣完全不同的人共組家庭，共同生活，互相都必須考慮到對方的想法與感覺，不能過度苛求對方。因為如果彼此間過於嚴厲苛責、要求對方，不但會威脅到自我的存在感，也會對自己失去自信，雙方雖然應該保持親密的關係，但並不能過度依賴。在成熟期的女性會出現很強烈的自我要求。

在社會方面也一樣，成熟期正是一個自我實現的時期，這時候的女性可以從家庭、工作、甚至於社會各個方面，獲得了一些必要的技能或任務。

相對的，責任越大，壓力也就越大，因此身心平衡就很容易出現問題。尤其是第一次生產的女性，面對育兒方面的問題，就會直接感受到自己面對的是與以往完全不同的生活層面。此外，這個時期也是人生變化最激烈的時期，會碰到像調職、單身赴任、失業、換工作、小孩升學、就職等不同的狀況，很多時候，都必須讓自己從原本習慣的環境或生活裡去適應新的變化。

產婦憂鬱（Maternity Blue）

所謂的產婦憂鬱，是指產婦生產過後身心出現輕微的憂鬱症狀。

生產後，很容易因為一點小事情就覺得很悲傷，甚至失去元氣，連小嬰兒都無法照料。這是因為生產會導致荷爾蒙出現非常大的變動，使得身體抗壓力衰退。這種產後出現情緒不穩的情況，的確令人感到束手無策。

產後的第三天至十天左右，半數左右的人會出現這種輕微的憂鬱狀態。所以在這段時期，週遭的人必須要特別當心，注意產婦的言行與反應。不過產婦憂鬱大部分會在時間的流逝中慢慢減輕症狀，大約一週左右就會自然的痊癒了。

產後憂鬱症

以前大家就知道生產後是一個容易引起憂鬱症發病的時期。產婦們已經精神和元氣盡失，但週遭的人卻認為這只不過是產後疲累罷了，這麼一來，很容易忽略真正的病因，使得憂鬱症發現過遲，甚至可能讓病症更加惡化。

憂鬱症要特別注意的就是自殺，產後憂鬱症很可能出現帶著嬰兒一起自殺的情況。因為產後對母親而言，小孩是自己的分身，下意識中根本不會認為是他殺。為了避免發生母攜子自殺這種情況，自己及週遭的人一定要特別注意產後憂鬱症。

產後憂鬱症的發病高峰是在產後約二週左右，也有些是在產後經過一段時間才會出現，所以在一年內都屬於必須注意的時期。如果不愉快、不舒服的狀態持續沒有減退時，不要輕忽大意，應趕緊與專門醫師談談，商討解決的方法。

成熟期的憂鬱症

現今的女性從學校畢業後，馬上投入了職場開始工作，大多是因結婚或懷孕而走入家庭，在必須兼顧日常家事與育兒的忙碌生活中，「是否就如此被社會遺棄了？」心裡經常會被不安及焦躁感纏繞，每天反覆做著同樣的事情，跟朋友見面的時間不但縮減，也一個一個失去連絡，四周給予的刺激減少，心裡總有著很無奈的感覺。

然而這種不安感如果一直持續下去，慢慢就會失去對家事及育兒的意願或興趣，最後導致憂鬱症。

夫妻間的關係變得劍拔弩張、也感覺不出小孩的可愛，整個家庭籠罩在怪異的氣氛裡。為了要消除不愉快的感覺與失眠的症狀，有不少人養成喝酒的習慣，成為酒精依賴症的病例。出現這些狀況時，可以先試著與專門醫師好好談談。

要解決這些問題，在日常生活方面也要有所改變與因應，遇到討厭的事情就當做耳邊風聽過就算了，讚美、責備或教育小孩的時候，不論高興或生氣，都不要表現得太過激烈、差距太大。最好擁有自己的世界，培養自己的興趣。此外，為了預防以後碰到意外有所保障，早點作個儲蓄也是很不錯的。

女超人症候群與「燃盡」（Burnout）

職場可以說是一個實現自我的場所，完成重要的工作會有成就感，跟家事或育兒是完全不一樣的，越是努力得到的評價就越高，而評價越高就越會被委任重要的工作，如此一來，工作就會越來越吃力。

但一個人可以做多少事是有限度的，持續擔負著超過極限的工作量，很快就會導致身心的不協調。不論是公事或家庭，因為太過努力衍生出的疾病被稱作「女超人症候群」。這種疾病會出現沒有情緒做事、什麼都不想做、腸胃也出現問題、有時還會出現蕁麻疹等症狀。

另外，如果超過負荷量、工作過度繁重，某天會突然覺得全身力氣盡失，出現一種稱為「燃盡」（burnout）的症狀。這個症狀跟稍作休息就會恢復的疲憊不同，會感覺身體疲累到做什麼都提不起勁，似乎連感情一併枯竭了。

出現這種症狀時，除了趕緊找專門醫師診療外，日常生活上，也該施行解決的對策，例如，放假日就好好休息，家事可以先擱著，小朋友的事優先處理，老公若要幫忙家事就尊重老公的作法不要干涉，盡可能不要將所有的事情全攬在自己身上。

預防家庭暴力（Domestic Violence）

家庭暴力是指婚姻或戀愛時，親密關係出現了反覆的暴力行為。DV家庭暴力這個名詞最近變得較普遍，但卻有不少女性，並不認為自己屬於家庭暴力的受害者。

那是因為在家庭暴力事件中，許多受害者都認為錯在自己，被毆打施暴都是自己應得的處罰。

另外，施暴者也會在施暴後突然變得體貼溫柔，讓受害者認為現在的溫柔體貼才是對方真實面，而不會有離開施暴者身邊的想法。然而，暴力是一種嗜癖，在後悔的想法過了之後，情緒又會開始緊張，會忍不住怒氣開始施加暴力。想要逃離暴力，一定要將關係斷絕。

在自治團體方面，家庭協談中心或家扶中心、家暴中心、警察局等都有設有專門的家暴機構。有些地方也設有暫時的保護收容所，如果覺得自己可能有家庭暴力的問題時，應儘早到家暴中心等機構，接受諮詢會比較好。

女性的煩惱Q&A

持續微量的出血後月經才來，我是不是進入更年期了？

我38歲有兩個小孩，大約從半年前開始，月經來的前幾天會出現少量的出血現象。月經週期也比年輕時還要來的短，大約是26天左右。起先以為是癌症，接受檢查後醫師說沒有子宮頸癌的疑慮，只是荷爾蒙的分泌失調。我是不是已經進入更年期了？

A 這是黃體荷爾蒙分泌減少的緣故。

子宮頸癌的檢查沒有任何異常，真是可喜可賀。大部分的女性在過了35歲以後卵巢的作用就會開始衰退。如果月經週期開始變得比較短，差不多就是更年期快要來臨了吧！

基礎體溫的高溫期變短，或是無法達到真正的高溫，高溫期就會變得比較不安定。這就表示黃體機能不全，黃體荷爾蒙的分泌量變少。而月經前斷斷續續、持續不停的出血現象也是因為這個原因造成的。

建議可以在高溫期時補充一些黃體荷爾蒙，或是使用低劑量的避孕藥來做治療。

月經週期是40天，這樣算不算是異常呢？

從初經以來，月經的週期就一直很長，有時還會持續到50天左右。基礎體溫方面，原則上都是二相性的，很擔心身體是否出現了異常狀況。

A 如果希望懷孕的話，早點接受治療比較好。

月經週期因人而異，但是如果週期短於24天，就屬於頻發性月經，超過39天就是稀發性月經，有這些狀況的人，都是屬於必須接受治療的對象。如果希望懷孕的話，建議還是趕緊接受治療比較好。

先做個基礎體溫的紀錄，低溫期如果比較長，便是卵子發育比較慢，如果覺得等待排卵很花時間，可以使用排卵誘發劑來進行治療。

月經會因減肥而停止不來嗎？

我是22歲的上班族，月經已經半年沒來了。我花了3個月把體重從60公斤減到52公斤，是否因為這個緣故，月經才不來呢？減肥時我都不攝取肉類，一天也只吃半碗的米飯而已。

A 這大概是減肥過度造成的。

這是所謂的減食性無月經（136頁），因為使用自己覺得可行的方式胡亂減肥，所引起無月經症狀，在年輕女性中最常見到這種例子。

雖然飲食限制與無月經間沒有任何的關係，但是我們的身體是一個很精密組織，如果只有一點點數量非常稀少的能源進入體內，這些能源會最先會被轉到心臟或肺臟等維持生命源動力的地方去。至於生殖這方面的運作機能，是屬於維持生命以後才會被注意到的次要部分，人體組織當然不會把能源先移轉過去使用，所以才會引發無月經症狀。

那麼，是不是只要開始恢復正常飲食，月經就會再度來訪呢？這可不是妳想的那麼單純。如果長期放任無月經症狀不管的話，會使卵巢功能衰退，即使進行治療，也不容易得到效果。所以出現無月經症狀時，盡早去接受治療比較好。

為什麼只要碰到季節交替，身體就會出現失調的狀況呢？

我是單身的上班族，在公司總被委任重要工作，自己也覺得工作很有成就感。但最近在季節交替時，總會出現失眠的症狀，而且一定會出現頭痛、肩膀痠痛、倦怠感等令我煩憂的失調症狀。但定期檢診時也沒有發現任何異常症狀，這是怎麼一回事？

A 這是對壓力比較敏感的體質。

對壓力無法忍耐卻硬撐下去，身體就會出現許多自律神經失調的症狀，這些就是身體要吸引你注意警訊，失眠、肩膀痠疼、頭痛等症狀都是。季節交替的變化也是影響身體狀況的一種壓力。遇到酷熱寒冷或是濕度急速變化的季節交替時期，身體就很容易出現失調症狀。這也正是為何在季節的交替時精神上的壓力容易引發自律神經失調的原因。想要巧妙的消除壓力，可以嘗試看看以下的方法。

①減弱壓力
②轉換壓力
③增強抗壓

減弱壓力的方法是有點困難，至於轉換壓力及的增強抗壓對於自律神經失調引起的不定愁訴症狀（不定陳述綜合症，健康與不健康的灰色地帶，又稱為亞健康）蠻有效果的。如果正逢季節交替時節，可以將工作量調整一下，盡量讓自己放輕鬆的渡過這個時期。平時也要多去注意身體的健康狀況，多做些運動，培養一個可以對抗壓力的健康身體。許多有幹勁做事努力的年輕女性經常會出現這類症狀，所以為了能夠持續在公事上有所成就，最好不要太過勉強自己，稍微休息一下，讓自己鬆口氣吧！

婦科相關機構

醫院	地址	電話	傳真
台北榮民總醫院	台北市北投區石牌路二段201號	(02) 2871-2121	(02) 2873-4101
郭綜合醫院	台南市民生路二段22號	(06) 222-1111	(06) 220-6600
林口長庚醫院婦產科	桃園縣龜山鄉復興街 5 號	(03) 328-1200	
台北長庚醫院婦產科	台北市敦化北路199號	(02) 27135211	
黃金喜婦產科	台北市士林區延平北路五段201號1樓	(02) 2811-8236	(02) 2812-3579
台大醫院婦產部	台北市中正區中山南路一段七號	(02) 2312-3456	
台北市立中興醫院	臺北市鄭州路145號	(02) 2552-3234	
秀傳紀念醫院	彰化市中山路一段542號	(04) 725-6166轉2101或2288	
國泰綜合醫院	臺北市仁愛路四段280號	(02) 27082121	
台北市立忠孝醫院	台北市南港區115同德路87號	(02) 27865577	
濟代中醫醫院	高雄市苓雅區苓雅二路207號	(07) 331-8986	
高雄市立聯合醫院	高雄市前金區中華三路68號	(07) 261-8131	
馬偕紀念醫院婦產部 台北院區	台北市中山北路二段92號	(02) 2543-3535	(02) 2543-3642
馬偕紀念醫院婦產部 淡水院區	台北縣淡水鎮民生里民生路45號	(02) 2809-4661	(02) 2809-4679
馬偕紀念醫院婦產部 新竹院區	新竹市光復路二段690號	(03) 516-6868 (03) 611-9595	(03) 611-0900
馬偕紀念醫院婦產部 台東院區	台東市長沙街 303 巷1號	(089) 310-150	(089) 321-240
財團法人新光吳火獅紀念醫院婦產科	台北市士林區111文昌路95號	(02) 2833-2211轉3383	
國泰綜合醫院婦產科	臺北市仁愛路四段280號	(02) 2708-2121	
三軍總醫院婦產部	台北市內湖區成功路二段325號	(02) 8792-7205	(02) 8792-7207
奇美醫院	台南縣永康市中華路901號	(06) 281-2811	
台灣婦產科醫學會	台北市民權西路70號5樓	(02) 2568-4819	(02) 2100-1476
建新醫院	高雄市前金區七賢二路295號	(07) 261-3866	(07) 216-7268
臺安醫院婦產科	台北市八德路二段424號	(02) 2771-8151	(02) 2731-9124

更年期

Part ● 5

更年期

停經前後的幾年間，是身心出現最多變化的時期。只要能巧妙渡過這一段，接下來的人生會更加豐美。

最先開始的是荷爾蒙的變化

隨著年齡的增加，變化最明顯的是女性的性器，特別是卵巢早早就開始怠工，使得荷爾蒙的分泌開始紊亂而失調。

由於荷爾蒙分泌的變化會影響性週期，導致各式各樣的更年期症狀的出現，如月經週期的紊亂及自律神經失調的不定愁訴症狀等。

首先出現的症狀是在成熟期原本都很穩定的月經，會開始有早一點或晚一點來、量多一點或少一點的症狀出現，持續的日數也會有變化。月經週期開始紊亂的年齡因人而異，有些人在四十歲初，可能就出現一年只有幾次月經的現象，也有些人在停經之前，每個月月經還是準時報到。

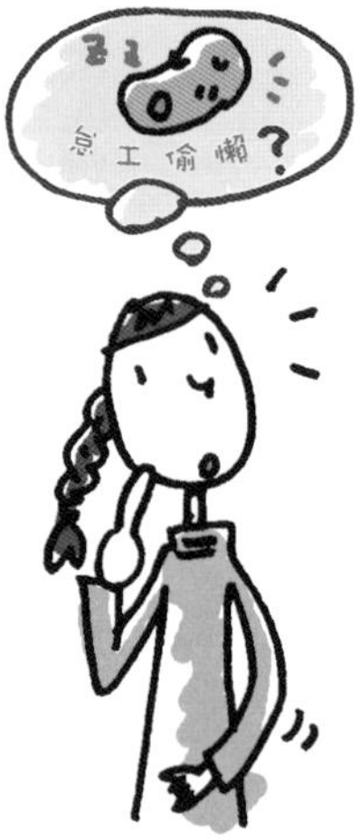

停經前後幾年都屬於更年期

月經不順的狀況一直持續著，應該是排卵的月經也成為無排卵月經，大概不久之後停經時期就會來臨，停經的時期也跟初經是一樣的，有很大的個人差別。停經的平均年齡大約五十、五十一歲左右，而以這個時期為中心線的前後數年，也就是說四十五、四十六~五十五、五十六歲都屬於更年期的時期。

停經前後是身體最容易出現各式各樣的失調問題的時期，而嚴重到需要接受治療的失調稱為更年期障礙。

輕微的症狀幾乎是每個女性都有過體驗，如肩膀痠疼、頭痛、腰痛、心悸、手腳冰冷症、盜汗等的症狀。因為也是生活習慣病好發的年齡層，很多人會以為這些症狀可能是起因於生活習慣病，不過在這一點上必須要好好的確認一下比較安全。

另外，因為對應荷爾蒙的變化，自律神

女性的生命週期與女性荷爾蒙分泌的變化

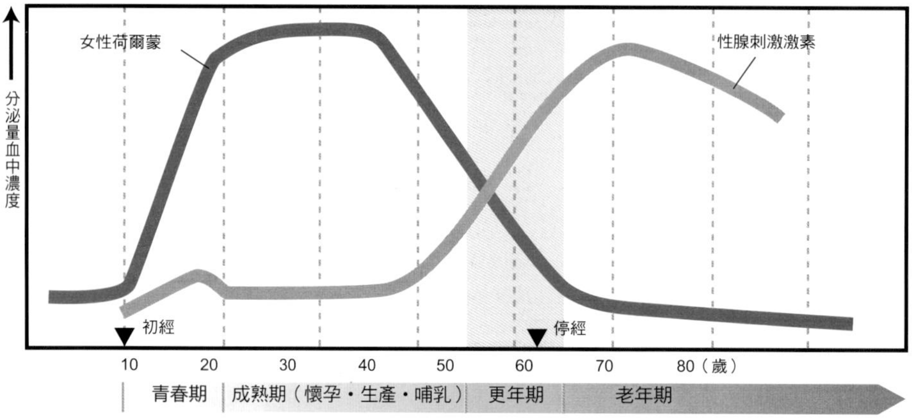

經也很容易在更年期時失調，也有不少人會出現精神方面的一些症狀。在這個時期有許多女性會發覺自己有時候莫名的就會淚流滿面、或是突然有焦躁不安等的症狀出現。再加上這個時期又正是小孩們長大成人離家獨立的時期，那種小鳥離巢空無一物的空虛索然感，有不少人會陷入這種所謂的「空巢症候群」的症狀中。

其他出現的部分是開始老化的時期

從腦部開始，體內的各個器官開始逐漸老化的一個時期。這個時期不只是出現更年期特有因自律神經失調所引起的各式各樣毛病，也不只是荷爾蒙分泌的變化引起問題，大腦的老化應該也是主因之一。

其他方面，心肌的收縮力變弱，從心臟輸送出去的血液量就會減少。動脈血管壁硬化而失去彈性，有些人也會因此而出現高血壓的症狀。除了肺臟及腎臟等的機能低下之外，胃的黏膜也開始萎縮，腸道的蠕動也很容易出現異常。再加上自律神經的失調，容易便祕或是下痢的症狀也正是這個時期的一個特徵。

看得到的變化譬如像是皺紋或垂肉、褐斑等，皮膚容易乾燥、容易出現搔癢、濕疹，毛髮變得稀疏淡薄、白頭髮顯而易見，聽力也不如從前，眼睛方面也出現老化的跡象。老花眼是指水晶體老化，無法正確的調整遠近的距離，近距離時焦距無法對焦的狀態，這可說是一種的生理現象吧！

還有，也有不少更年期的女性，經常會因為內耳的異常而出現頭暈或聽力衰退、耳鳴等的梅尼爾氏症。骨骼及關節也會出現變化，膝蓋或肩膀、手或指頭等的關節痛、以及腰痛或是肩膀痠痛等都是更年期的代表性症狀。

不過，不要因為是更年期就去忍耐這些不舒服的症狀。這些症狀可以針對每一個人的狀態來做出適切的治療，不舒服的症狀也是可以改善的。

另外，必須用積極的態度來重新檢討飲食及日常生活的習慣，只要努力的去實行，不但可以延緩老化，還可以生氣蓬勃的度過更年期呢！

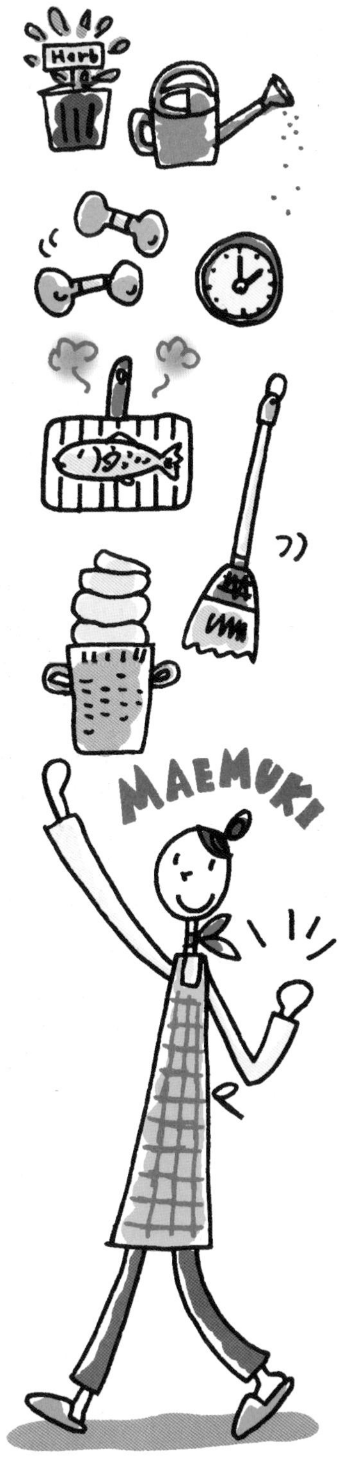

停經與女性荷爾蒙的變化

卵巢機能低下的同時，女性荷爾蒙的分泌也開始紊亂，許多不同的更年期症狀都出現了。

面對停經而產生變化的月經

卵巢從初經開始大約過了三十幾年就會停止功能運作，在人體中算是壽命比較短的器官。大概是從三十歲後半開始卵巢的機能便逐漸地停止。過了停經，不久之後就會來到高齡期的移行期，也就是更年期了。

停經的時期有個體差別，早一點的話可能在三十歲左右就停經，也有些人是都過了五十歲後半了還有月經。據統計指出，台灣女性的平均停經年齡是四十八~五十二歲。

到停經前的幾年間，有不少人會在這段期間出現月經紊亂的狀況。通常先出現的狀況是月經週期變短。其次就是月經的間隔變得很長，準備迎接停經的來到。

但是，這個間隔從幾個月到幾年，因個人而有所差別，其中有例子是一直都很準時的月經，在某個月就突然的完全停止而進入停經時期。不過，如果一直都很正常的月經出現了與以往不同的徵兆時，就當成是更年期即將來臨般的對待吧！

另外，即使是更年期，只要有排卵就無法避免懷孕的可能性。如果不想懷孕的話，在月經完全停止不來之前還是做好避孕的工作吧！

月經的結構與女性荷爾蒙

月經是由卵巢所分泌的女性荷爾蒙來控制的。從卵巢會分泌出兩種女性荷爾蒙，動情激素（濾泡荷爾蒙）與黃體激素（黃體荷爾蒙），這兩種荷爾蒙並不是自己任意就分泌出來的，而是受到從大腦下垂體的「性腺刺激激素」的刺激所分泌出來的。而下垂體又被在間腦的視下丘部分的性中樞所分泌的荷爾蒙「性腺刺激素釋放激素」所控制的。就是視下丘—下垂體—卵巢的這種荷爾蒙控制流程。

視下丘分泌出性腺刺激激素釋放激素時，可以從血液得到這個情報訊息。大腦擁有

女性與男性的荷爾蒙分泌的差異（摘自Albright）

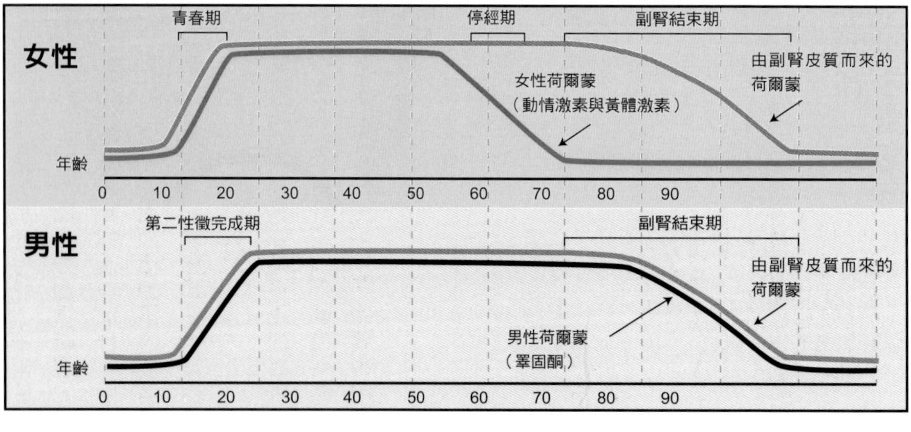

一個系統可以解讀血液中的荷爾蒙狀態，如果荷爾蒙不足時大腦就會下達分泌的指令。

女性荷爾蒙的分泌不單只有「視下丘—下垂體—卵巢」的流程，副腎皮質荷爾蒙與甲狀腺荷爾蒙也會互相的影響對方。而這些荷爾蒙之中只要有一個發生異常的話，月經週期便會紊亂。

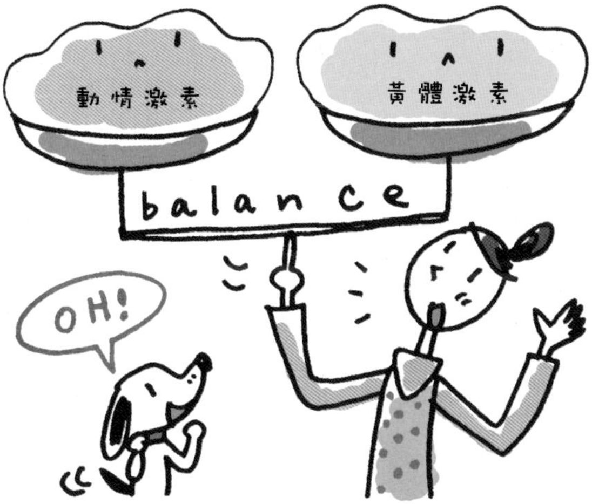

荷爾蒙失調與更年期症狀

到了更年期卵巢的機能低下時，動情激素的分泌就開始逐漸也減少了。停經之後會一下子減少很多，而到了六十歲左右幾乎就不會再從卵巢分泌出動情激素了。

黃體激素也是一樣，不再進行排卵時分泌就會減少，而一旦進入停經時期，會比動情激素更急速地減少。因此，在女性荷爾蒙總量減少的同時，兩個荷爾蒙的分泌也失去了平衡。更年期常見的機能性出血等的症狀也是因為荷爾蒙失調所引起的。

除此之外，全身的荷爾蒙也會失去平衡而引起紊亂。女性的荷爾蒙只要開始減少的話，下垂體就會不停地分泌出性腺刺激激素來刺激卵巢分泌荷爾蒙。但是因為卵巢的功能已經衰退了，所以無論下垂體一直發出「快分泌、快分泌！」的刺激，也無法使女性荷爾蒙增加。但是，因為血液中荷爾蒙濃度低下的情報訊息，會使得視下丘刺激下垂體，下垂體刺激卵巢的這個刺激流程一直持續下去，倘若卵巢還是無動於衷，中樞神經就會因此而狂亂了起來。

性中樞的視下丘也正是自律神經的中樞，如果此處狂亂起來的話，自律神經也會失去平衡而大亂。控制體溫及發汗、呼吸等的自律神經一旦失去平衡的話，更年期的一些代表性的症狀如，盜汗、潮紅、心悸等的症狀就會一一的出現。

因卵巢的機能低下使得女性荷爾蒙減少的這種情況，除了全身的荷爾蒙都出現失調之外，也是更年期各種症狀的起因由來。

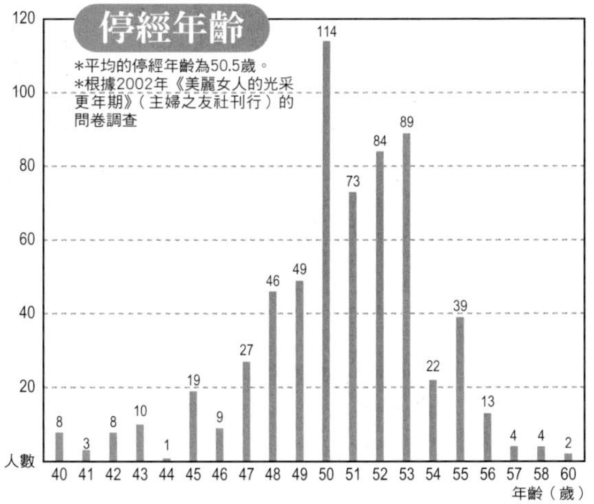

＊平均的停經年齡為50.5歲。
＊根據2002年《美麗女人的光采更年期》（主婦之友社刊行）的問卷調查

更年期障礙

迎接更年期的方式因人而異，其中也會有嚴重影響日常生活的症狀出現。

每個人出現的症狀都不相同

更年期是身體出現許多奇怪又麻煩的問題階段，更年期階段身體會出現一些身心異常，如果會影響到日常生活的嚴重症狀稱為「更年期障礙」，而比較輕微、沒有那麼嚴重的症狀則稱為「更年期症狀」。

當身心不協調的狀況既強烈又明顯，自己也感到非常不舒服，到了非接受治療不可的程度時，就是更年期障礙了。

但並不是每個人到了更年期就會被不舒服的症狀所困擾，有些人身心失調的狀況會嚴重到需要終日病臥床褥，也有些人不會出現什麼特別的病症，平平安安的就度過了更年期。

不過想一想，這也是理所當然的。每個人在青春期來的時候，身體反應的差別也很大，而後又經過成熟期，來到了更年期，這一段時間裡各有截然不同的人生經歷，每個人的生活環境也都不一樣。有人結婚、有人單身，有人生過孩子、有人不曾懷孕，有人正努力工作，有人已經不必工作，諸如此類，每個人的生活情況都不相同。生活環境、人生經歷與個性特質的差異都會影響到症狀出現的方式。正因為如此，才會用「一樣米養百種人」來形容迎接更年期的各種方式吧！

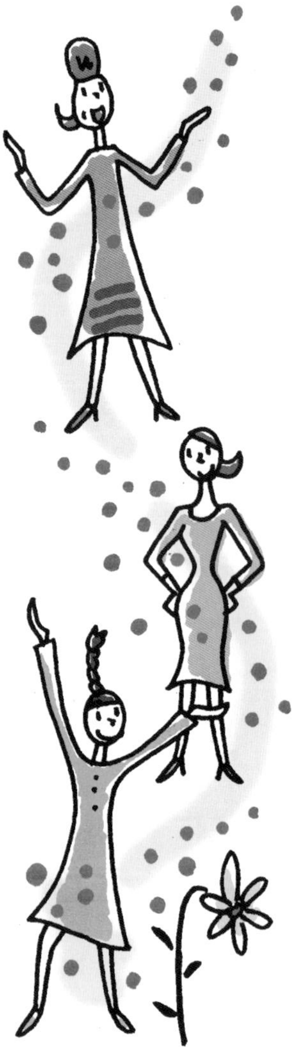

透過自我檢查確認更年期的症狀

最近如果有「感覺身體的狀況有點怪怪的，這是不是更年期的緣故啊！」有這種感覺時，可以試著使用以下介紹的「自我確認表」。

確認的項目主要以自律神經失調所引起的一些症狀為主。

如果評量的結果，更年期指數在五十一點以上的話，建議您接受診療，如果低於這個點數，卻仍然覺得身體不適或感到不安、憂慮，建議也可以去醫院接受個別診療，比較令人放心。

另外，若出現心悸、發熱、呼吸困難等的症狀，並不一定是更年期造成的，像心臟病或耳朵方面的疾病也會導致類似的病症出現。總之，如果覺得不對勁，就要盡快接受檢查比較好。

更年期的診斷自我確認表

請依照個人症狀的嚴重程度，填入點數。合計的點數就是您的更年期指數。

症狀		症狀的程度（點數）				您的點數
		強	中	弱	無	
1	臉潮紅	10	6	3	0	
2	容易出汗	10	6	3	0	
3	腰際及手腳容易冰冷	14	9	5	0	
4	有喘不過氣、呼吸困難、心悸現象	12	8	4	0	
5	不容易入睡、而且淺眠易醒	14	9	5	0	
6	容易發怒、焦躁不安	12	8	4	0	
7	情緒低落沮喪、有時還會伴隨出現憂鬱的症狀	7	5	3	0	
8	頭痛、暈眩、噁心嘔吐	10	5	3	0	
9	容易疲倦	10	4	2	0	
10	肩膀痠疼、腰痛、手腳會感到疼痛	10	5	3	0	
11	常跑廁所，有頻尿、漏尿的現象	10	6	3	0	
12	陰道及尿道有刺痛感，有性交痛	10	6	3	0	
合計點數是：						

更年期指數的評價法

0~25點	度過更年期的方式極佳。
26~50點	飲食、運動等方面要稍微注意一下，但不要過度勉強自己。
51~71點	該去婦產科檢診，最好接受生活指導、心理諮詢、藥物治療比較好。
71~90點	必須要進行長時間（半年以上）有計劃性的治療。
91點以上	必須接受各科的精密檢查，如果只是單純的更年期障礙，可以到婦產科接受長期的生活指導、心理諮詢、藥物治療，效果會比較好。

*這裡提出不需要進行藥物治療的建議，並非否定以預防成人病為目的，進行藥物治療的必要性。

摘自 小山嵩夫著《女性荷爾蒙的真實一面》的一部分修改

更年期的症狀①

更年期症狀有五十種以上，在此介紹其中較具代表性的症狀與治療方法。

熱潮紅（Hot rush）

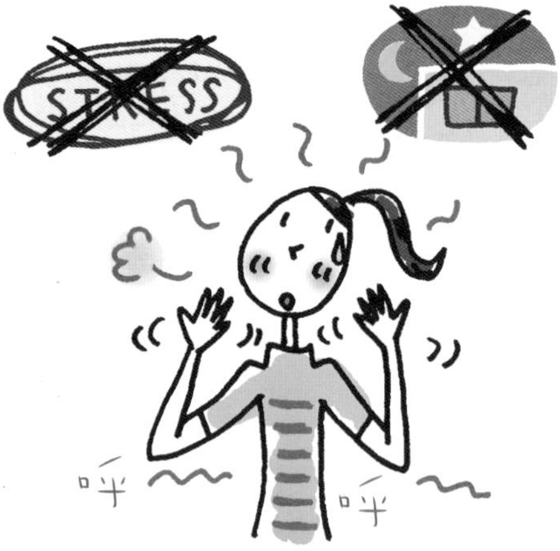

一股熱氣突然往臉上衝，使雙頰變得紅通通的，而且身體會莫名奇妙突然發熱或感到暈頭轉向，這些就是「熱潮紅」引起的症狀。

根據調查，在更年期症狀中，熱潮紅非常普遍，更在症狀出現率中名列前茅。身體發熱時經常會伴隨出現盜汗的現象，這是一種因為自律神經失調所引起的症狀，在血管方面的問題中極具代表性。自律神經有促使血管收縮及擴張的作用，如果這項機能沒有正常運作，就會出現這樣的症狀。

更年期是加速自律神經失調的主因之一，此外熬夜、失眠、疲勞以及壓力的累積等等，都會使這些症狀更容易被引發，因此最好盡可能避開這些誘因。當妳覺得非常不舒服的時候，不要忍耐，趕緊到醫院接受診療。也可以使用中藥或是ERT（女性荷爾蒙補充療法）、精神安定劑作為治療的方式。

盜汗

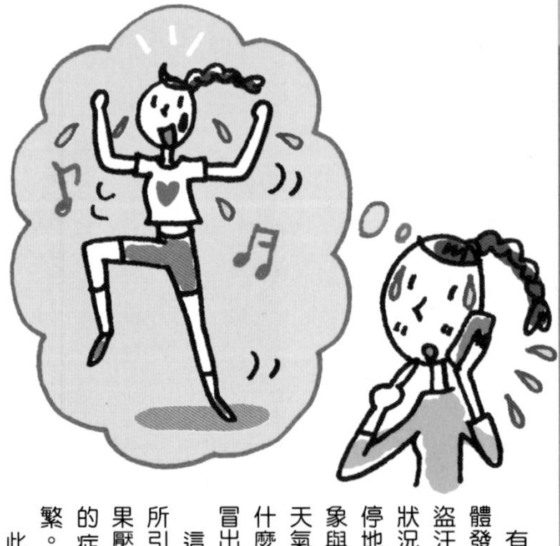

有不少人在潮紅、身體發熱症狀發作時出現盜汗的現象，有些人的狀況是身體沒發熱卻不停地出汗。這種出汗現象與周圍的氣溫無關，天氣並不炎熱，也沒做什麼運動，卻會突然地冒出大量汗水。

這也是自律神經失調所引起的症狀之一，如果壓力累積過多，這樣的症狀會出現的很頻繁。

此時可以試著去做一些不會引起過度疲累的運動，如此不只可以解除壓力，也可以排掉一些汗水，讓身體變得輕鬆。

若是盜汗常會造成浸濕內衣、彩妝糊掉的問題，可以使用一些小方法解決這些問題，像在內衣裡放入吸汗的棉墊、妝上薄一點，或是使用較抗汗水的粉底霜等等。此外，也可以使用一些防汗的化妝水或香水，讓身體更清爽一些。

手腳冰冷

常聽許多人說，到了更年期，手腳及腰部等身體的某些部分會產生冰冷，是一種令人感到很不舒服的症狀。即使泡了澡，身體仍不容易暖和，就寢時更會覺得全身發冷難以入睡，有時雙腳還會一直冰冷到早上，導致一夜無眠。

這些問題大多是因為自律神經失調或荷爾蒙分泌異常所引起的現象，除了使用中藥或是荷爾蒙劑、維他命E劑等藥劑進行藥物治療之外，針灸對改善手腳冰冷也蠻有效果的。

另外，可以試著多穿幾雙襪子或是多套幾件內衣來保暖，藉此促進血液的循環，可以改善冰冷的症狀。在運動方面，除了健走或做一些伸展體操之外，一般人以為對改善手腳冰冷會產生反效果的游泳，其實效果還不錯。泡澡時，盡可能以溫度適中、不會過熱的水浸泡，時間不妨稍久一點，也可以在泡澡時加入精油或是泡澡芳香劑等輔浴劑，讓身心鬆懈，這些都是不錯的方式。

另外，貧血也可能導致手腳冰冷，如果有子宮腫瘤的病症時，很容易造成貧血現象。所以應先去做個血液檢查，如果確定是貧血，就必須好好接受治療。而低血壓也容易引起手腳冰冷的現象，所以平日最好多測量一下血壓，比較讓人安心。

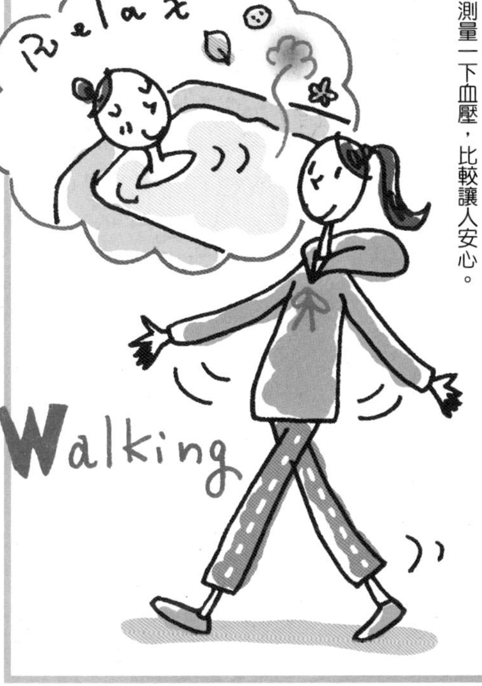

失眠

年輕時，只要一躺在床上就馬上睡著的人，在進入更年期之後，也可能出現很難入睡，或睡眠很淺，中途會醒來好幾次，天一亮馬上就醒了過來等的麻煩問題。

會造成這種改變的原因，除了更年期特有的手腳冰冷症狀所引起外，神經太過敏感、過於疲累也會造成失眠。

這時候，可以試著在睡前泡個澡，或做個簡單的體操，不要一直將自己關在家裡，偶爾到戶外走走，呼吸新鮮空氣，跟朋友聊聊天，轉換一下情緒心情，都會有不錯的效果呢！

如果試過這些方法，還是無法有效解決失眠問題，而且還出現了其他的更年期症狀的話，建議您可以到婦產科，針對失眠這個問題，與身心內科或精神科的醫師談一談比較好。遵照醫師指導，針對症狀服用安眠藥或鎮定劑等藥物，應該就可以改善這些狀況了。

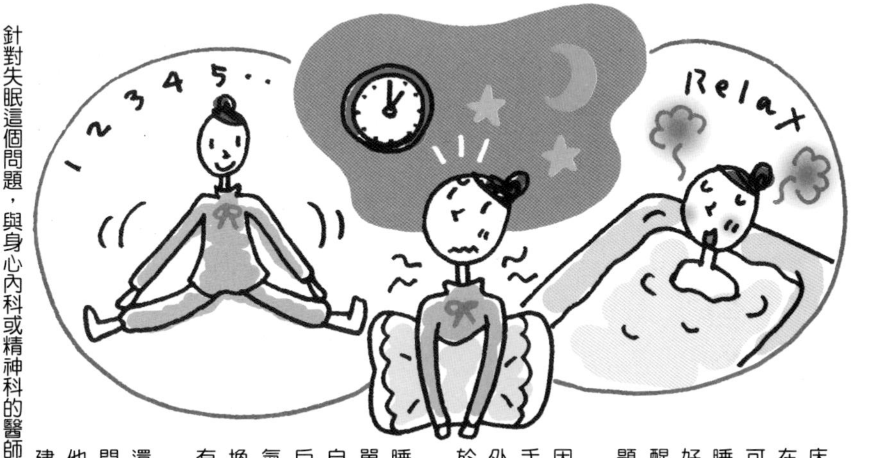

更年期的症狀②

即使檢查組織器官並沒有發現異常或疾病，但是身體各部位卻出現一些令人不安的症狀。

心悸・呼吸困難

在爬樓梯或進行劇烈運動，或者感到興奮、受到驚嚇的時候，心臟會咚咚咚的跳個不停，這是很正常的反應。但是，到了更年期，即使靜靜的坐著或睡覺，也會突然出現如槌鼓般心悸，或氣喘不休、呼吸困難的現象。

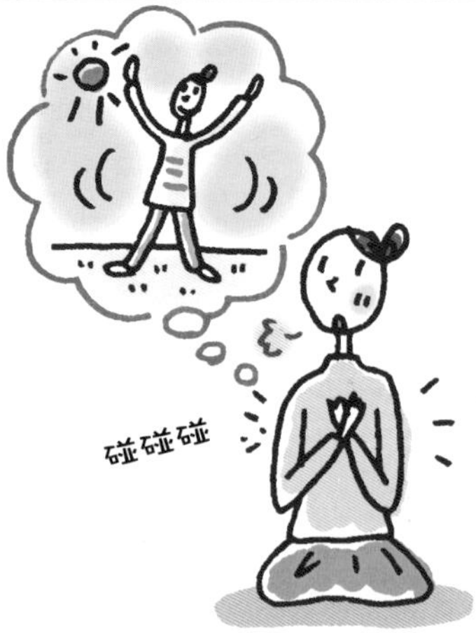

有稍微貧血、肥胖、運動不足，或經常感到情緒不安的人都很容易引起心悸現象，不過大概都能在一、二分鐘內緩和下來。需要特別注意的是，像頭痛或心悸導致的憂鬱症，或臥病不起的狀況，有很多都是身體症狀與精神性症狀結合所引起的。很遺憾的是，其實這些症狀在很久之前就都出現過了，只是妳沒有發覺或不在意罷了。

為了防止久病不癒或轉成重症，經常到外面走走，呼吸新鮮空氣，做點輕鬆的運動，試著轉換情緒，這些都是非常重要的事。如果這樣還是無法改善症狀，建議您趕緊到醫院就診，進行檢查與治療。

另外，如果還出現了頭暈及頭痛的症狀，最好去內科接受診察，檢查確認是否還隱藏了成人病等其他的疾病。

頭痛及頭暈

讓人感到意外的是，有頭痛症狀的女性還蠻多的，有不少女性在年輕時，只要月經一來就會被頭痛所困擾。其中，也有人在更年期時頭痛症狀變得更加嚴重，但停經之後，頭痛卻不藥而癒，令人高興不已。相反的，有人在停經後，頭痛情形卻變得更嚴重。

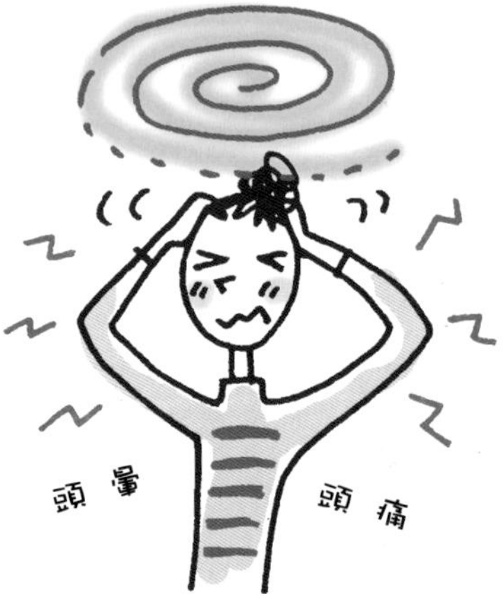

其實，對於這些原本就有頭痛症狀的人來說，因為個體的差異，的確會使人在停經期間而使症狀產生不同的變化。

如果月經不順時，突然開始出現頭痛，或是蹲下起身後出現暈眩不已、噁心反胃等的症狀，大多數的人都會很擔心而到內科接受診察，但經過檢查之後卻沒有發現其他異常的疾病，這種情形大概都屬於更年期所引起的病症。

此外，某些造成頭痛的原因，也許與眼睛疲勞或眼鏡的度數不合有關，而頭暈也可能是梅尼爾氏症等耳鼻方面的疾病所造成的，所以正好可以利用這個機會，檢查確認一下身體所有的器官。針灸治療的功效也不錯，不妨去試試看。

焦躁不安與情緒沮喪

最近也不知道為什麼，老公說的每句話都令人感到很煩，會使人火冒三丈，或沒來由的，就突然發火大聲斥責小孩，正逢更年期的女性，大概多多少少都有上述類似的情形出現吧！

這個時期還有一種常見的情況，就是很容易變得情緒低落，顯得鬱鬱寡歡。原本不是那種容易情緒低落沮喪的人，應該說在這之前都被說是屬於「粗線條媽媽」型的人，突然間就會為了一句無心的話，馬上淚眼盈眶，心情跌落谷底。像這種精神不穩定的現象，也是更年期的代表症狀之一。

焦躁不安或心情沮喪的時候，就試著轉換個心情吧！做點輕鬆簡單的運動，培養自己的喜好與興趣，或跟朋友聚會聊天等等，都可以讓心情變得比較開朗，當然更不能少了家人的協助。

不過如果症狀一直沒有減輕，就應該去婦產科或身心內科，與醫師商量討論一下自己的問題，並針對症狀做適當的治療，如此一來，相信可以改善不少症狀。

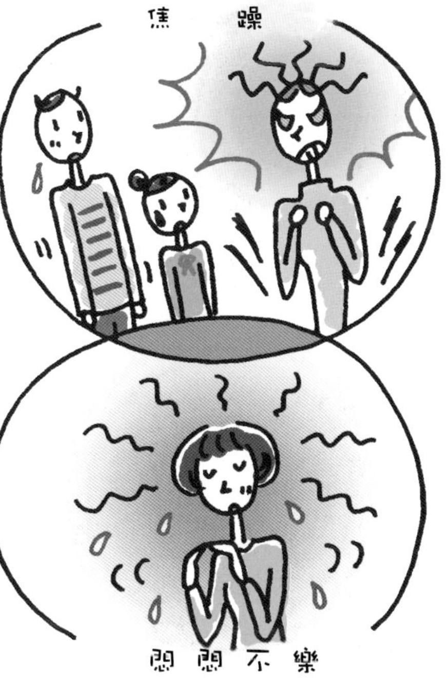

頸部、肩膀的痠痛・腰痛

有不少女性因為頸部、肩膀的慢性疼痛感到苦惱，在進入更年期以後，這類訴苦的聲音又一下子往上增加不少。因為肌肉狀況變弱，加上血液循環惡化，會引起頸部及肩膀的酸疼症狀。

此外，骨頭的老化也是主要原因之一。骨頭、關節或軟骨等部位，老化之後就會出現許多症狀，像手腳關節疼痛也是女性更年期經常向人訴苦的症狀，尤其是負擔體重的膝蓋及腰，更容易出現疼痛的困擾。

如果覺得差不多進入了更年期，就該去做做骨質檢查，有必要的話就早點接受治療吧！

另外，頸部及肩膀的痠痛老是治不好的人，或者腰痛症狀頻繁發作的人，有可能已經開始骨質疏鬆，需要特別注意喔！

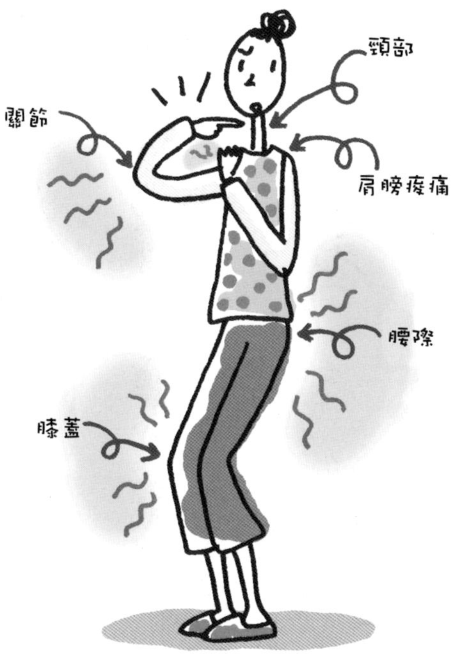

減輕更年期的症狀

壓力大的人，更年期症狀會比一般人來的強烈、明顯。面對壓力時，不妨笑一笑，就讓它過去吧！

強烈明顯型？輕微型？

更年期會出現各式各樣的症狀，都是因為荷爾蒙失調所引起的。精神壓力會使這些症狀更加深擴大。腦部的視下丘是性中樞，只要受到強烈壓力的影響，自律神經就會紊亂，結果就會導致出現許多不定陳訴綜合症狀。

也就是說，明顯而強烈出現更年期症狀的人，大部分都屬於會全盤接收壓力這一類型的人，而容易反彈壓力的人也有相同特徵。

相反的，個性像柳樹一般，被風吹會柔軟彎腰，輕鬆面對壓力的人，更年期症狀會比較輕微。

另外，對工作或興趣常一頭栽入，就進入忘我狀態的人，症狀也會比較輕微，這一類型的人，即使身體有些不舒服，也不會太過擔心、煩惱而小題大作。倒是因為職場人際關係等因素，使得工作無法專注、精神疲憊的人，會有症狀加重的傾向。

正因爲是更年期才更要測量基礎體溫

為了不讓症狀加重，特別推薦每天記錄基礎體溫的輔助方法。

這麼做首先可以讓自己了解，女性在更年期時身體會產生什麼樣的變化。想要了解荷爾蒙等生理機能的變化，將基礎體溫的記錄做成表格幫助是最大。譬如說，低溫期很長又沒有高溫期時就是無排卵，而高溫期間比以前短或體溫比較低時，就可以預測出此階段可能是黃體激素分泌比較少的時期。月經遲來、懷孕或是更年期等，也可以用此做為判斷的材料。

另外，發覺身體狀況出現變化的時候，也可以簡單記錄下來，到醫院檢診時一併帶去，它可以幫助醫師正確瞭解妳的情況，是一項非常重要的資訊情報。

Check! 更年期障礙程度預測檢查

下列項目中有幾項與妳的狀況相符？下列的更年期障礙或症狀中，符合A群項目較多的人，會有比較明顯的症狀；符合B群項目較多的人，症狀可能就比較輕微。

A 群

①埋頭苦幹型
②凡事要求完美百分百型
③經常會反省自己的行為
④責任感很強
⑤不會將事情交給家人或朋友去決定
⑥閒暇時不知該如何度過

B 群

①輕鬆自在型
②對小事毫不在意型
③凡事都往好的一面去想
④個性率直
⑤考慮事情比較積極樂觀
⑥擁有可以讓自己專注忘我的事情

愉快度過更年期的10個方法

❶找個知心的好朋友

自己遇到煩惱時，能有個願意傾聽、分擔解憂的好朋友，的確是人生的一大支柱。尤其在更年期階段，能有個知心好友，真的會讓人覺得人生從黑白變成彩色的。可以與對方一起分享、討論老公、小孩的事情、婆媳姑嫂間的問題、工作上的煩憂等，有沒有一個這樣的朋友，真的有很大的差別。在進入更年期全身上下都不對勁的時候，這樣的朋友也能同時扮演諮詢的角色。心情不好時朋友會陪妳說說話，身體不舒服時還會幫妳分擔家務，願意傾聽無法對老公啟口，只有同性能夠體會的一些煩惱事情等，所以找個知心朋友讓精神有個支柱吧！

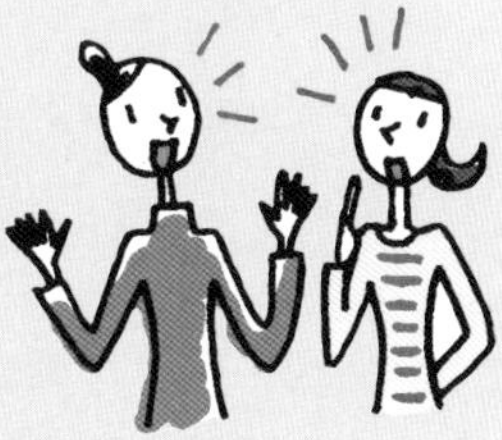

❷與伴侶、家人快樂和諧的過日子

當妳苦惱於更年期症狀時，如果與伴侶或家人同住，且彼此間的關係非常和諧的話，那真的有很大的幫助。如果因為煩惱家人的各種瑣事，出現典型的更年期症狀，光只用藥物治療是沒辦法讓妳的身體狀況好轉的。尤其容易受到壓力影響，使自律神經失調引起的病症會更加明顯。反之，如果有家人或伴侶在一旁給予鼓勵與協助，即使出現再怎麼嚴重的症狀，在短時間內也會改善許多。

這個時期也正是子女已經自立更生、離家獨立的時候。有些女性會認為子女已經不需要自己了，覺得既空虛又寂寞，可是妳要了解，孩子們終究會離家而去，只是時間早晚而已。況且如果小孩真的不離家反而會讓妳更加煩惱。因此，在這個時期，可以找一些嗜好、興趣或從事運動，透過這類方法，讓自己除了整天掛念小孩之外，還能有個精神寄託的地方。

❸不必裝模作樣，輕鬆自然做自己

容易出現明顯更年期症狀的人，大都屬於任何事都要做到盡善盡美的完美主義者。像這樣的人即使是身體出現了異狀，也仍舊勉強自己繼續努力，因此症狀就會越來越惡化。無法處理現在的狀態，壓力就會越加沉重，壓力沉重，精神就會焦躁不安，症狀就會更加惡化…，如此一來，便成了惡性循環。

更年期時，不需要事事都要求100分，稍微隨意一點，試著輕鬆一點地做自己吧！

❹輕鬆愉快的活動身體吧！

做一些自己喜愛的運動來鬆懈全身筋骨，如果心情愉快，精神壓力也就會煙消雲散。適切的運動會將氧氣運送到身體的各個角落，像這樣舒暢的情緒與身體的疲勞會讓妳一夜好眠。特別建議從事健行走路的運動，因為走路除了可以改善更年期的一些症狀之外，對於停經以後預防骨質疏鬆症，以及成人病也非常有效果。

❺助人為快樂之本

不要認為進入了更年期，就將自己關在家裡足不出戶。首先試著往外踏出一步，看看周圍是否有任何事情是妳可以幫上忙的。

也可以先從義工開始做起，妳可以對一些年輕的媽媽傳授育兒經驗、傾聽她的育兒煩惱，或是幫助老年人處理週遭的瑣事等。只要對方快樂，相信妳的心情也會變得愉快，心情愉快就會有活力，生活就能更加光彩活躍。

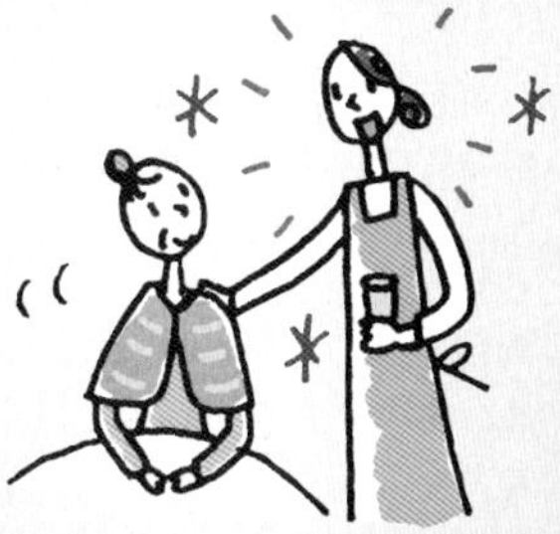

❻偶爾打扮自己一下吧！

不管已經幾歲，都不會忘記打扮自己的女性才會真正美麗。可不要有年紀都這麼大，打扮給誰看這種心態，就是因為年紀大了才該將自己打扮的美美的才對啊！而且因為到了更年期，會有憂鬱症的傾向，所以打扮自己的這種心態更顯得重要，絕不能忘記喔！

❼去做個健康檢查

如果自認最近身體狀況不佳，老感覺到不對勁，就自行判斷可能到了更年期，這是一種錯誤的觀念。為了不因忽略而釀成重大疾病，請務必接受定期健康檢查。疾病能夠「早期發現、早期治療」是最好的，即使健康檢查時沒有發現任何異常症狀，也正好趁這個機會重新檢討一下飲食或是生活習慣方面的問題。

❽睡眠品質要照顧好

睡眠對消除疲勞恢復元氣非常重要，如果睡眠不足的狀態一直持續下去，會引發各式各樣不同的疾病。

如果持續出現很想睡，卻睡不著的狀況時，白天可以多動動身體，睡前泡個溫水澡，讓緊繃的神經稍微鬆弛一下。利用泡澡及睡眠放鬆情緒，而且盡可能不要讓疲憊殘留到隔天。如果沒睡飽可以在第二天白天睡個午覺，盡量把疲勞驅逐乾淨吧！

❾多注意食物的量與質

「病從口入」這樣的說法一點都不過分，一日攝取三餐，維持均衡飲食，每餐只吃八分飽，這可說是養身的基本原則。尤其建議攝取厚生勞動省（相當於衛生署勞工局）提倡的1天應攝取的30種食品。攝取的食物項目夠多的話，當然在營養方面就會比較均衡。另外，更年期也是容易發胖的一個時期，要當心不要攝取過量的糖分及油分。也要用心預防停經以後容易出現的骨質疏鬆症，多攝取小魚乾以及牛奶等鈣質豐富的食品。

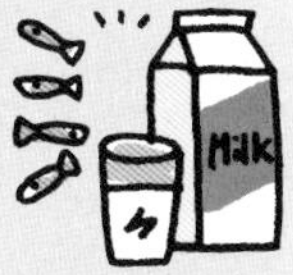

❿不要理會年齡的問題，多去學點東西，不管什麼都去嘗試看看

不要老說「已經老囉！」這種話，年齡無關緊要，重要的是要隨時保有挑戰新事物的心。在體力上的確沒辦法跟年輕時相比了，但是隨著年齡累積而來的智慧與經驗，卻非常珍貴，難怪說「家有一老如有一寶」啊！這個時期跟年輕時不同，不須急促，可以慢慢輕鬆地嘗試自己想要做、想要學的任何事物，所以應該抱持自信，不管是興趣嗜好還是運動方面，盡量去嘗試新的事物吧！

摘自野末悅子著《美麗女人的光采更年期》（主婦之友社刊）

更年期時要小心的疾病

要特別注意因為飲食過量導致的糖尿病及高血壓，還有骨質減少所引起的骨質疏鬆症。

高血壓

高血壓會隨著年齡增加而使血壓越來越高。以更年期為界線，許多人在這個時期血壓會突然變高，這是因為動情激素減少，使得血液中的膽固醇增加，因而容易引起動脈硬化的現象，在這樣的狀態下，會因為自律神經的失調而引起血壓的變動。

另外，這時候也是壓力及肥胖等的高血壓危險因子增加的階段。如果出現了頭痛、肩膀痠疼、頭暈等高血壓症狀，不要自行判斷可能是因為到了更年期的緣故，一旦覺得不對勁，就應該儘早接受醫師的診療比較好。

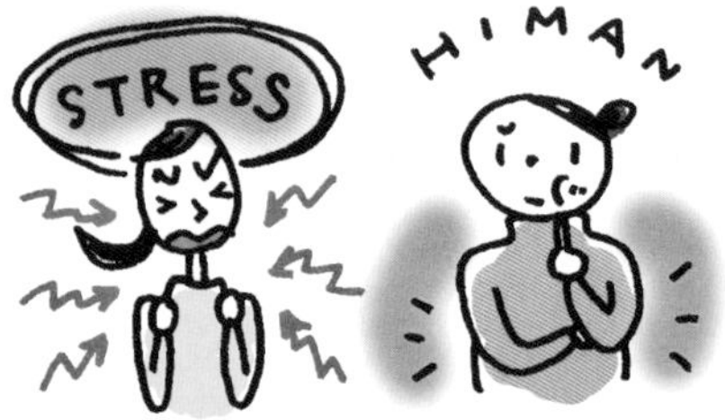

糖尿病

糖尿病是一種沒有特別自覺症狀、病況默默演變進行的麻煩疾病。

原本就是一種與遺傳有關的疾病，如果再加上飲食過量、肥胖、運動不足、精神壓力過大時就容易引起症狀發作。更年期時這些因素更容易同時出現，所以要特別當心。

如果出現容易口渴、容易疲倦、懶散無力、尿量很多、食慾旺盛，而且又特別想吃甜食的症狀時，病情大概已經進行到相當的程度了。

糖尿病還會出現一些如手腳麻痺、頸部及肩膀痠疼、耳鳴、頭昏眼花、突然間視力減退等等的症狀。這些症狀都很容易與更年期症狀搞混，許多人都以為這些症狀是因為更年期的緣故，其實是潛藏著糖尿病的危險性。

在預防方面，最好是定期接受健康檢查，測量血糖值，早期發現，早期治療才是重點。

高血脂症

高血脂症是指血液中的中性脂肪及膽固醇過多的病症，這是在停經後急速增加的一個疾病。動情激素能夠將總膽固醇減低，能遏止有害膽固醇上升的作用，也有除去減少有益膽固醇物質的作用。但是，停經之後動情激素急速減少，導致血液中的膽固醇增加，所以就會產生高血脂症。

再加上增多的膽固醇附著在血管壁上，使得血管變硬而失去彈性，促使動脈出現硬化現象。動脈硬化的狀態嚴重時，就會出現心悸或是頭暈、潮紅發熱及頭痛等的症狀，這些症狀與更年期症狀極為相似。嚴重時還會出現憂鬱症，而這又與更年期出現的症狀非常相同。

所以一旦發覺身體狀況有異狀時，實際上很難判斷是否就是因為更年期，或是動脈硬化所引起的，因此最好趁早接受診療，確定清楚才重要。

骨質疏鬆症

骨質疏鬆症是停經以後，在50歲年齡層中會突然激增的一種疾病。

停經後，患病人數急增的原因，是因為動情激素突然減少分泌的緣故。由於動情激素有強化骨骼的作用，動情激素分泌減少會使得骨骼變得容易被破壞。

如果放任不理，一不小心就容易發生骨折的現象，最常見的是70歲以後的老年人手腳方面的骨折。即使跌倒時有用手支撐住，仍會造成骨折。

這是個在不自覺的情況下演變而成的疾病，最好從更年期時就開始預防。盡量積極的攝取鈣質，並持續做一些適當的運動。定期接受骨質測量，多去了解確認自己的骨質。另外，HRT（荷爾蒙補充治療）對骨質疏鬆症有很大的療效，如果想要預防骨質疏鬆症，可以在停經之後，馬上開始進行HRT的治療。

乳癌

罹患乳癌的台灣女性最近急速增加，其中又以40歲年齡層的女性最多，其次是50歲、60歲，這是一種進入更年期已經停經的女性需要特別注意的疾病。不過幸好乳癌比起其他癌症，具有可以自己發現的優點，因此每個月一定要做一次乳癌的自我檢查。有月經的人在月經結束後，進行自我檢查，已經無月經的人可以任選一天進行檢查。另外，最好也要接受定期檢診，如果罹患疾病，可以早期發現並能早期治療。

子宮癌

子宮頸癌的罹患率在30~40歲的前半段最高，50~60歲的年齡層則變得比較少；相對的，子宮體癌卻是從停經以後約50歲開始罹患的機會比較高。如果出現不正常出血現象，可能就是罹患了子宮體癌，也可以說，子宮體癌的症狀就是不正常的出血現象。如果在停經後出血或是分泌出帶血性分泌物，就要趕緊到醫院接受檢診。此外從更年期開始出現月經不順的症狀，最好定期接受子宮頸癌的檢診比較讓人安心。

骨骼與關節的老化

骨骼與關節的老化是因為組織內蛋白質成分減少、膠原蛋白組織變細、變弱所引起。

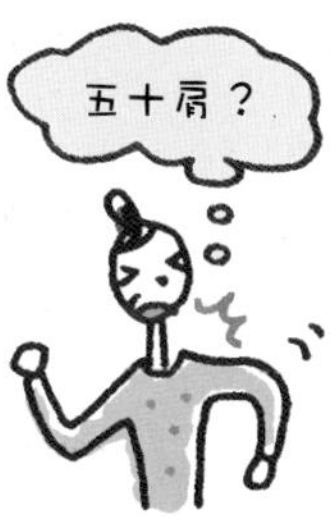

尤其是女性，這種變化在停經後會急速的進行，是因為停經後，能夠將蛋白質同化成細胞及組織的女性荷爾蒙會減少。

更年期最常見的應該就是「四十肩或五十肩」吧！肩膀的關節及關節附近會出現疼痛或酸麻的症狀，這些症狀會在進入高齡期時自然而然的減輕緩和，如果出現劇烈疼痛或是疼痛持續不止的狀況，可以到整形外科接受診療。

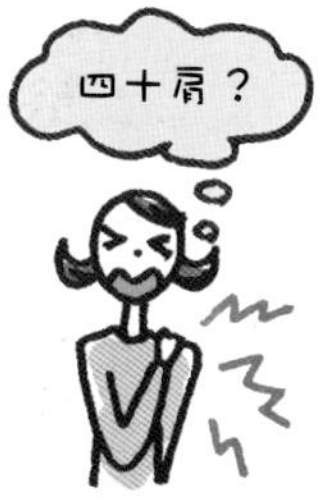

子宮肌瘤・子宮內膜異位症

有子宮肌瘤的人，到了更年期因為荷爾蒙失調，腫瘤會突然變大，同時病況也會開始惡化。但是只要等到停經，經過一些時間以後，子宮腫瘤就會慢慢萎縮。因此在這個時候許多人會煩惱，到底該動手術摘除腫瘤，還是該用藥物治療，暫時先觀察症狀的變化。症狀會不會影響日常生活、影響的情形大概到什麼程度等等，這些都是選擇治療方法的標準之一。

子宮內膜異位症也是一樣，停經以後子宮內膜增生或再生的狀況便會消失，而且之後來經時下腹部疼痛及月經痛也會消失不見。但是，許多人都在年輕時就有子宮內膜異位症的煩惱，到了更年期左右，症狀也已經演變到某種嚴重的程度了，再加上受到更年期特有的荷爾蒙失調的影響，所以有可能會突然惡化。

另外，罹患子宮內膜異位症與子宮肌瘤的患者，如果要接受HRT的治療，也要特別注意。

眼睛疲勞

常說眼睛疲勞的人大部分都是老花眼。常為了嚴重的頭痛及眼睛疲勞而苦惱不休，自以為是更年期障礙的人，經常會在開始配戴眼鏡以後，發現所有的症狀全部消失。出現老花眼徵兆的年齡，大概平均都在45歲左右。如果在看報紙時，需要將報紙拿得遠遠的才能看清楚字體，就可能是老花眼了，找時間去眼科做個檢查就可以了。

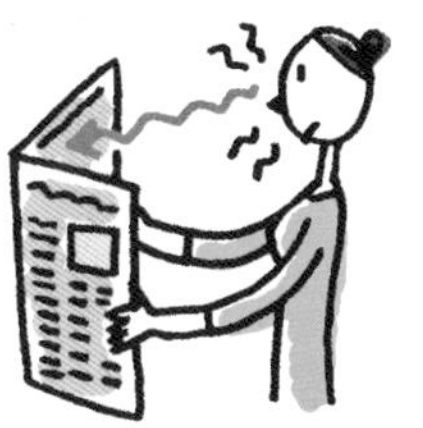

漏尿

到了更年期，經常會有許多人在打噴嚏或咳嗽時發現自己有漏尿的情形。

在幾個比較典型的疾病中，更年期最常見的就是「腹壓性尿失禁」，這是因為支撐骨盤底部的肌肉鬆弛所引起，如果放著不管，一旦進入高齡期，症狀就會更加嚴重。最好在更年期的時候，就先開始持續進行鍛鍊骨盤底肌肉的體操，如果症狀加重，也可以考慮做個小手術調整，改善情況。

更年期的煩惱

在家庭結構產生變化，與退休、職位更動的時期，應轉變心情，做好因應的改變。

身體與心理出現重大轉變的更年期

隨著更年期的來臨，出現重大變化的不只是身體方面而已，精神面也出現了各式各樣的變化。

在這之前一直都是全心投入家庭的專職家庭主婦，在四十歲到五十歲的這段期間，小孩們都已經長大離開父母庇護的羽翼，展翅獨立而去，母親終於能從育兒的世界解脫出來。許多人會以自己的方式跨越出這個時期的一些心靈糾葛，但還是有人跨不過障礙而感到憂煩、苦惱。像這樣無法接受孩子們獨立離家，導致心情低落的狀態，產生的「空巢症候群」，就是典型的例子。

小孩們離家獨立之後，接下來要重新審視的就是夫妻間的關係。有些夫妻可能直接面臨到中高年離婚的危機，在這個時期有增加的趨勢。這不單只是夫妻雙方面的問題，照顧年邁雙親的一些相關的問題也在此時浮出檯面，小孩對雙親的看法也會有所改變。這是一個家人間的關係開始發生轉變，需要好好努力協調的時期。

另外，不只是職業家庭主婦會遇到的問題，在職場上打拼的女性也有不少困擾。擔任管理職務的人，責任會越來越重。此外，因為職務的不同也會以年齡為由，被公司暗示該退休、甚至可能還會受到一些言詞、行動上過分的對待，實際上也是有被直接裁員的例子。如果再碰上辦事能力有些下滑、老是出現錯誤的狀況，就會使自己喪失自信，情緒也會開始受到動搖。

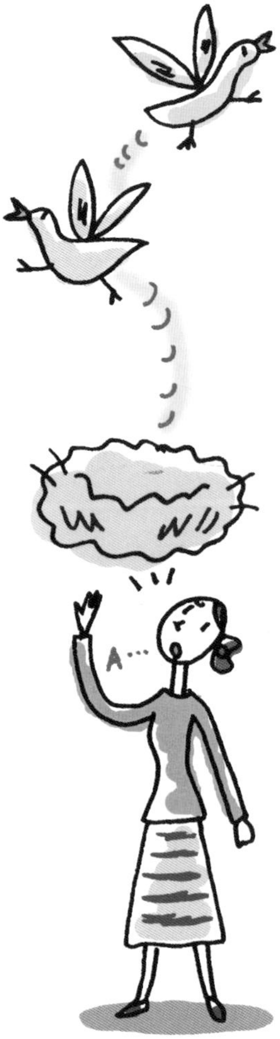

對年華老去感到不安的情緒

進入更年期以後，在明顯意識到身體老化的同時，對於年華老去、年齡漸高的不安情緒也會逐漸提高。有些人會莫名的對年老產生厭惡的情緒，有些人會擔心年老體弱以後會生很多病，也有人對老後的經濟來源感到惶恐不安。

因為動情激素停止分泌，所以常會覺得自己已經失去了女性的魅力而喪失自信心，還懷疑老公是否不再將自己當成女性對待，或是背叛了自己在外頭有其他女人等等，猜疑心大幅增加。

更年期的憂鬱症

從上述的原因中可以了解，更年期在身體上、精神上都承受了很大的壓力，因此憂鬱症容易在更年期時發病。

憂鬱症的症狀千奇百怪，像是情緒低落沮喪、鬱鬱寡歡什麼事都不想做、對思考事物的速度變得極端的遲鈍、悲觀，動作及反應變得遲鈍、頭痛等，另外也會出現身體狀態失調、失眠、食慾不振等的情況。這些症狀大部分很強烈、明顯的在中午之前出現，過了中午，晚上症狀就會比較改善，這一點家人們要特別注意。

在因應對策上，如果產生更年期症狀，且覺得非常不舒服，千萬不要忍耐，趕緊與專門醫師商討，照顧年邁雙親的事情，可以請先生或兄弟姐妹們協助。一定要改變自己的想法，要認為更年期是人生再出發的一個新標的。如果發覺當事人疲累不堪，家人們要盡量多去關心一下，就算只是聽聽對方的訴苦，也可以使煩惱減輕不少。

不要忽視了「假面憂鬱症」

更年期是一個很容易出現各種疾病的時期，但光是注意身體上的疾病，反而容易忽視了躲藏在暗地的憂鬱症。身體出現了憂鬱症不定陳訴綜合症狀，被稱為「假面憂鬱症」，包括從腹痛、下痢等消化器官的症狀開始，肩膀痠疼、關節炎、頭痛及手腳痠麻、心悸、呼吸困難、耳鳴、頭暈及口乾舌燥等等，身體各處都陸續出現症狀。

因為很容易與身體真正的疾病搞混，所以才必須特別注意假面憂鬱症。罹患假面憂鬱症的人因為身體出現症狀到醫院診察，但檢查之後卻沒有發現有任何異常，因此經常會被醫生說是「太過擔心」，但是事實上等到發現真正的原因時，已經太遲了。

另外，假面憂鬱症也與更年期症狀十分相似，所以也經常會被輕易的說成「大概是更年期的緣故吧！」而錯失了治療的時機。如果身體出現症狀卻沒有發現異常，且症狀沒有改善反而更嚴重時，最好前去精神科或是身心內科，諮詢專門醫師比較好。

要特別當心自殺

憂鬱症引發的症狀中，要特別注意的就是自殺。憂鬱症是一種不會傷害他人，卻會毫不在意傷害自己的可怕疾病。如果對方說出「好想死」這類的話，週遭的人一定要特別的小心注意。常有人說，老愛將「好想死」這種話掛在嘴邊的人不會真的去死，不過，對罹患憂鬱症的人來說，可就不同了。憂鬱症患者的情緒，一直都在生死存活間搖擺不定，哪一天發病了，心中左右搖擺不定的蹺蹺板也許會突然往旁一傾，可能就會選擇「死」這條不歸路。

相反的，如果身邊的人有暗示出想自殺的念頭，千萬不要隨便聽聽不當一回事，一定要扮演好傾聽者的角色，好好的傾聽對方想說的煩惱，因為對方不是對任何人都會暗示自己想死的念頭，而是選擇了你，表明自己的情緒與心態。若是太過樂觀的打氣方式，反而只會造成憂鬱症患者的負擔，但如果對方發覺你是真心的，而且能夠體會自己的心情、了解自己的感受，情緒便會慢慢地緩和下來。

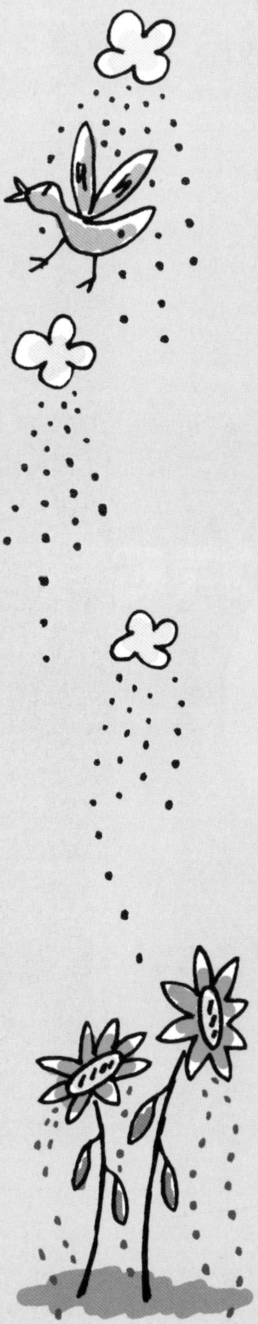

更年期的性事

女性的器官會從卵巢開始逐漸地老化，尤其在停經之後，有關性愛的煩惱與麻煩會突然增加。

停經之後，常見的性交疼痛與解決方法

在更年期階段，尤其是停經後的性生活中，最讓人印象深刻的大概就是性交疼痛吧！沒法跟醫師談這些事情，也無法告訴別人，只能獨自煩惱的女性應該不少。

性交疼痛是因為動情激素分泌減少造成的，年輕時肌膚可以保持彈性，也是因為動情激素使得的膠原蛋白增加的緣故。一旦進入了更年期，動情激素的分泌開始減少，失去了膠原蛋白，肌膚的張力彈性便會喪失，皮膚會變得既乾燥又粗糙，皮膚萎縮之後，皺紋也就隨之出現了。

而在陰道也發生與上述相同的情況，因為動情激素的減少，陰道內的分泌液也相對減少，陰道內部呈現乾燥、無潤澤的現象，而且陰道也會萎縮失去彈性。加上陰道酸性度變低，不但各種細菌容易繁殖，也很容易引發萎縮性陰道炎（老人性陰道炎）。在這種狀態下的陰道黏膜變得薄且脆弱，稍微碰一下就會引起出血現象。連進行觸診都會感覺疼痛，如果陰莖插入疼痛就會更劇烈。但是，越是不做愛，陰道黏膜反而會越來越萎縮，結果就會演變成惡性循環。

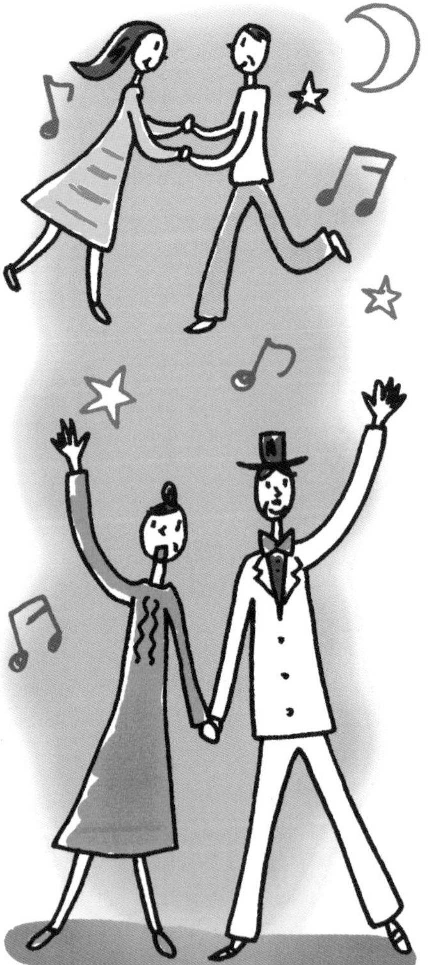

要解決性交疼痛是有方法的，可以先嘗試使用裝填人工潤滑液的潤滑藥劑，在藥局就可以買得到。也可以使用陰道潤澤的藥劑，像是最近經常被使用的動情激素「陰道坐藥」。對於性交後，陰道連尿道都會出現刺痛感的人，或是洗澡時使用肥皂就會引起刺痛感的人而言頗具效果。另外，對於服用口服荷爾蒙劑會引起胃部不舒服的患者，也建議使用陰道坐藥。或者可以到婦產科接受診斷並請醫師開立處方，當然HRT對消除性交疼痛也產生很大的效果。

重視與伴侶之間的感情聯繫

對性愛的需求也有很大的個體差異，一般來說，女性一旦月經開始不規則，且又面臨停經的階段，很自然性慾就會有減退的傾向。另一方面來說，男性如果身體健康，即使已經六十歲，對性依然有很高昂的需求，與年輕時幾乎沒有兩樣。因此當男女在性慾需求方面出現了差別，再加上性交痛的問題，夫妻間就會產生嫌隙，而且會越來越深。

每個人面對性的問題不盡相同，無法一概而論，但如果面臨的是拒絕性愛的情況，至少也得將理由交代清楚比較好吧！只要很坦白的告訴對方，自己正逢更年期，因為女性荷爾蒙分泌開始減少，導致陰道萎縮、愛液潤澤減少，會有性交痛的現象，所以不想做愛等等的原因，或許這樣坦率的說出來，反而會得到先生的諒解。所以不要一個人抱頭苦惱，將自己的想法與做法率直的告訴對方，可能才是最佳的解決之道。在更年期要與伴侶之間做好感情聯繫，或許彼此可以共同創造出另一種新的性愛形式呢！

更年期性事Q&A

Q 月經不來已經有半年多了，更年期時也會懷孕嗎？

A 隨著卵巢的老化，懷孕的機率也會漸漸變低，40歲時因為月經不順的緣故，避孕反而變得比較困難，所以懷孕的可能性就會變高。到了50歲懷孕的可能性會變低，但並非完全沒有懷孕的可能，曾經有過51歲已經停經而到53歲時卻發覺懷孕的例子。一般來說，停經後經過兩年左右，懷孕的機率幾乎已經是零了。不過為了安全起見，在停經後的兩年間還是謹慎點比較好。

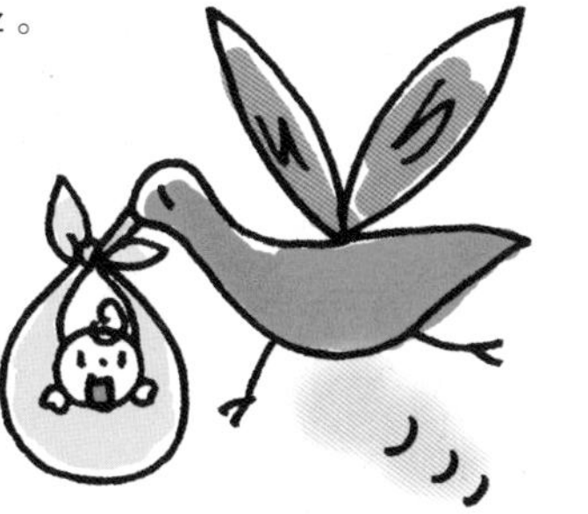

Q 因為子宮肌瘤而將子宮整個切除，很擔心沒有子宮是不是會讓性生活比較不美滿？

A 一般而言子宮肌瘤的手術切除的只有子宮而已，而分泌女性荷爾蒙的是卵巢，並不是子宮。所以即使拿掉了子宮，只要卵巢還在，分泌荷爾蒙就不會有問題，而且陰道的深淺也幾乎完全沒有變化，做愛時也不會出現不協調的狀況。

如果切除了子宮，但在性生活方面卻出現了不協調的問題，這可能是精神方面的因素所引起的。雙方應該先好好的談一談並了解正確的知識，即使沒了子宮，對女性而言也不會有什麼改變。有些人還說不必再擔心子宮癌的問題，日子變得比較積極愉快，還有人說不需要再擔心懷孕的事情，可以安心的、好好的享受性愛的歡愉呢！

Q 更年期的性愛真是痛苦，總是找理由拒絕老公的求愛，但最近發覺老公似乎交了年輕的情人，我該怎麼辦？

A 夫妻之間的性生活問題，雙方必須要坦誠以對好好的溝通，不過現實上，似乎不是那麼簡單，就能將心裡的話說出來。不管是哪一對夫妻，要讓雙方對性慾的需求完全一致，恐怕是非常的困難。

如果對在外頭結交年輕情人的老公無法諒解的話，不妨先不要急著下定結論。姑且不論能否以寬容的心情來包容此事，事實上，在接受HRT等治療，將性慾減退、性交痛等煩惱消除的也大有人在，先去了解有這些解決的方案之後，再用自己可以接受的方式選擇解決的方法吧！

更年期障礙治療法
中藥治療

對於想要減輕熱潮紅等症狀，或是想將病症慢慢治好的人，服用中藥是最適合的治療方法。

生命之源的氣、血、水

中國醫學認為，氣、血、水是保持身體健康狀態的三大要素。

中醫認為這三大要素各為生命的泉源，只要其中一項產生紊亂，身體可能就會出現一些原因不明的症狀。

改善身體紊亂結構，使症狀緩和的治療法

在古早的江戶時代，婦科疾病被稱為「血之道」（血脈），這是以中醫的思考方式為基礎的表現手法。月經異常、產後或是更年期等時期，會因為荷爾蒙分泌或自律神經紊亂使得全身出現各種千奇百怪的症狀，這正是中醫所說的「血脈」問題。與現代所說的不定陳訴症候群也可說是同義詞。

中藥原本就有讓「氣、血、水」的紊亂導向正常的作用。所以，對於被「血脈」所支配的女性身體而言，中藥非常有效。

中藥以「辨證論治」爲處方藥籤

在西醫方面會將病因及病名確定之後再計畫治療的方針，中醫則是以「辯證論治」作為治療的基礎。所謂「證」與證據或確證有相同的意義存在。「正因為身體出現了『證』（證據）才會使用這個藥方」中醫是以此做為判斷基準。

要決定「證」必須要有判斷的材料。就是以「陰陽」、「虛實」、「表裏」、「寒熱」等做為判斷的基準。在中醫所謂的診斷也就是「辯證論治」的意思。診斷的方法是「望診」（由外觀察病患的狀態），

保持健康的3大要素

氣

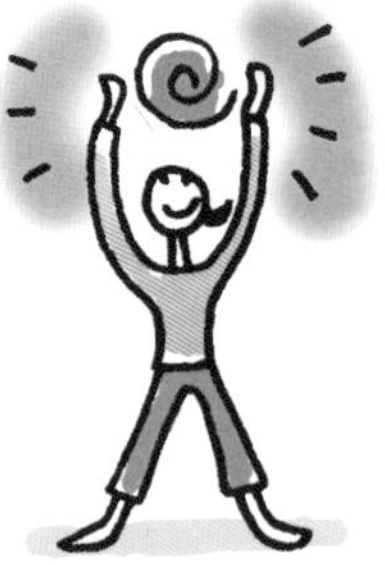

氣是無形的，只會在體內作用。日文所說的「病氣」（疾病的意思）在文字上來看正是「氣」生了病的意思，一旦「氣」生病了身體就會出現潮紅發熱、頭痛、心悸等等的毛病。還有，如果「氣」鬱結不動的話，喉嚨就會有如梗了核桃般，感到氣不順暢。

血

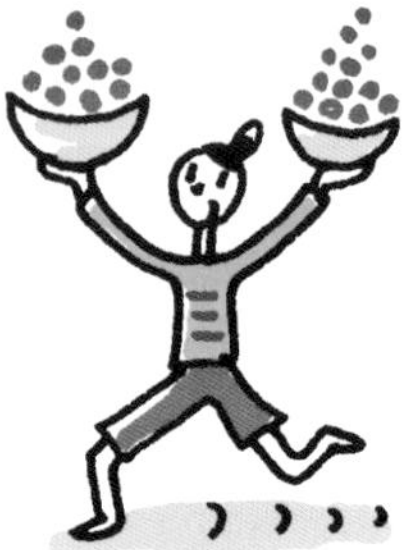

血液是左右人類生命的重要物質，血液在全身循環保持身體內的活氣，除了運輸各式各樣的物質之外，還製造出對抗病灶體的抗體來保護身體不受侵襲。血液循環的滯礙狀態（循環障礙）在中醫稱之為「淤血」。

水

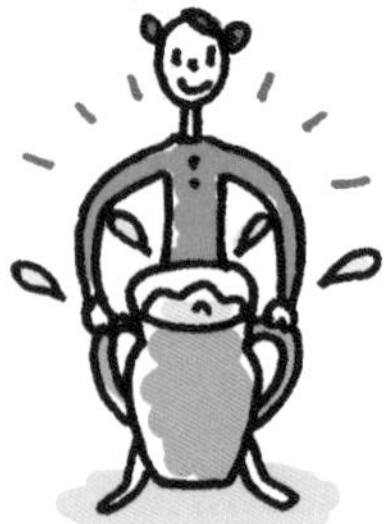

水是生存之鑰，身體的60%是由水所構成，為了讓新陳代謝能夠順利進行，水分將養份供給組織及細胞。水分如果在體內失調而引起障礙，水分便會因為代謝異常而停滯在體內，這就是中醫所說的「水毒」。

「聞診」（以聽覺、嗅覺來進行診斷），「問診」（與患者對話進行診斷），「切診」（亦即脈診按診，直接觸摸患者體表）等四種診斷方式，將診斷總和之後再決定「證」而後進行治療。

與自己的「證」相符的中藥

中藥的使用是一種以症狀相符開立處方的對症療法，針對症狀並重視體格、體質、體力等各方面的問題。用衣服來做比喻的話，大概可說是特別訂製吧！如果想要服用與自己身體符合的中藥，必須先經過中醫的診斷，確認好「證」之後，再來服用會比較有療效。

一般都會認為中藥很苦又難入口，不過若是服用與「證」相符的藥物，就不會覺得苦口難喝了。當然如果想要先嘗試中藥看看，也可以去藥局購買一些先試試。另外，如果是具有多種症狀的人，也可以配合數種中藥進行治療。

「辯證論治」的判斷基準

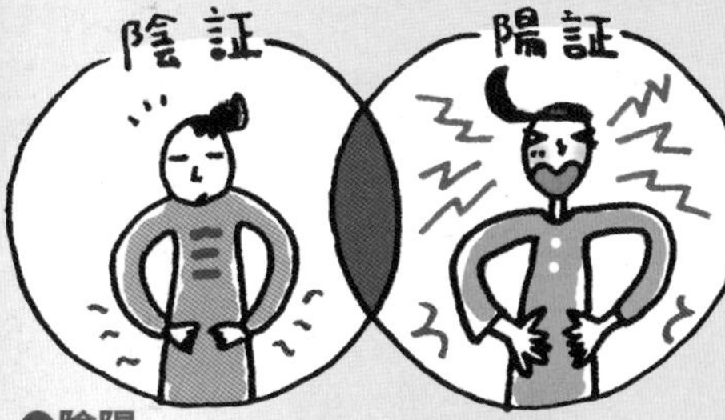

●陰陽

與「虛實」一樣經常是中醫所使用的名詞。症狀沉降隱藏在內部，很難顯現於外的稱為「陰證」，而症狀明顯容易出現在體表外的就是「陽證」。

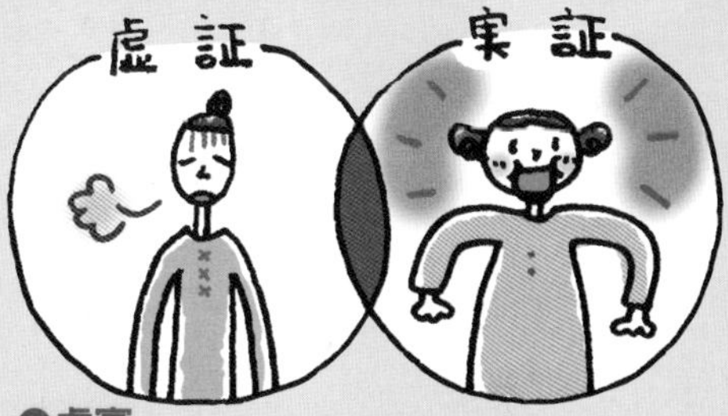

●虛實

「虛證」是指氣力、體力皆不足的一種狀態，這一類的人屬於無力體質、虛弱體質。「實證」是指體力過剩的狀態，肥胖體質的人也包含在內。而體力適中正好在兩者之間的類型則稱為「中間證」。

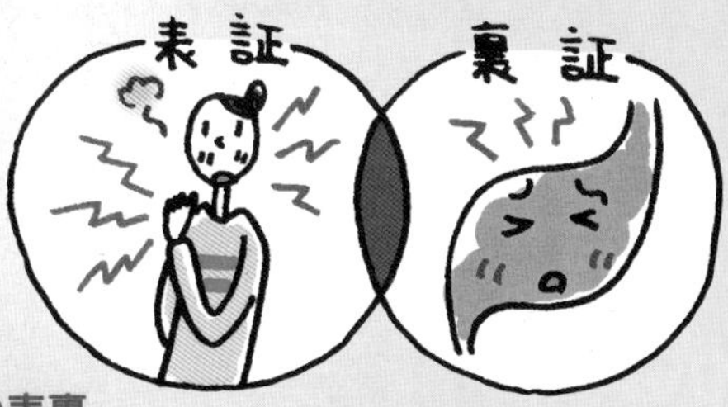

●表裏

是指疾病出現的地點而言。身體的表面為「表」，內部為「裏」。發熱或惡寒、頭痛、肩膀痠痛等症狀，出現在身體表面時則稱為「表證」。症狀出現在身體內部，如腸胃等地方時為「裏證」。而在兩者之中的則稱為「半表半裏證」。

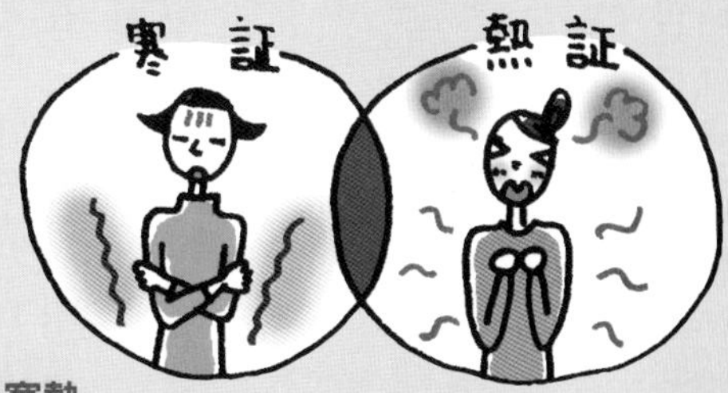

●寒熱

一般來說，身體發熱、臉色赤紅（面紅身熱）為「熱證」，臉色青白、手腳冰冷為「寒證」，但是發高燒時也會出現臉色發青、手腳冰冷的現象，這時就會以目視望診來診斷是「熱證」或者是「寒證」。

更年期障礙治療法

女性荷爾蒙補充療法（HRT）

HRT是一種透過服用藥物或貼布藥等的方式，來補充因停經而日漸減少的荷爾蒙療法。

補充不足的女性荷爾蒙療法

更年期階段出現的各種症狀，都是因為女性荷爾蒙減少所引起的。因此有一種補充不足的女性荷爾蒙，以預防身體出現劇烈變化，使更年期症狀減輕緩和的治療法。這就是女性荷爾蒙補充療法（Hormone Replacement Therapy，簡稱HRT）。以下表格標示出HRT的其效果與副作用，仔細確認其優缺點之後，再來選擇適合自己的治療法。

另外，HRT不是每個人都可以使用的治療法，也有人不能使用與必須注意的地方，所以最好在使用前先接受檢查，確認狀況之後再進行治療。想要進行治療的人必須無所隱瞞，將自己原有的病症全部告知醫師。另外，可以使用HRT治療法的人，也最好定期的接受乳癌或子宮癌等健康檢查。

HRT的效果

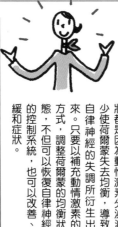

●改善不定陳訴綜合症狀

對熱潮紅（Hot rush）、手腳冰冷、心悸、手腳痠麻等具代表性的更年期症狀，屬於不定陳訴綜合症狀症候群的人有很大的功效。這些症狀都是因為動情激素分泌減少使荷爾蒙失去均衡，導致自律神經的失調所衍生出來。只要以補充動情激素的方式，調整荷爾蒙的均衡狀態，不但可以恢復自律神經的控制系統，也可以改善、緩和症狀。

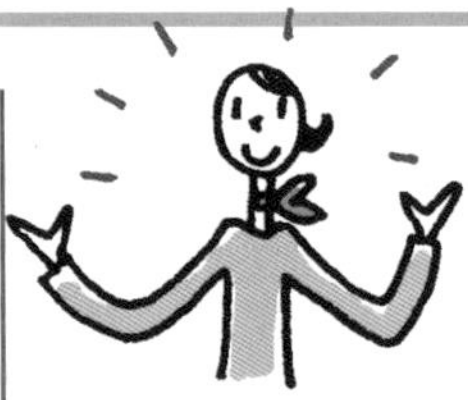

●減輕更年期憂鬱症等精神性症狀

到了更年期，荷爾蒙失調是引發憂鬱症的主要原因，接受HRT的治療法，可以使憂鬱症的症狀減輕緩和。如果已在精神科接受專門醫師的治療，須將正在使用HRT治療的事情告知主治醫師。

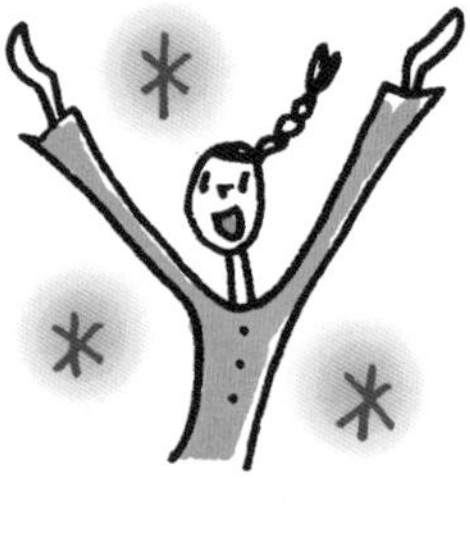

●停經後對慢性症狀的預防及改善

能夠發揮威力以因應停經後所出現的慢性症狀。受到動情激素長期減少的影響，很容易出現骨質疏鬆症或動脈硬化的現象。骨質疏鬆症是因為骨骼中的鈣質流失，使得骨質細胞變得鬆垮的一種疾病，只要補充減少的動情激素就可以防止鈣質繼續流失，也可以再度補充曾經流失的鈣質。不過這只對骨質疏鬆症有預防及治療的效果，要能同時改善更年期乳房問題及子宮症狀的藥劑，目前仍在開發之中。

●具有恢復年輕的效果

醫學報告指出HRT對於改善癡呆方面也有療效。尤其是對大腦萎縮的阿茲海默症型的癡呆症有延遲病況惡化的效果。HRT對於因老邁產生的皺紋並無任何療效，不過對於使乾燥的肌膚恢復一些潤澤倒是有一點功效。HRT對於恢復陰道黏膜的潤澤度效果也不錯，常聽到因為性交痛而煩惱的人，在開始進行HRT療法後，夫妻間的性生活變得比較圓滿的例子。不過如果是以恢復肌膚潤澤為目的而進行HRT療法的話，是不適用於健保的。

無法使用HRT治療的人

- 曾經罹患子宮體癌的人
（若經過主治醫師的許可，某些病例也可以一邊注意一邊進行治療）
- 5年內曾經罹患乳癌的人
- 曾經罹患血栓症、栓塞症的人
- 曾經罹患心律不整、腎臟疾病的人
- 有肝病變等腹水、胸水的人
- 有肝功能障礙的人

使用HRT治療時必須要注意的人

- 曾經罹患子宮肌瘤、子宮內膜異位症、子宮腺肌症的人
- 母親或姐妹方面曾經罹患乳癌的人
- 高血壓，正在服用降壓劑的人
- 有糖尿病必須施打胰島素的人
- 有抽菸習慣的人
- 罹患膽結石的人

使用HRT療法的副作用

●不正常出血

到了停經時期，好不容易從每個月都要被煩一次的月經中解脫出來，但是進行HRT治療之後，又開始有了出血現象，真是麻煩透頂，常會聽到像這樣的怨言。對於有這種出血現象的人，醫學上有不讓它出血的方法，可以諮詢醫師看看。不過剛開始使用時，還是會有一段時間會出血，不過只要經過半年左右，身體就會習慣，出血現象自然就會停止。另外，如果減少一些荷爾蒙藥量，也可以讓出血現象停止。

●乳房脹大

因為荷爾蒙的作用使得乳房脹大。如果還是擔心，可以將荷爾蒙劑的藥量減少，或者是更換其他藥劑調整治療看看。

●浮腫

大概會有像月經前身體浮腫的感覺吧！跟那種現象一樣，都是荷爾蒙作用所引起的。

●罹患子宮體癌的機率增高

在子宮癌中會受到動情激素影響的是子宮體癌。有報告指出，單獨使用動情激素進行治療的人比較容易罹患子宮體癌。現在使用的HRT為了抑制動情激素的過度作用，也會併用黃體激素一同進行治療。

●罹患乳癌機率增高

根據數據指出，使用HRT治療法，乳癌的發病機率與不使用者相比，大約會高出一點三～一點五倍（治療期間為十年以上或十～十五年之間）。二〇〇二年的美國NIH（國立衛生研究所）的報告中也指出，使用HRT治療逾五年以上的人與不使用者相比，約有高出百分之二十六的機率（一點二六倍）容易罹患乳癌，這項數據說明的罹患機率幾乎與台灣相同。

但是，其他數據也指出，台灣女性乳癌罹患率與白種女性相比大約是一比三，所以美國NIH的數據結果並不見得適用於台灣。另外要特別指出一點，使用HRT治療時增加的是乳癌罹患率並不是死亡率。在現代，乳癌是一種只要早期發現就能夠治癒的疾病，會嚴重致死是因為發現太晚，且癌細胞也轉移到其他器官時才會出現的悲劇。因此，在使用HRT治療之前必須先確定是否有罹患乳癌，而且在治療中也必須要定期接受檢查。不過也可說，使用HRT治療時，不只可以早期發現乳癌，在健檢中提早發現其他疾病的可能性也相當高呢！

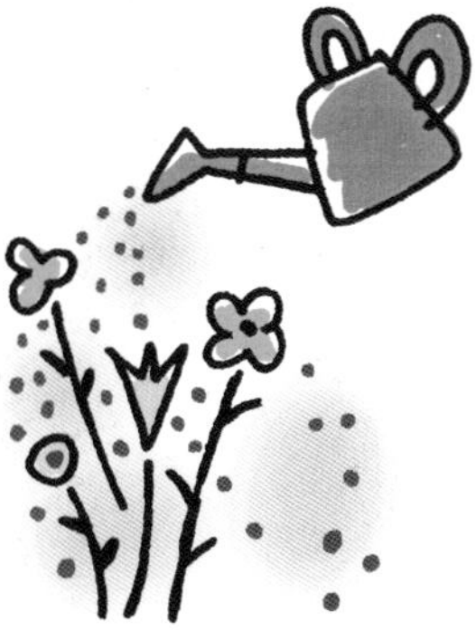

荷爾蒙劑的種類與用藥

使用兩種荷爾蒙劑

在HRT所使用的荷爾蒙劑是動情激素及黃體激素兩種。動情激素除了口服藥劑之外還有貼在皮膚上使用的貼布型與坐藥型等三種。

貼在皮膚上的貼布型藥劑，與經由消化器官吸收的口服藥劑相比，因為成分直接被血液吸收，比較不會對腸胃及肝臟造成負擔。

所以，有輕微的肝功能障礙或是腸胃功能比較弱的人，建議使用這種貼布型的荷爾蒙劑。但還有子宮的人除了使用貼布藥劑，還必須另外服用黃體激素。

另外，因為是直接貼在皮膚上，對皮膚容易過敏的人也比較不適合。還有，治療女性因荷爾蒙不足導致陰道乾萎、性交痛或陰道炎時，也可以使用直接讓荷爾蒙劑由陰道黏膜吸收的陰道坐藥。至於外陰部乾燥、皮膚有刺痛感的人也有塗抹型的軟膏可以使用。

動情激素的效果若太強，可稍做藥量調整

動情激素的類型以荷爾蒙作用的強弱區分為兩種藥劑。因為每個人對藥的感受性不同，對一般人而言算是弱的藥劑，對有些人來說可能還是會覺得藥力太強。沒有哪一種藥劑是一開始就能夠完全符合並改善自己症狀的，有些人在服用之後會出現噁心反胃、身體感到不舒服、浮腫等等的現象。不過只要習慣了，大部分的症狀自然而然就會減輕、消失，如果出現類似上述症狀的副作用，可以諮詢醫師或者自己也可以調整一下藥量或使用方式。如果覺得一天服用一錠的藥量太強，不妨改成間隔一天服用一錠的方式，或將藥劑切半服用也行。但是在下一次應診時，一定要告訴醫師自己減輕藥量的事情。即使稍做調整，也不要超過原本藥量，在可以改善更年期症狀的範圍內，最好能夠找到適合自己並符合最低限度的藥量。

用藥法

會有類似月經的出血
週期性療法

在停經後只要還持續使用，會出現類似月經的出血，是一種對停經沒多久、有月經也無所謂的人比較適合的治療法。動情激素要每天服用，黃體激素只要在每個月前半段或後半段的12~14天之間補充即可。服用黃體激素完之後就會開始出血，以這種類似月經週期的方式來製造荷爾蒙波動，不過並不是真正的月經只是類似月經的出血而已。在3種用藥法中荷爾蒙波動與月經來時的狀態最為接近。

不會出血的治療法
持續併用療法

對於停經數年之後才開始使用HRT治療的人，或是不喜歡出血現象的人，建議使用這種治療法。

動情激素與黃體激素兩種藥劑必須每天持續服用。效果與週期性療法沒有太大的差別，最大的不同處是不會出血。剛開始服用時，有一段時間可能會出現不規則的持續出血現象，但不久後就會慢慢減少，到最後會完全沒有。

超過60歲以上者的治療法
雌素二醇（雌激素的一種）單獨療法

過了60歲以後才開始進行HRT治療，或是以治療骨質疏鬆症為目的時所採用的治療法。雌素二醇是動情激素的一種，它的作用比較溫和。因為對子宮內膜增生的作用比較弱，有子宮的人也可以單獨使用這種療法。

但如果還是在意出血現象的話，除了做子宮體癌檢診之外，偶爾也可以併用黃體激素來引發類似月經的出血。

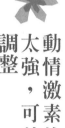

高齡期

Part ● 6

高齡期

由於健康管理與生活方式的差異，雖然過了更年期，不同的人會散發截然不同的年輕感。

老化現象個別差異擴大的時期

進入更年期以後，隨著年齡的增加，外貌上的衰老現象慢慢會表現在臉上的皺紋、皮膚下垂及白頭髮等。另一方面，在外觀上也會出現一些無法揣測的個體差異。就皺紋及鬆弛的肌肉方面來說，胖一點的人比起瘦的人，在外觀呈現上較不明顯，而精神生活比較年輕、比較有幹勁的人就算是有很多皺紋，也會給人光彩活躍的印象。

隨著年齡的增加，身體的確會漸漸老化，不過老化的速度也是因人而異，年齡越大差距也就越大。就算有了一定年紀也要保持年輕的心態，此時必須比年輕時還更努力才行。

改善自己的生活習慣以維持健康

隨著年齡的增長，心臟及肺、呼吸等器官的功能也會老化，而原本各個器官完善的預備能力也會逐漸衰退。因此，即使對日常生活沒有什麼影響，但只要稍微有一點負擔，就很容易引發疾病，所以必須特別小心。

尤其是血管的老化會促進動脈硬化，過了六十歲之後這種情況會更加速進行。促使動脈加速硬化的危險因子，是高血壓、高血脂症、肥胖、抽菸、糖尿病等成人病。要減少這些危險因子，只要從改善日常的生活、飲食習慣著手進行，就能獲得很大的成效。

想要愉快豐富的度過高齡期，就要每天攝取均衡的飲食、持續適當的運動、不要積壓疲勞、多去活動腦筋、預防智能衰退，將這些事放在心上，積極進行吧！

正因爲是高齡期，才更要重視性生活

人不管到了幾歲，都會從肢體接觸的溫暖感覺中得到許多慰藉。雖然說性生活原本就是因人而異，但是如果認為年紀大就應該禁慾、遠離性生活，那就真的太可惜了。有不少例子證明，性愛的交流會互相刺激彼此的大腦以預防癡呆。為了能夠讓身心保持擁有水漾的年輕感覺，應該好好的重視高齡期的性生活才對。

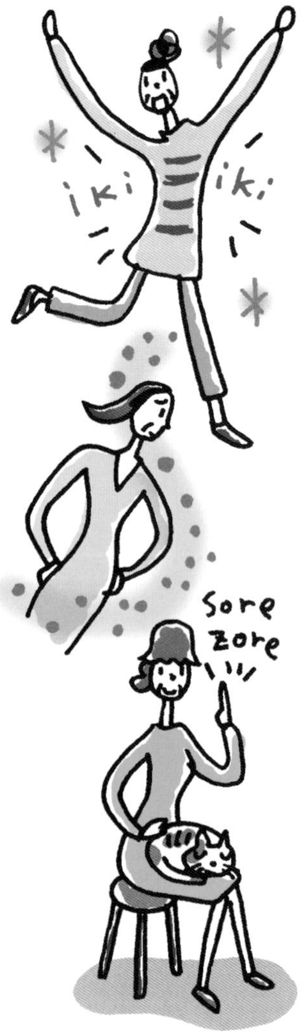

高齡期的疾病・子宮下垂與子宮脫垂

韌帶彈性疲乏與骨盤底肌鬆弛是主要原因

停經後，隨著年齡增加會有像子宮下垂、子宮脫垂、陰道壁下垂這一類的疾病伴隨而來。尤其是六十五歲以後，罹患這類疾病的人開始有大幅增加的趨勢。

子宮是在骨盤被一個稱為韌帶的東西給拉扯住，而底下有著股盤肌支撐著子宮。但是，因為老化使得韌帶被拉長、骨盤肌也變得鬆弛，在無法支撐子宮的情況下，子宮便會出現下垂現象，這就是所謂的子宮下垂。這個時候，在子宮前後位置的膀胱及直腸等器官，也會因此被往下拉扯。如果子宮出現下垂狀況，只要蹲下或是肚子用力時，子宮的一部分組織就會從陰道入口處垂落出來。

如果症狀持續進行，即使沒有特別的使勁或用力，子宮的一部分組織也會從陰道掉落出來，用手都可以摸到垂落掉出的部分，這就是子宮脫垂。一旦出現了子宮脫垂的症狀，陰道也會翻轉而脫出，甚至還會出現膀胱或直腸也一併脫垂的現象。有

子宮下垂或子宮脫垂症狀的人幾乎都有過生產經驗，很少見到沒有生產經驗的人罹患此症。不過，一些長時間站立工作的人也比較容易出現這些症狀。

進行手術對改善嚴重的症狀很有效

在治療方面有幾種方法，如可以從陰道放入專用的子宮托，或補充動情激素讓鬆弛的肌肉及韌帶增加彈性等。另外做一些預防尿失禁、鍛鍊骨盤底肌的體操，雖然有使症狀減輕的功效，但如果病症加重且只要從陰道垂落過，做鍛鍊操也無法讓子宮恢復到原來的狀態。

症狀過於嚴重時，最好的治療方法就是進行手術。最近接受手術的病例有增加的傾向，願意接受手術的人數，大概與成熟期進行子宮肌瘤手術的人差不多。如果不管脫垂現象，脫垂出來的部分容易乾燥受傷、引起發炎，使排尿與性生活方面受大很大的影響。最重要的是當事人會覺得非常不舒服。所以，如果出現了症狀最好早點接受治療！

子宮下垂與子宮脫垂

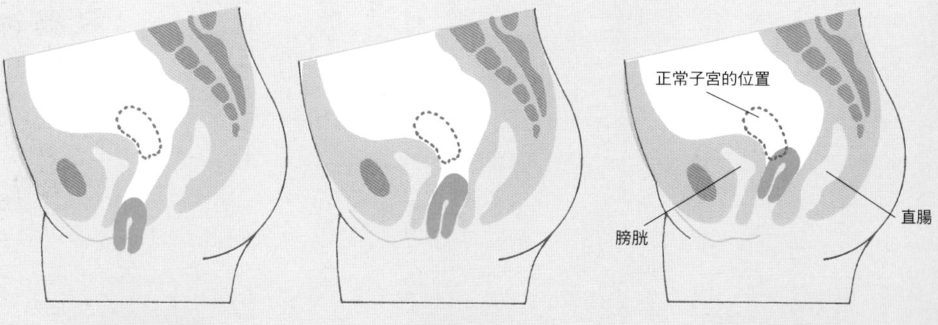

子宮全體脫垂
子宮全體從陰道往外脫出

子宮脫垂
子宮的一部分組織從陰道脫出

子宮下垂
比正常的位置稍微往下垂落

高齡期的疾病・骨質疏鬆症

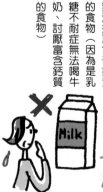

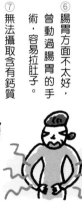

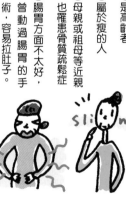

停經後突然快速進行的骨質流失

罹患骨質疏鬆症的人，在停經之後會不斷增加，尤其是六十歲以後，有半數以上的人都患有骨質疏鬆症。

停經之後動情激素急速減少，年齡增加、食量變小使鈣質的攝取量變少，再加上運動量不足等等的因素都是造成骨質疏鬆症的原因，其中最主要的原因是動情激素急速減少。

女性荷爾蒙中的一種動情激素，有強化骨骼的功用，因為停經使得動情激素的分泌突然變少，骨骼被破壞的速度就會快速進行。不過只要進行適當的運動鍛鍊以支撐骨骼的肌肉，骨骼本身受到刺激，加上血液循環變好，自然就能增加骨質。

依照年齡所產生的骨量的變化

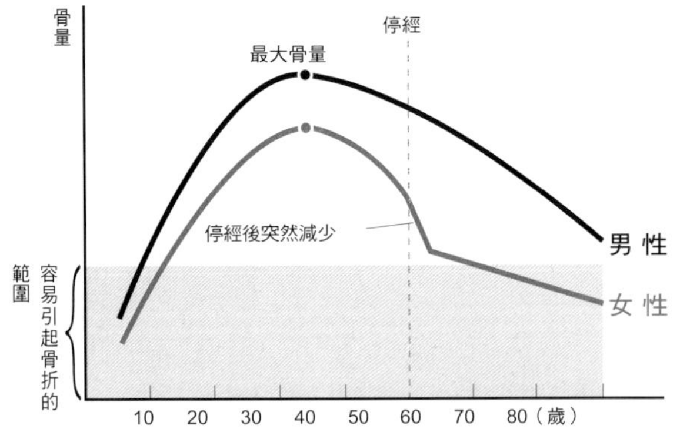

摘自藤田拓男著 「骨質疏鬆症」（主婦之友社刊）

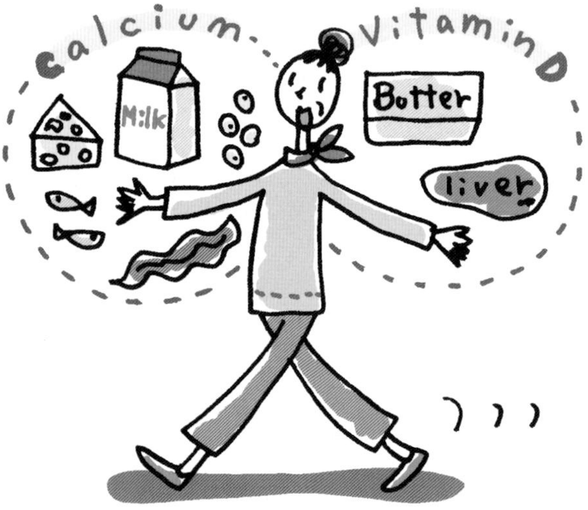

罹患骨質疏鬆症的危險因素

下列的項目妳符合哪幾項？符合項目越多的人，罹患骨質疏鬆症的可能性就越高。

① 女性（因為女性比男性的骨質還少）
② 已經停經。因為年輕時月經就不順，所以停經來的早（女性荷爾蒙不足）
③ 是高齡者
④ 屬於瘦的人
⑤ 母親或祖母等近親也罹患骨質疏鬆症
⑥ 腸胃方面不太好，曾動過腸胃的手術，容易拉肚子。
⑦ 無法攝取含有鈣質的食物（因為是乳糖不耐症無法喝牛奶、討厭富含鈣質的食物）

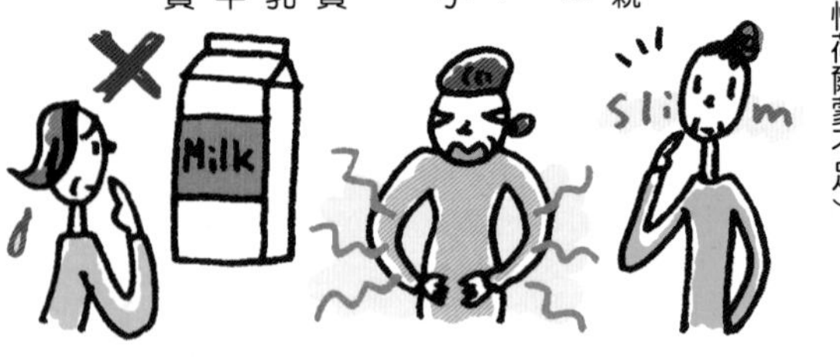

因爲骨折而臥病不起

羅患骨質疏鬆症在最早期並不會出現特別的自覺症狀。但是稍微會感覺到構成背骨的脊椎逐漸的無法支撐身體，後背與腰際常會有鈍痛及壓迫感。

骨頭短縮身高變矮、腰背彎曲是骨質疏鬆症最典型的症狀。如果狀況加重，即使只是跌跤時用手支撐，手腕骨就會骨折。身體裡的骨頭變成一種一不小心就容易折斷的狀態。例如只是打個噴嚏而已，肋骨竟然就骨折了，或是早上起床時覺得腰非常的疼痛，結果居然發現已經骨折等的這些狀況。

尤其，在過了七十五歲左右開始，大腿骨頸部的骨折的病例就增加了不少。雖然動過手術後會恢復到以往可以行走的狀況，不過也有些病例因此而臥病不起、纏綿病褥。

另外，因為骨折臥病的時間越長，復原的時間也就要越久，而且因為骨折時受到的驚嚇或受到住院時環境變化的影響，也可能會造成肺炎或是癡呆症合併發作。

從飲食與運動方面來預防

要預防骨質疏鬆症最重要的事，還是要從飲食方面做起。盡量多攝取富含鈣質的食物吧！乳製品、大豆製品、小魚乾、海藻類中富含了許多鈣質，其中吸收率最高的就是牛奶類的乳製品。以乳製品為中心，盡量從海產類或蔬菜，大量攝取鈣質。還有，為了促進鈣質的吸收，魚及肉類的肝臟、奶油中富含的維生素D也是不可缺少的必需品。同時還要配合適度的運動，這些都非常重要。

另外，也可以接受骨質測定，以確實了解自己的骨頭到底鬆垮到何種地步。屬於無機質的鈣質在骨頭中的含量，可以利用X光線或是超音波進行檢測，骨質密度會以數字顯示出來。不妨根據這項測定了解骨質減少的情況，再接受攝取鈣質與適當運動等指導，以努力預防骨質疏鬆症的發生。有骨質測定設施的醫院並不多，可以先去醫院詢問看看。

⑧運動量很少（罹患不能運動的疾病，工作太忙沒空運動，沒有運動的習慣）
⑨很少曬太陽
⑩因治療其他疾病正使用副腎皮質荷爾蒙（類固醇）
⑪腎臟功能極度衰弱，正在洗腎中
⑫有抽菸習慣
⑬經常大量飲酒
⑭有睡眠不足的傾向、過勞、壓力太大。

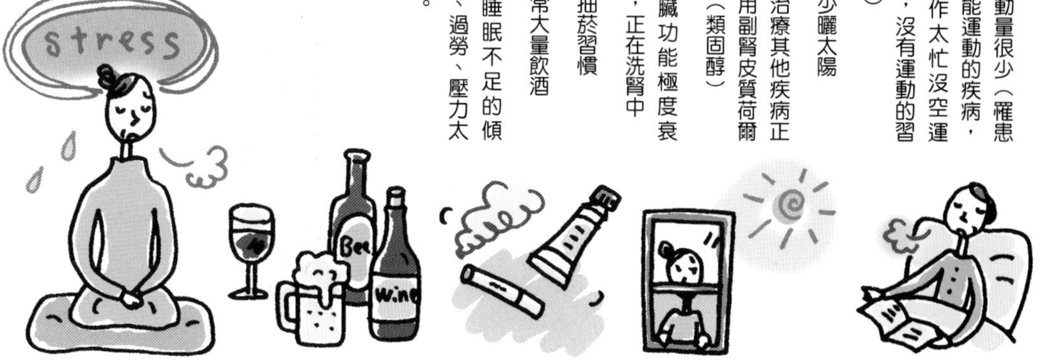

在日常生活中預防骨質疏鬆症

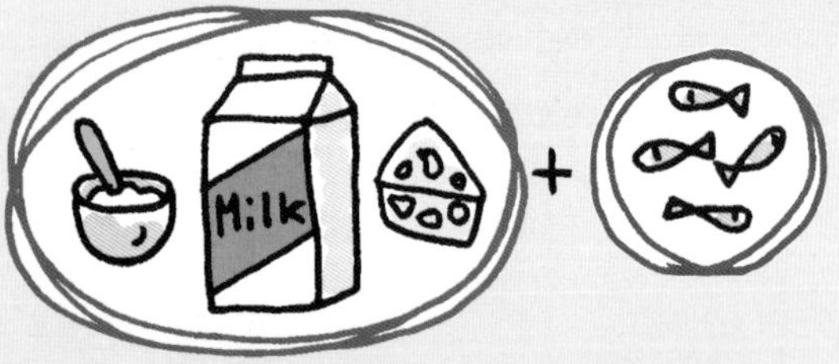

●從乳製品中攝取鈣質

只要每天飲用400ml的牛乳，大概就可以滿足一天中所需要鈣量了。不過，不可以光從牛奶中攝取鈣質，最好也能從一些如乳酪或優格，小魚乾之類的食品補充攝取鈣質。

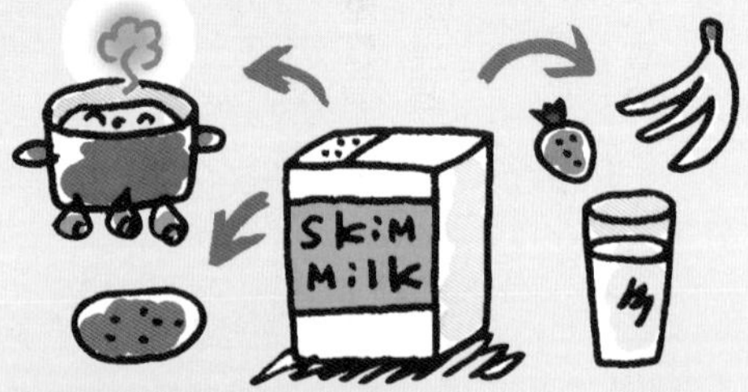

●可以用脫脂奶粉代用

擔心肥胖或膽固醇方面問題的人，脫脂奶粉應該是不錯的選擇。不只可以飲用，還能煮成咖哩、濃湯、漢堡肉跟香蕉或草莓打成奶昔等，花點心思試試看吧！

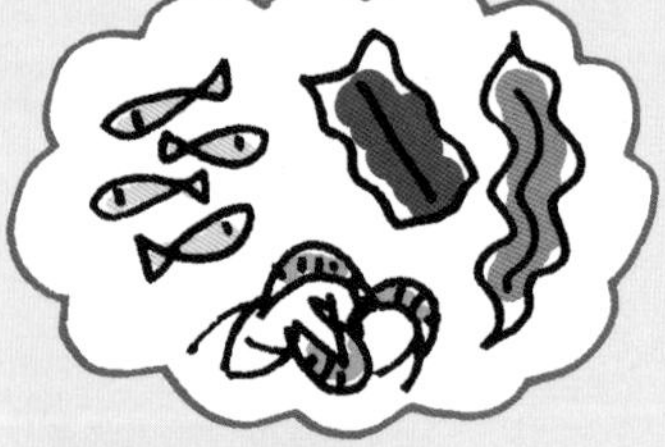

●多吃小魚乾

多吃小魚（吻仔魚、小魚乾等）、櫻花蝦、海藻類（海帶、海帶芽、羊栖菜）等等的食物，雖然體內鈣質吸收率不如牛乳，但是每天吃也可以儲備鈣質的哦！

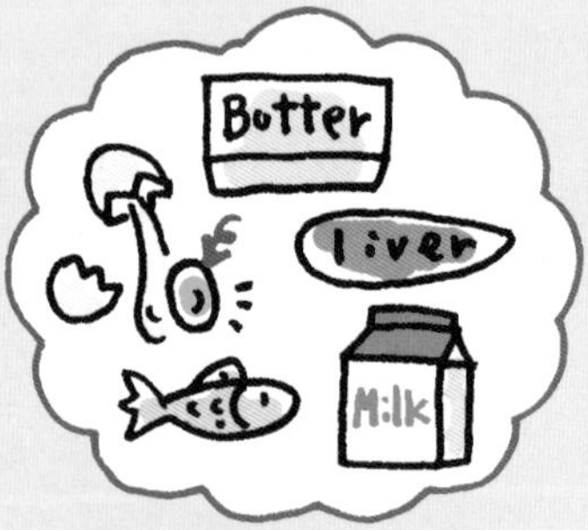

●攝取維生素D

記得也要攝取可以幫助鈣質吸收的維生素D。魚或動物的肝臟、奶油、蛋黃、魚肉、牛乳等食品含有豐富的維生素D。

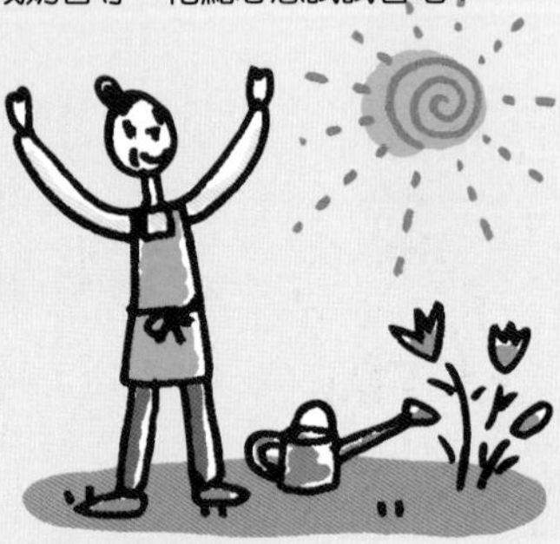

●多做日光浴

好天氣時可以到外頭散散步或是在院子除個草，多做做日光浴吧！紫外線有助於鈣質吸收以及生成維生素D。不過，記得要做好防曬工作喔！

●適當的運動

不只對骨骼好，為了鍛鍊支撐骨頭的肌肉，適當的運動是不可或缺的。在此建議您的運動是走路或者游泳。走路非常的簡單，而且多走路對於預防老年癡呆有很大的功效。游泳也是一樣，身體在水中可以輕盈的運動，對肥胖者也非常適合。光是在泳池中的水中行走就是個很不錯的運動了。

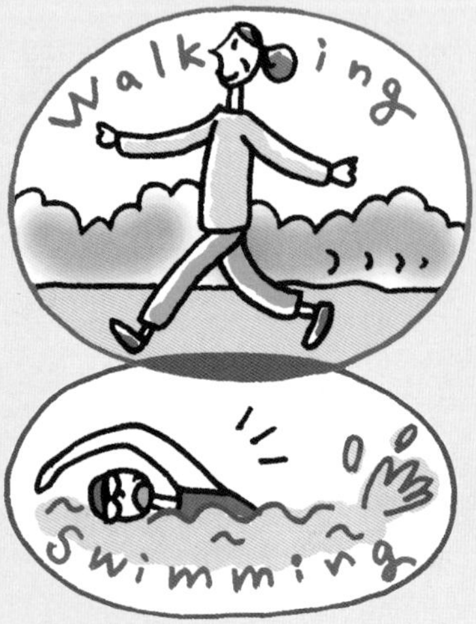

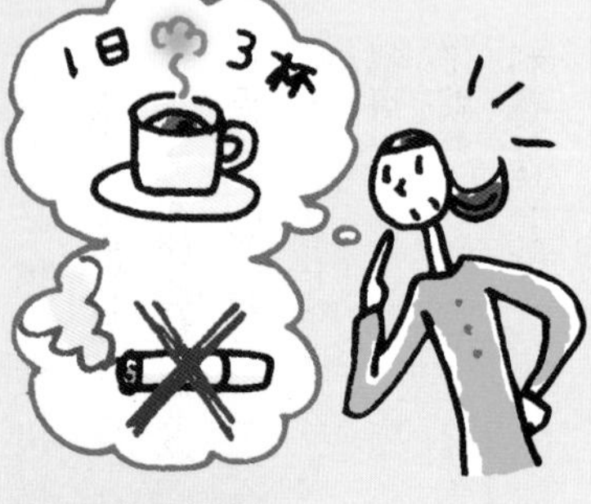

●小心飲用咖啡過量

飲用咖啡過量排尿量就會增加，鈣質也會跟著尿液一起被排泄出去。喜歡喝咖啡的人，應保持一天最多3杯。香菸也會妨礙鈣質的吸收，所以還是戒菸吧！

高齡期的疾病・漏尿・尿失禁

女性的漏尿有七、八成都是腹壓性尿失禁

漏尿、尿失禁的問題，每二個女性中大概就有1個有過這樣的經驗，即使在二十歲或三十歲年齡層的女性中，這也一種普遍常見、毫不稀奇的一種疾病，更何況是高齡期的女性。在這個年齡有漏尿、尿失禁煩惱的人應該相當不少吧！

尿失禁區分為下列幾種類型，①腹壓性尿失禁、②急迫性尿失禁、③機能性尿失禁、④溢流性尿失禁、⑤反射性尿失禁等。

只要肚子一用力，做出像打噴嚏、大笑、從椅子上起身等等的動作，就會漏尿的是「腹壓性尿失禁」。女性的尿失禁七、八成都屬於這個類型。腹壓性尿失禁是支撐骨盤的肌肉，骨盤底肌鬆弛變弱所引起的症狀。如果骨盤底肌鬆弛，尿道的括約肌緊縮度也會變差，所以容易出現漏尿的情形。

尿急想去上廁所，但是都還沒走到廁所前，尿就漏出來了，這種類型稱為「急迫性尿失禁」。經常也會伴隨出現頻尿的現象。這是因為停經之後動情激素減少，使膀胱或尿道的黏膜產生萎縮現象，讓膀胱變得敏感、尿道括約肌變弱所引起的。

膀胱及尿道的機能都很正常，但是因為有步行等障礙，感覺有尿意時，無法走到廁所而尿失禁，這種類型稱為「機能性尿失禁」。有排尿困難的狀況，即使已經去廁所排過尿了，殘尿還是會在之後漏出來，這種情況稱為「溢流性尿失禁」，這是因為動過直腸癌之類的手術，膀胱因此受到損傷，膀胱收縮不全時所引起的漏尿情形。因為脊髓受傷而無法感覺尿意，一旦膀胱積存尿液後就會反射性的排尿，這種類型稱為「反射性尿失禁」。

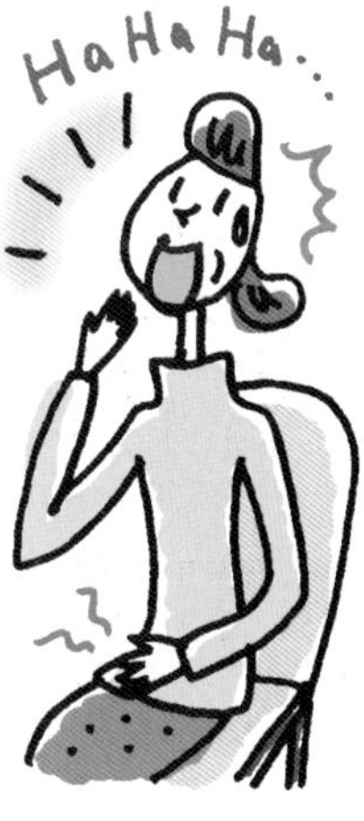

預防・改善從底盤底肌的鍛鍊開始

腹壓性尿失禁是最多且最常見的類型，預防改善的方法是在第49頁中有介紹過的骨盤底肌鍛練體操，建議您多多活用。可以的話最好從更年期就開始鍛鍊先做預防。如果症狀輕微，每天持續鍛鍊股盤底肌、強化肌肉，在一~三個月內就能夠治好。

補充女性荷爾蒙的HRT療法也很有功效，特別是對於急迫性尿失禁者有很大的效果。鍛鍊操及藥物都無法治好時，也可以使用子宮托，從膀胱頸部往上壓進行治療，或者使用修正膀胱及尿道角度位置的器具進行治療。如果這樣還無法治好，建議您還是去動個小手術吧！

如果有尿失禁的症狀，運動或是外出都會受到限制，行動一受到約制心情就會變的不好。這一類的症狀只要接受治療幾乎都可以治癒，所以不要有害臊或是年紀大了就算了這種念頭，儘早去婦產科或泌尿科接受檢診吧！

高齡期的煩惱

憂鬱症在高齡期發病的危險因子會變得比較多，對自己的存在價值應該充滿自信。

面對老化

經常聽到很多人這麼說「老公年紀大了變得很嘮叨」或是「腦筋變得不管用，不太了解是非了」。有許多人在有了年紀之後會變得既頑固又以自我為中心。

當在社會第一線工作時，不但是家族重心也是大家依賴的對象，當然那時候大家都會對妳的任性、脾氣等方面多加包涵，週遭的人也會盡量與妳保持協調的關係。但是，年紀一大，這種平衡關係就會開始解體，自己也會變得無法控制自己的情緒。原本就有的壞脾氣或任性，就會不加思索不受控制的直接表露出來。對社會已經沒有貢獻的職務，週遭的人又老對妳說「怎麼變得那麼頑固！」、「變得好嘮叨好囉嗦喔！」，家裡也將妳放逐到角落不理會妳，結果就變得越來越僵硬頑固，最後成為孤獨老人。

每個人在高齡期多半會因為之前的生活習性，而產生很大的差異與變化。通常我們會認為，以前輕鬆簡單就能跨越障礙的人，對老後自己生活上的變化或是孤獨感的承受，應該也會用較成熟的態度來面對。但是實際上，家庭或職場上擔任角色的轉換，或者因為搬家引起生活環境變化等等的因素，都很容易威脅到自我價值的評估。讓自己失去自信心、不安感變得很強烈、情感抑鬱加深，有時候還會因為這些因素而變成酒精依賴症患者。

退休與家族、親人的死亡

高齡期障礙大概可以區分為退休與家族、親人死亡這兩大類。

退休後約二十年左右的人，已經變得擁有新的生活方式、或是不得不去尋求新生活方式，這是愈見高齡化的社會裡普遍的狀況。不論是考慮再就職或是以嗜好樂趣為重心悠遊自在的生活，大概都必須對於自己的經濟與健康狀態多加思考，並有了一定的瞭解後，才能夠做下選擇與結論。

另外，家庭中如果有身為經濟支柱的親人死亡，失去對方以後，自己可能必須擔負起家庭或自己的生活。為了生存，除了得忍受精神上的打擊，也必須接受經濟上的衝擊。人的一生總要經歷生老病死，在人生的某一段歲月中無論時間長短，很多時候，都必須接受一個人孤獨過日的現實。

其中，最無法避開的事實，就是死亡離自己越來越近這件事。對於死亡，自己可以先行決定迎接死亡的方法或是埋葬的地方，而為了將剩下的寶貴時光發揮最高的價值。可以擔任某些角色或承擔某些責任對社會做些貢獻。一旦有了這種體認，不但可以決定自己日後的人生走向，同時也會因為自我認定的價值，而與週遭的人建立起良好的關係，這一點十分重要。只是這樣的人際關係並非一朝一夕就可以建立，與妳之前用什麼方式度過人生也有關係。

高齡期的憂鬱症

高齡期有許多容易引發憂鬱症的危險因子，像是獨居生活、身體無法自由活動外出不便、生病、親戚家人或友人都已經過世等等。有工作的女性，退休也可能成為憂鬱症的誘因之一。

高齡期憂鬱症的憂鬱狀態並不會十分明顯，但是常會出現身體疼痛或是不協調的症狀，其中躁慮不安與容易發怒的症狀比較明顯而且強烈。年紀越大的話，越容易出現這些症狀，所以家人們必須要特別小心不要忽視了高齡期憂鬱症的發病症狀。

另外，行動或反應變得遲鈍、忘東忘西的情況加重，搞不清楚自己在什麼地方，還會有「錢被搶了」這樣的被害妄想症，像這些與老人癡呆症類似的症狀也會出現。只要進行憂鬱症治療，也會改善病況正在進行的癡呆症。但是如果癡呆症與憂鬱症合併發作時，切記要儘早諮詢專門醫師擬定治療對策。

癡呆症

癡呆症中大約百分之六十是屬於阿茲海默症型的癡呆，約百分之三十是屬於腦血管性的癡呆。

阿茲海默症的癡呆，是因為腦內神經細胞老化的速度，比一般正常老化的速度還快而且變形脫落，使得智能退化。這是因為一種稱為澱粉樣變性(Amyloidosis)的異常蛋白沉澱引起腦神經毒的緣故。腦血管性癡呆則是因為大腦動脈硬化，導致頻發性的腦梗塞或腦出血現象，動脈無法對腦部活動補充必需的氧氣與營養素，因此神經細胞變形、脫落因而導致出現癡呆症狀。其他還有許多疾病也是引起癡呆的原因。

癡呆症會引發各式各樣的障礙，最具代表性的症狀就是記憶障礙。只要年紀越大，有很多人就容易出現健忘或是記憶力變差的現象，通常健忘只是想不起或想不清楚對某些事物，但是癡呆症可就不同了，患者幾乎對所有的事物都想不起來、想不清楚。才剛見過面而已，卻想不起對方的名字，甚至連跟誰見過面，自己都完全沒有任何印象。

除了記憶障礙之外，連簡單的計算、寫字也不會了，不但失去了判斷力，對日期時間還有自己身在何處都完全沒有概念，在智能方面可說是完全的退化了。因此常會有癡呆的人待在家裡直說「我要回家！」。或出現三更半夜騷動吵鬧、嚷嚷著錢被搶了之類的妄想。

會出現妄想或是喧鬧騷動的情況是有其理由的。不要去跟癡呆的人說「閉嘴、停止」「不行；不可以」這類禁止的話或行動，應該要有耐心的傾聽他在說些什麼，或是幫他一起找不見的錢，只要隨著他的情緒一起行動，原本騷動的情況應該就能慢慢平緩沉靜下來。話雖如此，照料癡呆者的心理負擔可真是非常的大。除了家族或近親應該共同負擔起照顧的責任之外，也可以利用看護的專門人員或專門設施，減輕一些看護者的負擔。

高齡期的性事

不要因為是高齡期就認為必須遠離性生活。發生性交痛的情況時可以使用潤滑劑。

個人差異性很大的高齡期女性性生活

有關高齡期的性事，至今還有不少偏見存在。「到了這個年紀沒有性慾是理所當然的啊！」「哎呀，說想要做愛真是羞死人了」等等…。的確，停經時因為女性荷爾蒙分泌變少，陰道分泌液也會隨著減少，使性交時感到疼痛，所以這個時期覺得性交很痛苦的女性增加了不少。另外，因為女性荷爾蒙減少，也有不少人很自然的對性的慾求就降低了。有些人認為女性原本就應該對性慾有所節制，才不會被認為是淫蕩，所以即使性慾高漲也都是將自己的欲求給抑制住。

不過即使有了一定的歲數，也有不少人過著十分美滿的性生活。這跟年齡及停經無關，從婦產科的觸診就能夠發覺，有性生活的人陰道會比較濕潤也比較有彈性。另一方面，遠離性生活的人，陰道沒有潤澤度可言，陰道壁也比較薄弱，有時還會疼痛到無法接受觸診。就像這樣，高齡期女性的性事，的確有相當大的個別差異。

用自己喜愛的方式建立高齡期的性愛關係

性愛有著「繁殖後代」、「歡愉快樂」、「彼此交流」三個目的。年輕時的性愛大概都是以生育小孩跟追求快樂為主要目的的吧！不過在高齡期的性愛方面，雙方間的交流應該才是最主要的目的。不要一意的認為性愛就等於性行為，蓋棉被純聊天、手牽手一起睡覺也是一種很重要的肢體接觸啊！性愛原本就沒有「一定要這麼做不可」的型態，只要多為對方的立場著想，溫柔體貼的對待對方，只要記住這些最基本的事，用輕鬆自我態度去追求自己喜愛的性愛方式，那就是一份美滿和諧的性關係了。

珍惜與心愛的人相遇時的美麗邂逅

有不少女性在高齡期時失去了人生的伴侶。有這樣遭遇的人，如果正好有個頗有好感的男朋友，兩人之間也有點意思的話，根本不需要勉強抑制自己的感情。

譬如說，跟青梅竹馬、初戀情人再度相逢，進而滋生了愛的時候，如果雙方正好都處在喪偶的情況下，自然而然的就有了男女之間的關係，那可不是一件不可思議的事啊！只不過一旦論及婚嫁，財產的問題啦、小孩們持反對意見啦，這一類的問題就會統統跑了出來，造成層層阻礙。

不過，只要是認為在剩餘的人生路程中，兩人可以互相扶持一起度過，那也不必登記結婚，只要同居就可以了，相信隨著年齡增長的智慧，一定可以為你倆找到解決之道的。能夠與一位好的伴侶邂逅，一起快樂的度過晚年，那真的是非常非常幸福哦！

為防止老化應積極攝取的營養素

最近頗受注目的是一些有抗氧化作用的維他命類。氧氣是維持生命最主要、最重要的東西，而老化及疾病的主要原因，也是因為活性氧的氧化作用而形成。因此，只要積極攝取有去除活性氧作用的β-胡蘿蔔素以及維生素C、維生素E等，不但可以預防血管以及皮膚的老化，也具有遲緩老化的作用。

維生素E含有供給肌膚潤澤、預防動脈老化的營養素，而維生素C也有提高身體免疫力的功用。為了調整身體的均衡狀況，其他的維生素及礦物質最好也要多多攝取，這才是正確的養生之道。

富含β-胡蘿蔔素的食物

食品名稱	可食部分100g中的含有量	大致的標準量
紅蘿蔔	8200μg	中一根（180g）、14760μg
菠菜	4200μg	一把（270g）、11340μg
明日葉	5300μg	一把（176g）、9238μg
埃及野麻嬰	10000μg	一把（83g）、8300μg
西洋南瓜	4000μg	1人份熟食（135 g）、5400μg

富含維生素C的食物

食品名稱	可食部分100g中的含有量	大致的標準量
油菜花	130mg	一把（200g）、260mg
紅色青椒	170mg	一個（135g）、230mg
芭樂	220mg	一個（100g）、220mg
柿子	70mg	一個（182g）、127 mg
奇異果	69mg	一個（85g）、59 mg

富含維生素E的食物

食品名稱	可食部分100g中的含有量	大致的標準量
西洋南瓜	5.1mg	1人份熟食（135 g）、6.9 mg
杏仁（油炸、調味）	29.6mg	10粒（15g）、4.4mg
浦燒鰻	4.9mg	1串（80g）、3.9mg
榛果（油炸、調味）	19.0mg	10粒（15g）、2.9mg
金槍魚	4.1mg	生魚片5片（50g）、2.1mg

摘自 科學技術廳編《五訂日本食品標準成分表》

8劃

9劃

10劃

11劃

INDEX 索引

16劃

17劃

18劃

19劃

21劃

22劃

23劃

英文字母

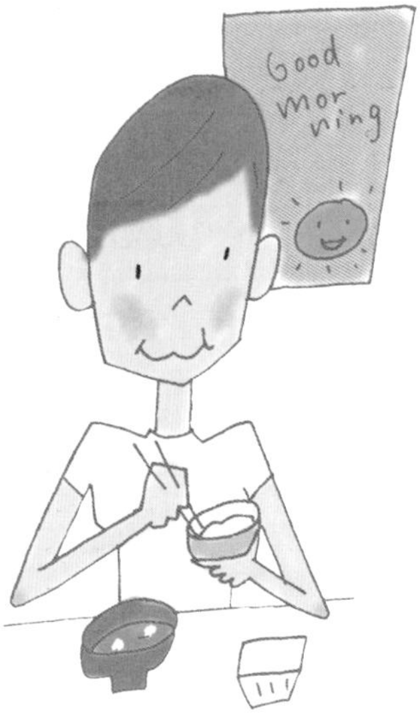

12劃

13劃

14劃

15劃

●國家圖書館出版品預行編目資料

女性實用醫學百科／三采文化出版
--初版 --台北市：三采文化，2005〔民94〕
冊；公分．--（家庭醫學百科；1）
ISBN 978-986-7469-87-8（平裝）

1.婦女-醫療、衛生方面 2.婦科-手冊，便覽等
417 93022107

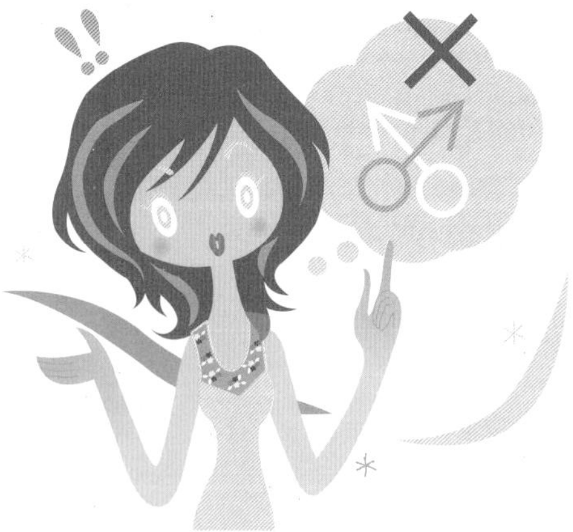

家庭醫學百科 01

女性實用醫學百科

編著	主婦の友社
插圖	佐古百美、八田愛、石田純一、加藤麻依子、賀輪繪衣子、枝律子、古谷卓
譯者	林虹均
執行主編	石玉鳳
執行編輯	藍尹君
美術主編	俞品聿
美術編輯	十二設計
封面設計	藍秀婷
發行人	張輝明
總編輯	曾雅青
著作權顧問	葉茂林
發行所	三采文化出版事業有限公司
地址	台北市內湖區瑞光路513巷33號8F
傳訊	TEL:8797-1234 FAX:8797-1688
網址	www.suncolor.com.tw
郵政劃撥	帳號：14319060 戶名：三采文化出版事業有限公司
本版發行	2007年3月30日
定價	NT$320

●審訂

池下育子（Ikesita Ikuko）
池下Lady's Clinic銀座院長
（Part 1「令人擔心的身體苦惱事」、Part 2「女性特有的疾病」）
帝京大學醫學部畢業。1992年池下Lady's Clinic銀座開業。
對於解決女性的身心方面全面性的問題非常的積極努力。
著作有「輕鬆了解女性的醫學」（日本文藝社）、「我們的滿足」（扶桑社）、「女性過於忙碌容易發胖」（青春出版社）等等。

野末悅子（Nozue Etuko）
Cosmos女性Clinic院長
（Part 3「青春期」、Part 4「成熟期」、Part 5「更年期」、Part 6「高齡期」）
1997年設立Cosmos女性Clinic。經常於各地舉辦演講會，並積極的參與電視的座談會等的活動。
著作有，「美麗女人的光采更年期」（主婦之友社）、「女性荷爾蒙最新療法」（朝日出版社）等其他。

櫻田美壽壽（Sakurada Misuzu）
中野綜合醫院精神神經科部長
（P.138~P.139「青春期的煩惱心情」、P.196~P.197「成熟期的煩惱」、P.216~P.217「更年期的煩惱」、P.232「高齡期的煩惱」）

陳瑞堅
台大醫院婦產部婦科主任
台大醫院婦產部主任醫師
台大醫學院光電生物醫學中心主任
台灣婦科醫學會理事長
台灣婦科腫瘤醫學會常務監事
台灣更年期醫學會常務理事